普通高等教育"十三五"规划教材

全国高等医药院校规划教材

王卫红　杨敏　主编

护理伦理学

（第3版）

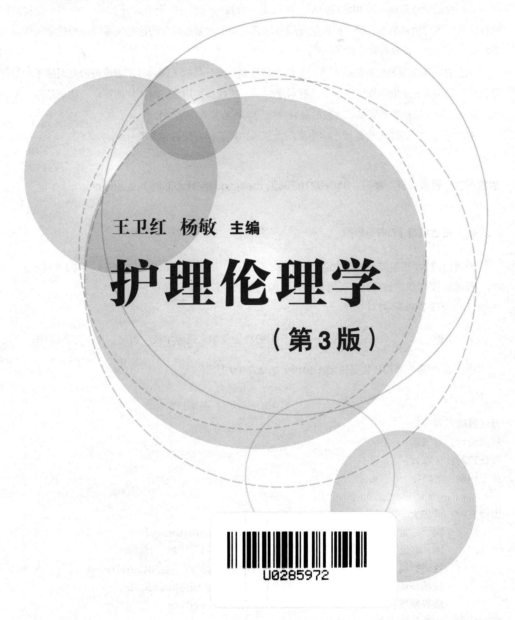

U0285972

清华大学出版社

北京

内 容 简 介

本教材以伦理学基本原理为指导，按照护理伦理学的科学体系，以提高护理学专业学生及广大临床护理工作者的职业道德素养和伦理分析、决策能力为目标而编写。全书共分12章，内容主要包括护理伦理学的基本理论及基本知识、护理伦理规范体系、护士和服务对象的伦理关系特征与伦理实践以及护理职业道德教育、修养与评价等。

本教材在第2版教材的基础上进行了修改和补充，充分吸收了国内外护理伦理研究新成果和最新同类教材以及相关文献的新知识。本书具有科学性、系统性、实用性、时代性的特点，注重基础，突出重点，注重理论与实践紧密联系。该教材具有较强的实际应用性和可操作性。

本教材可供护理学专业各层次学生及广大临床护理工作者使用和参考。

图书在版编目（CIP）数据

护理伦理学 / 王卫红，杨敏主编 . —3 版 . —北京：清华大学出版社，2020.5（2024.7重印）
普通高等教育"十三五"规划教材 . 全国高等医药院校规划教材
ISBN 978-7-302-54024-3

Ⅰ. ①护… Ⅱ. ①王… ②杨… Ⅲ. ①护理伦理学 – 高等学校 – 教材 Ⅳ. ① R47-05

中国版本图书馆 CIP 数据核字（2019）第 237109 号

责任编辑：罗　健
封面设计：常雪影
责任校对：王淑云
责任印制：丛怀宇

出版发行：清华大学出版社
　　　　　网　　　址：https://www.tup.com.cn，https://www.wqxuetang.com
　　　　　地　　　址：北京清华大学学研大厦 A 座　　　邮　　　编：100084
　　　　　社　总　机：010-83470000　　　　　　　　邮　　　购：010-62786544
　　　　　投稿与读者服务：010-62776969，c-service@tup.tsinghua.edu.cn
　　　　　质量反馈：010-62772015，zhiliang@tup.tsinghua.edu.cn
印 装 者：小森印刷霸州有限公司
经　　销：全国新华书店
开　　本：185mm×260mm　　　印　张：13　　　字　数：289 千字
版　　次：2006 年 8 月第 1 版　2020 年 6 月第 3 版　　印　次：2024 年 7 月第 6 次印刷
定　　价：39.80 元

产品编号：083208-01

《护理伦理学》（第3版）编委会名单

主　编　王卫红　杨　敏

副主编　邱贤云　戴爱平　曾冬阳

编　委（按姓氏笔画排序）

王　娟（广东药科大学护理学院）

王　霞（徐州医科大学护理学院）

王卫红（湖南师范大学医学院）

刘骎骎（滨州医学院护理学院）

杨　敏（中南大学湘雅护理学院）

邱贤云（温州医科大学护理学院）

何　瑛（湖南师范大学医学院）

陈亚梅（同济大学附属第十人民医院）

莫文娟（南华大学护理学院）

黄朝霞（温州医科大学附属第二医院）

曾冬阳（海南医学院国际护理学院）

戴爱平（长沙医学院护理学院）

Foreword 前 言

护理伦理学是研究护理职业道德的一门科学，是护理学专业学生的一门必修课程。本课程设置的目的是让护理学专业学生及临床护理人员全面了解护理伦理学知识体系，掌握护理伦理学规范、原则及范畴，提高职业道德修养水平，提升护理伦理分析与决策能力，正确处理护理人际关系，更好地为人类健康服务。本教材自2006年6月首次出版以来，被全国多所护理院校选为教材，教材质量得到广大师生一致好评。

按照护理伦理学课程在护理学专业课程体系中的地位与作用，以及本次教材修订要求，在充分调研、了解前期教材使用情况的基础上，《护理伦理学》（第3版）吸收了第2版教材的优点，去除了一些陈旧的知识点，充分吸收了国内外护理伦理研究新成果和最新同类教材以及相关文献的新知识，更新了许多重要的学科知识点，重点介绍了护理伦理学的理论基础、知识体系及护理工作伦理规范。

本教材在第2版教材的基础上增加了以下新内容：①在每章前面列出了学习目标，便于学生从正文中找到相应的学习内容，掌握学习重点。②每章开篇增加了案例导入，以引导学生思考学习内容并提高学习兴趣。③每章结束后有课后思考题或案例分析，有助于学生归纳、总结学习内容或拓展思维。同时，为增强学习效果，教材还配备了相应的PPT课件。

在内容选择及编排上，本书具有科学性、系统性、实用性、时代性的特点，按照护理伦理学基本理论、护理伦理实践以及护理伦理教育、修养与评价这一主线组织课程内容。本书注重基础，突出重点，注重理论与实践紧密联系。全书共12章，内容主要包括护理伦理学理论基础、护理伦理规范体系、护理人际关系伦理、临床护理伦理、社区护理伦理、生殖技术伦理、器官移植伦理、临终护理伦理、护理科研伦理、护理伦理决策以及护理道德教育、修养与评价等，参考学时为36学时。本教材可供护理学专业各层次学生及广大临床护理工作者使用和参考。

本书全体编者以高度认真负责的态度参与编写工作，为教材的出版付出了辛勤的劳动，在此表示衷心的感谢！同时也衷心感谢前两版教材全体编写人员的辛勤付出。

由于编者水平有限，本书错漏和不足之处在所难免，敬请专家、同仁和广大读者批评指正。

王卫红 杨 敏

2020年2月

Contents 目 录

第一章

绪　论

学习目标

✚ 识记

1. 道德的构成要素。
2. 伦理学的基本问题。
3. 职业道德的特征。
4. 护理伦理学的研究对象和内容。

✦ 理解

1. 道德、伦理、伦理学、职业道德、护理道德、护理伦理学的概念。
2. 道德的功能。
3. 护理伦理学与相关学科的关系。

※ 应用

1. 能在教师指导下应用唯物辩证法、理论联系实际等方法增强学习效果。
2. 通过查阅文献，分析护理伦理学的发展趋势。

案例 1-1

　　游建平是中国人民解放军陆军军医大学西南医院传染科护士长和第 46 届南丁格尔奖章获得者。她说："我心中的南丁格尔精神，就是用仁心和慈悲对待患者和官兵，用勇敢和担当对待危险和灾害，用能力和水平对待专业和国际交流，就是爱、责任、实力。"游建平护士长投身护理事业二十多年，在日复一日的工作中，始终用真诚、爱心呵护病人，用实际行动践行南丁格尔精神，用高尚情怀温暖病房。

　　2003 年，面对肆虐全国的严重急性呼吸综合征（severe acute respiratory syndrome，SARS）疫情，年仅 30 岁的游建平冒着被感染的危险近距离与病人沟通，组织护理了数百名疑似和留院观察 SARS 病例，为西南医院在抗 SARS 战役中实现"零死亡""零感染"作出了贡献。2008 年，面对四川汶川特大地震，她不畏险阻，第一时间组织医疗队奔赴地震重灾区汶川县映秀镇。在 60 多天里，她带领队员们以坚定的信念、无边的大爱、顽强的意志和精湛的技术，和时间赛跑，与死神搏斗，创造了协同搜救、收容处置、护送转运伤员"零死亡"的救援奇迹。2014 年 3 月，面对非洲暴发的埃博拉疫情，她再次率先加入国际救援队。到达重灾区利比里亚后，她迅速投入到中国援建利比里亚埃博拉诊疗中心的建设工作中。作为总护士长，她每天只休息 4～5 小时，不放过任何检查流程细节，带领全体护士用熟练、细致、精准的专业技术将感染风险降到最低。在利比里亚的 70 天，游建平和队员共接诊病人 112 例，收治 64 例，其中疑似埃博拉病人 59 例，顺利实现了"打胜仗、零感染"的目标，在国际舞台上成功亮出了"中国速度、中国质量、中国要求"的名片，为祖国赢得了荣誉。

　　请思考：上述案例对你有何启示？我们应学习游建平护士长哪些优秀道德品质？

　　护理伦理学（nursing ethics）是研究护理职业道德的一门科学，它是伦理学的一个重要分支，也是护理学的重要组成部分。学习和研究护理伦理学不仅能指导护理专业服务，提高护理人员的专业水准，还能使护理人员明确自己的专业价值及责任，提升护理专业人员职业道德修养，从而更好地为维护和促进人类健康服务，对推动护理事业的全面发展及促进新时代社会主义精神文明建设均具有重要的现实意义。

第一节　伦理学概述

一、道德

（一）道德的起源和含义

　　道德（morals）一词来自拉丁语"mores"，意为习俗、惯例。在历史发展过程中，学者们对道德有不同的解释：如西方"神启论"者认为，道德是由上帝的意志所创造的，是上帝向人类颁布的戒律；"天赋论"者认为，道德是人们与生俱来的"良知"和"理性"；"动物本能论"者则认为，道德是动物的某种合群性本能的直接延续和复杂化的结果。在中国哲学史上，"道德"是指"道"与"德"的关系。《论语·述而》中有："志于道，据于德"。这里的"道"是指理想的人格，"德"是指立身根据和行为准则。《老子》中的"道"是指事物运动变化所必须遵循的普遍规律；"德"是指具体事物从"道"所得的特殊规律或特殊性质；对于"道"的认识、修养有得于己，即为"德"。韩非子认为："德者道之功"，把"德"解释为道的功用。"道德"二字连用并成为一个概念，始于春秋战国时期荀子《劝学》篇："礼者，法之大分，类之纲纪也，故学至乎礼而止矣，夫是之谓道德之极。"马克思主义伦理学认为，道德是人类在社会生活实践中形成的一种社会现象，人类最早的道德观念与思想源自人的社会性，人类社会关系的形成和社会意识的产生是道德产生的前提和基础。道德属于上层建筑，是在一定社会经济基础之上产生的一种社会意识形态，这是道德的一般本质。道德是调整利益关系的，但是其调节方式与法律等有区别，道德是一种非强制性的特殊调节规范体系，这是道德的特殊本质。从道德的社会现象和外在表现来看，道德不仅包括道德观念、道德情感等精神活动，而且还包括道德行为、道德教育等实践活动，道德精神与道德实践是不可分割的。因此，道德在本质上也是一种实践理性或实践精神。

根据马克思主义伦理学观点，综合各家之长，道德可定义为：道德是人类社会生活中所特有的，由一定社会经济关系决定的，依靠人们的内心信念、社会舆论和传统习俗维系的，用以调整人与人、人与社会、人与自然的利益关系的行为规范总和。

（二）道德的构成要素

道德是人类社会生活中所特有的现象，是由道德意识、道德规范和道德行为三个方面所构成的有机整体。

道德意识是指在道德活动中形成，并对道德活动有影响的具有善恶价值取向的观点、思想和理论体系，其内容包括道德观念、道德理想、道德判断、道德情感、道德原则等。

道德规范是指在一定阶级或社会条件下对人们的道德行为和道德关系的普遍规律的反映和概括，是评价、指导人们道德行为的准则，其内容包括道德要求及道德戒律与格言等。

道德行为是指在道德意识支配下的群体活动或个人行为的实际表现，它是道德活动领域的基本内容，其内容包括道德修养、道德教育、道德评价等。

以上三者相辅相成，道德行为是形成一定道德意识的基础，道德意识又指导和制约着道德行为，道德规范是人们在一定的道德意识和道德行为的基础上形成和概括出来的，同时又对人们的道德意识和道德行为起着约束作用。

（三）道德的功能

道德主要通过调节、教育和认识功能调节人与人、人与社会及人与自然的关系，使之相互之间达到平衡、和谐。

1. 调节功能

道德通过评价等方式，指导和规范人们的行为，使人们合理处理与他人、社会及自然的关系，使之协调一致，和谐共存与发展。调节功能是道德最突出也是最重要的社会功能。

2. 教育功能

道德主要通过道德示范、激励等手段，树立道德榜样，形成社会风尚，造成社会舆论，从而培养人们的道德观念和道德品质，使受教育者提高道德境界，成为道德高尚的人。

3. 认识功能

道德通常借助于道德观念、道德理想、道德判断、道德准则等形式，使人们正确认识自己与他人及社会的关系，认识自己对社会、家庭及他人的道德义务和责任，指引人们形成理想人格，积极塑造自身的道德品质，正确选择自己的道德行为和生活道路。

道德的上述功能相辅相成，共同指导和规范人们的行为，促进个体达到人格的完善，同时也有利于维持正常的社会秩序，并促进生产力的发展。

（四）道德的评价标准与方式

道德是以善与恶作为评价标准的。善，即利于他人、利于社会的行为，是道德的行为；恶，即危害他人、危害社会的行为，是不道德的行为。

道德的评价方式包括内心信念、社会舆论和传统习俗，均是非强制性力量，与法律的强制性相比，道德评价方式主要体现其自律性特征。

二、伦理

（一）伦理的含义

在古汉语中，"伦"是"辈"或"类"的意思，引申为人与人之间的关系；"理"的本意是治玉，即加工玉石、整理其纹路的意思，后引申为处理事务的规则与条理。因而伦理是指在处理人与人、人与社会相互关系时应遵循的道理和准则。

（二）伦理与道德的区别

伦理（ethics）一词源自希腊语"ethos"，与道德的词义相似，二者皆有习惯、风俗之义。然而许多学者对二者的解释并不相同，例如席尔瓦（Silva）认为，道德是指通过文化传承而建立和确认的是非规则，伦理则属于哲学的范畴，它关系到人类道德生活中重要的、系统性的思想；汤普森（Thompson）认为，道德是人们依据社会所接受的标准而推行的行为准则，伦理则是说明社会标准的哲学思想和理论。在现代汉语中，伦理和道德两个概念的词义基本相同，二者也常被看作同义词，但从严格意义上讲，两词应有所区别，"道德"是指道德现象，"伦理"是对道德现象的理论概括。

三、伦理学

（一）伦理学的含义

伦理学是一门研究道德起源、本质、作用及其发展规律的科学。它以道德为研究对象，是从理论上对社会道德生活的概括和总结，所以伦理学又称"道德学"或"道德哲学"。

世界上最早使用"伦理学"一词的人，是古希腊著名哲学家亚里士多德（Aristotle，公元前384—公元前322年）。约在公元前4世纪，亚里士多德在雅典的一次关于道德的讲学中创造了"Ethika"一词，即"伦理学"。自亚里士多德以后，伦理学便作为一门独立学科存在和发展，亚里士多德也被人们称为"伦理学之父"。实际上，我国古代很早就出现了具有丰富伦理学思想的著作，如《论语》《墨子》《孟子》《荀子》等，其中《论语》

被认为是世界上最早的伦理学著作。

（二）伦理学的基本问题

伦理学的基本问题是道德和利益的关系问题。道德是社会、历史的产物，是一定社会经济关系的反映。道德是从一定利益关系中引申出来的，用以调节利益关系。当人与人、人与社会发生利益关系时，就出现了道德问题。个人利益和社会利益的关系是道德和利益关系的重要内容。道德如何调节利益关系，是个人利益服从社会整体利益，还是社会整体利益服从个人利益，对这一问题的不同回答形成了不同的道德体系以及道德活动的不同标准和方向。

第二节　护理伦理学概述

护理伦理学是研究护理职业道德的一门新兴学科，是医学伦理学的重要组成部分，它与护理学、法学、心理学、社会学等相关学科相互渗透，相互影响，相互联系，广泛吸取各领域的最新成果，并在研究内容及研究方法上不断发展和创新。

一、职业道德

（一）职业道德的含义

职业是指人们在社会生活中所从事的专门业务和所承担的一定职责。职业道德是指从事一定职业的人们在其特定的职业活动中所应遵循的道德原则和行为规范的总和。职业道德由八个要素构成，即职业理想、职业态度、职业技能、职业责任、职业良心、职业荣誉、职业纪律和职业作风。职业道德是社会生活道德的 个重要组成部分，是一般社会道德在职业生活中的特殊表现，由于跟职业活动相联系，又带有具体职业或行业活动的特征，具有较强的稳定性、连续性和多样性。

职业道德是所有从业人员在职业活动中所应遵循的行为准则，也是每个从业人员必备的素质，它涵盖了从业人员与服务对象、职工与职业之间的关系。随着社会的不断发展和进步，职业道德在整个社会道德体系中占有越来越重要的地位。在社会分工越来越细、专业化程度日益增强、市场竞争日趋激烈的今天，职业理想、职业观念、职业态度、职业技能、职业作风、职业纪律等越来越重要。在大力构建社会主义和谐社会的新时期，我们更要大力倡导以爱岗敬业、诚实守信、办事公道、服务群众、奉献社会为主要内容的职业道德，加强社会主义职业道德的建设。

（二）职业道德的特征

1. 专业性

职业道德是在特定的职业生涯中形成的，只有从事一定职业的人才产生与其职业相应的道德品质和情感，某种职业道德规范也只在该职业范围内有调节作用，对此职业范围以外的从业人员可能没有指导、约束和调节作用，所以在调节范围上，职业道德具有专业性的特征。

2. 稳定性

职业道德总是同相应的职业生活和职业要求相结合，由于人们长期从事某种职业活动，便形成了特定的、较稳定的职业心理、职业习惯、职业观念及职业行为规范，并代代相传，形成职业传统。同时，职业道德虽然要随着社会的发展而发展，但后一社会发展阶段的职业道德总是前一社会发展阶段职业道德的延续、继承和发展。因此，从内容上讲，职业道德具有稳定性特征。

3. 适用性

职业道德总是与职业的具体任务及人们的实际情况相结合，从其功效上讲，某种职业道德规范不仅对该职业范围现有从业人员的思想及行为广泛适用，而且对塑造职业新人也起着重要的作用。

4. 多样性

随着社会分工及专业化程度的增高，职业越来越呈现出多样性的特点，而每个行业又有其具体的职业道德，因而职业道德也体现出它的具体性和多样性。同时，为便于从业人员实践，职业道德都是从本职业活动的实际情况出发，用条例、守则、制度、承诺、誓言、公约、保证等形式来反映，内容具体、明确，因此从形式上讲，职业道德具有多样性的特征。

二、护理道德

（一）护理道德概述

1. 护理道德的含义

护理道德是一般社会道德在护理实践活动中的特殊体现，护理道德是根据护理职业的特点，调整护理人员与服务对象、护理人员与其他医务人员及护理人员与社会之间关系的行为规范总和。

护理道德是护理领域中各种道德关系的反映，它是一种特殊的职业道德，受一定社会经济关系、社会道德及护理学科发展的影响和制约，通过调节、认识、教育等功能，指导护理专业行为，促使护理人员更好地为人类健康服务。

2. 护理道德的特征

（1）社会性和广泛性。与传统护理相比，现代护理在工作内容、工作场所及服务对象上都有了极大的拓展和延伸，护理的任务和目标不仅是维护和促进个体的健康，而且面向家庭、社区及全人类，提高整个人类的健康水平，这就决定了护理道德具有社会性和广泛性。

（2）人道性。护理是在尊重人的需要和权利的基础上，通过"促进健康，预防疾病，恢复健康，减轻痛苦"来提高人的生命质量，这充分反映了护理道德的人道性特点，人道主义是护理道德原则中极其重要的内容。

（3）规范性。护理工作涉及人的生命和健康，这就需要有严格的行为规范准则和细致具体的要求来指导和规范护理行为。在护理实践活动中，为规范护理行为，确保护理质量，管理机构制定了各种规章制度、职责要求、操作规程等，如查对制度、交接班制度、抢救制度、分级护理制度等，这些都是护理道德规范性的具体体现。

（4）自觉性。由于护理工作的特殊性，护理人员独立工作的机会非常多，加之护理对象的成长经历、文化背景、生活习惯、经济状况、个人信仰等情况不尽相同，病情也千差万别，要使护理对象得到最佳的服务，保证护理质量，这就要求护理人员严格自觉遵守各项规章制度和行为规范，要有"慎独"精神，依靠医德信念和工作的自觉性，做好护理工作。

3. 护理道德的实质

珍视生命，尊重人的需要和权利，"促进健康，预防疾病，恢复健康，减轻痛苦"是护理人员义不容辞的责任。护理道德的实质就是要求护理人员保持护理专业的责任感和荣誉感，保护护理对象的权利与尊严，对一切服务对象实行高质量的人道主义服务，为人类健康做出最大贡献。

三、护理伦理学的研究对象和内容

护理伦理学是研究护理道德的科学，是一门运用一般伦理学原理和原则来解决和调整护理实践中人与人之间关系的学科。护理伦理学是护理学与伦理学相结合而形成的一门交叉学科，它以护理道德为研究对象，以一般伦理学的基本原理为指导，并在护理实践中不断发展和丰富，对护理人员完美人格的塑造、护理专业服务的指导、护理质量的保证起着非常重要的作用。

（一）护理伦理学的研究对象

护理道德现象是护理人员在护理实践活动中形成的特殊道德关系的具体体现，护理伦理学将护理领域中的道德现象、道德关系及其发展规律作为研究对象，因此，护理伦理学的研究对象主要包括以下几个方面：

1. 护理人员与护理对象之间的关系

在护理领域的所有关系中，护理人员与护理对象之间的关系是首要的、最基本的和至关重要的，它也是护理伦理学研究的核心问题。这种关系是否和谐、协调，直接关系到服务对象的健康及护理质量的高低，影响医院的医疗秩序和新时代社会主义精神文明建设。护理人员与护理对象之间的关系总体上是双向的，处理好这种关系，不仅要求护士将护理对象的利益放在第一位，还需要护理对象对护理人员给予充分理解、支持和尊重。

2. 护理人员与其他医务人员之间的关系

在护理工作中，护士与护士、护士与医生、护士与医技人员、护士与行政管理人员、护士与后勤人员均有着广泛的、密切的联系和合作，他们之间的关系是护理伦理学研究的重要内容。护士能否与其他医务人员相互信任、相互尊重、相互支持、相互合作，将直接影响护理安全和护理质量，也关系到整个医疗卫生工作的开展。

3. 护理人员与社会之间的关系

我国卫生事业的基本任务是保护人民健康、防治疾病、提高人口健康素质，解决经济、社会发展和人民生活中迫切需要解决的卫生保健问题，以保障经济和社会的顺利发展。随着护理学科的发展，护理专业的服务范畴与服务内容都在不断的深化和扩展，护理对象也从单纯的病人扩大到了健康的人，护理人员履行越来越多的社会义务，可以说，护理活动本身就是一种社会活动。因此，在护理实践中，护理人员不仅要考虑某个病人个体的或局部的利益，还要从国家、民族利益及社会公共利益着想，考虑社会公众的整体利益以及子孙后代的利益，如计划生育、卫生资源分配、环境污染、医疗体制改革等，护理人员与社会之间的关系因而也成为护理伦理学研究的对象。

4. 护理人员与护理科学、医学科学发展之间的关系

医学科学及护理科学的迅猛发展以及医学高新技术在临床的应用给医护领域带来了许多新的道德难题，在器官移植、人类辅助生殖技术、基因诊断和治疗等领域中，如器官来源问题、代孕问题等可能会与护理人员个人的价值观不一致，这些都涉及护士如何看待道德、如何决策、在何种情况下参与等一系列伦理两难问题。因此，护理人员与护理科学及医学科学发展之间的关系，是护理伦理学研究的又一重要内容。

（二）护理伦理学的研究内容

护理伦理学的研究内容十分丰富，概括起来，主要包括以下几个方面：

1. 护理道德的基本理论

护理道德的基本理论包括护理道德的产生、历史发展规律及特点，护理道德的本质、作用及其社会地位，护理道德与护理学、医学、政治、哲学、法学、宗教的关系等。

2. 护理道德的规范体系

护理道德的规范体系包括护理道德的基本原则，护理道德的基本范畴和基本规范，护士在处理各种护理关系时的道德规范和要求，不同护理学科具体的道德规范和要求，护理管理和护理研究中的道德规范和要求，生命伦理学的特殊护理道德规范和要求等。

3. 护理道德实践

护理道德实践包括护理伦理决策和护理道德的教育、培养、考核及评价。

四、护理伦理学与相关学科的关系

（一）护理伦理学与护理学

护理伦理学与护理学相互影响，既有区别又有联系。护理学是医学科学领域中一门独立学科，是研究预防保健与疾病康复过程中有关护理理论与技术的综合性应用科学，其研究对象是整体的人以及人的健康问题。护理伦理学是研究护理实践中各种护理关系中的道德原则和规范的一门学科，以护理道德为研究对象。护理伦理学是护理学与伦理学相互渗透、相互结合的产物，对护理学理论和实践的发展起着推动、指导和规范作用。同时，护理学的发展又不断深化和丰富护理伦理学的内容。二者的研究对象不同，但目的一致，都是为了维护和促进人类健康。

（二）护理伦理学与法学

法律与护理道德都是调整护理行为的规范，是控制护理行为的重要手段，二者联系密切，法律为护理道德建设提供有力保障，护理道德又对法律的有效施行起辅助作用。但在研究对象、依靠力量、作用范围等许多方面，护理道德与法律存在差别。在调节范围上，护理道德比法律发挥作用的范围更广泛，护理道德适用于护理活动的一切领域，而法律仅在出现违法行为的情况下适用；在依靠力量上，法律依靠国家强制力保证实施，而护理道德则依靠人们的自觉性、社会舆论、信念、传统习俗及教育的力量来维持。总之，法律与护理道德相互渗透，相互补充，相互包含，共同调节护理活动中的各种道德关系。

（三）护理伦理学与护理心理学

护理心理学将心理学知识、原理和方法运用到现代护理领域，研究疾病对人心理活动的影响、心理因素对健康的作用及病人心理特点和心理护理的方法，以解决病人现存的或潜在的心理问题或心理障碍，恢复或促进病人的心理健康，促使病人早日全面康复。研究病人心理现象及实施心理护理必须以良好的护患关系为前提，建立良好的护患关系要求护士首先要具备高尚的护理道德。护理伦理学的不断发展给护理心理学的研究和应用提出新的课题，推动了护理心理学的发展，同时护理心理学的发展又丰富和深化了护理伦理学的内容。

（四）护理伦理学与社会学

社会学主要研究社会协调发展的条件和机制，包括护理领域的各种社会现象和社会关系，其中也涉及护理伦理道德问题，而护理伦理学的研究内容也涉及许多社会性问题，如病人与社会的利益关系、卫生资源分配等。因此，护理伦理学与社会学是紧密相联的，尽管二者的研究对象和内容不同，但二者的研究相互补充，相互支持，都是以维护和促进人类的和谐和健康为目的。

五、学习、研究护理伦理学的意义和方法

（一）学习、研究护理伦理学的意义

任何专业除了要有完整的理论体系、知识和技术外，还必须要有严格的专业伦理，以指导、控制其专业服务行为。护理道德是护理专业服务的行动指南，是护理专业服务质量的有力保证。护理人员在任何时期都应研究、学习护理伦理学，这对加强护理道德修养、提高护理道德品质具有非常重要的意义。

1. 培育和提高护理道德品质，培养德才兼备的护理人才

新时代社会主义新型护理人才不仅要有渊博的现代护理理论和知识、娴熟的护理技术和良好的身体、心理素质，还要有高尚的道德品质。培育和造就德才兼备的护理人才，必须加强对护理伦理学的学习和研究。学习护理伦理学，有助于护理人员全面系统地了解护理道德基本理论，掌握护理伦理原则和规范体系，自觉加强护理道德修养，有助于护理人员厘清自己的价值观及角色责任，从而更好地投身于护理事业，为人类的健康服务。

2. 提高护理质量，推动护理事业的发展

学习和研究护理伦理学是帮助广大护理人员树立正确护理道德观的最有效途径。优秀的护理道德品质有助于提高护理人员的责任感和奉献精神，激发护理人员爱岗敬业和业务上精益求精，指导护理人员正确处理临床护理、护理管理、护理教育、护理研究等实践领域中的各种关系，提高对伦理两难问题的决策能力，从而为护理对象提供更安全、更高品质的服务，促进整体护理水平的提高，推动护理事业的发展。

3. 有利于促进社会主义精神文明建设

护理道德建设是新时代社会主义精神文明建设的一个重要组成部分，是整个社会道德体系的重要内容。护理行业是一个服务性极强的行业，在整个卫生系统中起着窗口的作用，护理职业道德建设质量直接影响医疗卫生行业及整个社会的道德风尚。因此，学习和研究护理伦理学，提高护理人员对护理道德的认识，增强道德观念，提高道德水准，无疑会促进新时代社会主义精神文明建设。

（二）学习、研究护理伦理学的方法

学习和研究护理伦理学，必须坚持辩证唯物主义与历史唯物主义的世界观和方法论，坚持理论联系实际及历史分析的方法论原则。

1. 唯物辩证法的方法

护理道德总是同一定社会经济、政治、法律制度及其他社会意识形态相联系，受一定历史条件下的社会意识形态和上层建筑的影响和制约，有其独特的社会文化特征。学习和研究护理伦理学必须运用唯物辩证法的方法，这也是护理人员学习、研究护理伦理学的根

本方法论原则。只有结合特定的历史条件，符合历史逻辑，对护理道德进行辩证的、历史的分析、考察和研究，才能探求护理道德赖以产生和发展的社会基础、根源及条件，科学说明其本质、作用和发生、发展的规律，才能批判地继承中外传统的护理道德理论，更好地建设新型的社会主义护理道德。

2. 理论联系实际的方法

理论联系实际是马克思主义最基本的方法论之一，也是护理人员学习、研究护理伦理学最基本的方法论原则。要学好护理伦理学，首先必须系统学习马克思主义、毛泽东思想、邓小平理论、"三个代表"重要思想、科学发展观及习近平新时代中国特色社会主义思想，掌握马克思主义哲学和马克思主义伦理学的基本原理，系统学习并掌握护理伦理学的知识体系。这是学好护理伦理学的起点，也是护理伦理实践的前提。其次，在正确的护理伦理理论指导下进行护理道德实践，使理论与实践紧密结合。只有坚持理论联系实际，才能更好地理解护理伦理学这门学科，自觉树立并实践高尚的护理道德，更好地为人类健康服务。护理道德的价值只有通过护理人员的实践才能实现，护理伦理学不能脱离护理实践而存在和发展，因此，我们既要学习和掌握护理伦理的有关理论，又要以社会主义护理道德的基本原则和规范来指导护理行为，把护理道德知识转化为护理道德行为，做到理论与实际相结合、知与行相统一。

坚持理论联系实际的方法论原则，就要反对教条主义和经验主义。教条主义脱离实际，经验主义轻视理论，这在学习和研究护理伦理学时都是要避免的。

3. 系统的方法

系统是由两个或两个以上相互作用、相互依赖的要素构成的有机整体。护理道德是由护理道德意识、道德规范和道德行为三个要素构成的系统。系统的方法要求在学习、研究护理伦理学时，既要考虑作为一门独立学科的护理伦理学的整体性、层次性，又要考虑护理伦理与其子系统以及子系统相互之间的相关性和目的一致性。同时，护理伦理学是个开放的系统，与外部环境及其他学科不断进行着信息交换，护理伦理学具有动态平衡性和环境适应性特点。所以，学习、研究护理伦理学还要坚持发展的观点，坚持动态原则。

4. 归纳和演绎的方法

归纳法是指由一系列的具体事实概括总结出一般原理，即从个别前提得出一般结论的一种逻辑方法。演绎法是指从已知的或假设的前提出发，经过推理，得出结论，即从一般到个别的逻辑方法。在学习和研究护理伦理学过程中，必须合理运用归纳和演绎的逻辑方法进行科学的分析和综合，从众多复杂的护理道德现象中找出护理道德的本质及其发生、发展的规律。

第三节　护理伦理学的发展与展望

护理伦理学虽然是一门新兴学科，但护理道德现象与道德活动却与人类社会历史一样悠久。护理道德的起源可追溯到原始人类，自从有了人类，有了原始护理，就有了原始护理道德的萌芽。护理道德与人类文明及护理学的发展息息相关。

一、我国护理伦理的形成与发展

祖国医学有着数千年的历史，在防病、治病方面积累了丰富的经验，为世界医药事业作出了伟大的贡献。我国传统医学的特点是医、药、护不分，护理融入医学之中，伴随着医学的发展而发展，护理伦理因而也与医学伦理融合并共同发展。

（一）我国古代护理伦理思想的产生与形成

1. 远古时期护理伦理

我国最早的医护道德观念与思想随着原始医疗活动的出现而产生。在原始社会，由于生产工具简陋，生产力水平低下，生存环境恶劣，原始人类过着茹毛饮血的生活。为谋求生存，人类在与自然做斗争的过程中，逐渐积累了丰富的生产、生活经验，形成了原始的医疗照护，产生了医护道德萌芽。据晋代皇甫谧所著的《帝王世纪》描述：伏羲氏"画八卦……百病之理，得以有类，乃尝味百药而制九针，以拯夭枉焉"。又据《淮南子·修务训》记载，神农"尝百草之滋味，水泉之甘苦，令民知所避就，当此之时，一日而遇七十毒"。这虽系传说，却反映了舍己为人的道德观念在远古时代已经形成。

2. 秦汉、春秋战国时期护理伦理

我国现存最早的医学著作《黄帝内经》以我国古代哲学思想阴阳五行学说为指导，全面系统地论述了生理学、病理学、病因学、诊断学等，介绍了内科、外科、儿科、妇科等三百多种病候及治疗方法，并强调"医乃仁术"的思想，把医术和医德融为一体。书中记载："天覆地载，万物悉备，莫贵于人"，"人之情莫不恶死而乐生"，充分说明了生命的价值。医家必须具备"济众生"的医疗道德，才能成为受人尊敬的人。《黄帝内经》对促进后世医学和医德的发展起了重要作用。

战国时期神医扁鹊，堪称医德的典范。"济世救人"是扁鹊医德思想的核心，扁鹊行医于民间，游历于诸侯各国，"过邯郸，闻贵妇人，即为带下医；过洛阳，闻周都之人爱老人，即为耳目痹医；入咸阳，闻秦人喜小儿，即为小儿医。"扁鹊的医德思想不但体现在"济世救人"的行医准则上，还反映在他诚实谨慎的医疗态度上。他经过虢国时治好虢太子一案，正是他的医术、医德的典型体现。此外，扁鹊制定了"信巫不信医"等六不治的行为准则，说明他在长期实践中树立了破除迷信、弘扬科学的信念。

春秋战国之后，随着封建社会生产力水平的提高和医学实践的进步，医护道德也得到了进一步的发展。东汉医圣张仲景在《伤寒杂病论》序言中，对医学的性质、宗旨、医学道德和医学的发展作了精辟论述。张仲景之所以被称为医圣，除了他医术精湛外，医德高尚也是重要原因，他以济世救人、普同一等、仁爱为怀为准则，"上以疗君亲之疾，下以救贫贱之厄"，他批判那些"但竞逐荣势，企踵权豪，孜孜汲汲，惟名利是务"之徒，对

病人一视同仁。

3. 隋唐时期护理伦理

在医学实践的推动及儒家思想的影响下，隋唐时期的医护伦理得到了广泛深入的发展，形成了理论，构成了体系，其中最具代表的是孙思邈《备急千金要方》中的《大医习业》和《大医精诚》篇，它们是我国医学史上最早的全面、系统论述医护道德的专论。孙思邈强调："凡大医治病，必当安神定志，无欲无求，先发大慈恻隐之心，誓愿普救含灵之苦；若有疾厄来求救者，不得问其贵贱贫富，长幼妍媸，怨亲善友，华夷智愚，普同一等，皆如至亲之想"，即凡是优秀的医生治病，一定要神志专一，心平气和，不可有其他杂念，首先要有慈悲同情之心，决心解救病人的疾苦。如果病人前来就医，不要看其地位高低、贫富及老少美丑，是仇人还是亲人，是关系一般的人还是关系密切的朋友，是汉族还是少数民族，是聪明的人还是愚笨的人，都应一样看待，像对待自己的亲人一样替他们着想。孙思邈之所以把他的医著取名为《备急千金要方》，正是因为在他看来，"人命至重，有贵千金"。

4. 宋元明清时期护理伦理

宋元明清时期，我国医护伦理思想随着医学科学的发展而得到进一步的补充和完善，其中，南宋医学著作《小儿卫生总微方论》提倡医护人员对病人应当"贫富用心皆一，贵贱使药无别"。金元时期的刘完素、张从正、李杲、朱震亨，即"金元四大家"，以精湛的医术和高尚的医德而流传后世。明代医学家陈实功的《外科正宗·医家五戒十要》至今仍是医护人员应学习和遵守的重要伦理守则。龚廷贤的《万病回春》卷末附有的"医家十要"和"病家十要"，涉及了医学伦理学问题，是明代重要的医德文献。清初名医喻昌在《医门法律》中提出"慎"、"精"、"诚"以及"求真"等具体的医德规范，提出"重规范"和"以律戒医"的医德思想，对当代医德医风建设仍有重要的价值。

祖国医德的优良传统主要表现在以下几个方面：一是济世救人、仁爱为怀的事业准则；二是淡泊名利、清廉正直的医德品质；三是博极医源、精勤不倦的治学态度；四是稳重端庄、温雅宽和的仪表风度；五是谦和谨慎、互相尊重的同道关系。然而，由于受到历史条件下的一定社会关系和阶级关系的制约，祖国传统医护道德也具有较大的局限性。传统医护道德建立在唯心历史观的基础上，深受封建伦理观的影响和制约，因而部分内容带有封建迷信思想的成分。对于护理伦理而言，由于古代医、药、护不分，护理道德包含在医学道德之中，缺乏理论化、系统化和规范化的护理伦理。

总之，祖国医护伦理源远流长，具有十分丰富的内容，我们应在总结、分析、批判的基础上，继承和发扬祖国传统医护道德。

（二）我国近现代护理伦理的发展与完善

1. 我国近代护理伦理

鸦片战争以后，西方医学进入我国，近代护理事业随之兴起，19世纪后半叶，护理伦理学逐渐成为一门独立的学科。1884年，美国妇女联合会派到中国的第一位护士麦克尼（Mckechnie E.）在上海西门妇孺医院推行"南丁格尔护理制度"。1888年，美国的约翰逊女士（Johnson E.）在福州一所医院创办了我国第一所护士学校。19 世纪末 20 世纪初，中国各大城市开办了教会医院并开设附属护士学校，我国护理专业队伍由此逐渐形成。1909 年，中国护理界的群众学术团体"中华护士会"在江西九江的牯岭成立，1922 年中华护士会加入国际护士会，1937 年改为中华护士学会，1964 年改为中华护理学会。我国民主革命先驱秋瑾女士十分重视护理工作，她曾在《中国女报》上连载她的译著《看护学教程》。此外，她还积极提倡妇女投身救死扶伤的工作，并对护士应具备的道德素质提出了严格要求。1918 年第四届全国护理大会将护理伦理学列为护士的必修课。1932 年，中央护士学校在南京成立，1934 年，国民政府教育部成立医学教育委员会，下设护理教育专门委员会，将护理教育纳入国家正式教育体系。

在新民主主义革命时期，解放区非常重视护理工作。1931 年，中国工农红军和新中国医疗卫生事业创始人之一、医学家傅连暲利用教会医院作掩护，在福建长汀县开办了中国红军自己的护士学校。1941 年，中华护士学会延安分会成立。1939 年，毛泽东同志发表《纪念白求恩》一文，号召广大医务人员学习白求恩同志"毫不利己，专门利人"的精神，对护理道德建设起了巨大的推动作用。1941 年，毛泽东同志为中国医科大学第一期（前身为中国工农红军卫生学校十四期）毕业生题词："救死扶伤，实行革命人道主义"，大大鼓舞了广大医务工作者，并成为当代社会主义护理道德的基本原则和重要内容。从抗日战争时期到全国解放，护理人员们出生入死，克服种种困难，出色地完成了救治伤病员的任务，为中国革命的胜利作出了应有的贡献。为此，毛泽东同志先后两次为护士题词："尊重护士，爱护护士"，"护理工作有很大的政治重要性"，这些都极大地调动了广大护理人员的积极性。

2. 我国现代护理伦理

中华人民共和国成立后，我国护理工作进入一个崭新的发展时期，护理事业得到迅速发展，护理伦理也得到了前所未有的发展和完善，形成了全心全意为人民服务的高尚护理道德风尚。从新中国成立到"文化大革命"前的十多年时间里，由于党和国家对护理工作的重视，护士队伍日益壮大，护理教育和护理管理不断规范，护理伦理也得到稳步发展。广大护理人员自觉将护理事业与远大的共产主义理想联系起来，以共产主义道德标准作为自己的行为准则。

"文化大革命"的十年，社会主义护理事业和护理伦理的发展陷入低潮。改革开放以后，护理事业得到全面飞速发展，护理伦理的建设也得到普及和高度重视。1981 年 10 月，卫生部颁发《医院工作人员守则和医德规范》，提出了"热爱祖国，热爱共产党，热爱社会主义，坚持马列主义、毛泽东思想"等八条守则及"遵守公德，热爱医学，救死扶伤"等八条医德规范。1988 年 12 月，卫生部颁布《医务人员医德规范及实施办法》，进一步加强了卫生系统社会主义精神文明建设，促进了医务人员职业道德素质的提高。为加强护士管理，规范护理行为，提高护理质量，维护护士的合法权益，1993 年 3 月，卫生部制定并颁布《中华人民共和国护士管理办法》；2008 年 5 月，国务院颁布并实施《护士条例》。同时，为了更好地贯彻落实《护士条例》，为全国护理工作者提供护理伦理及执业行为的基本规范，中华护理学会组织专家制订了《护士守则》。《护士条例》和《护士守则》的颁布与实施对我国护理伦理的建设与发展起到了极大推动作用。为了加强医疗卫生行业行风建设，2013年12月，国家卫生和计划生育委员会、国家中医药管理局制定了《加强医疗卫生行风建设"九不准"》。2017年7月，国务院办公厅发布《关于建立现代医院管理制度的指导意见》，意见指出，要加强医院文化建设，树立正确的办院理念，弘扬"敬佑生命，救死扶伤，甘于奉献，大爱无疆"的职业精神。2018年7月，国务院办公厅颁发《关于改革完善医疗卫生行业综合监管制度的指导意见》，进一步强调要加大医疗卫生行业行风建设力度，落实医务人员医德考评制度。

社会主义护理伦理继承和发扬了祖国传统护理伦理的优良传统，以唯物史观为理论基础，注重人的需要和权利，注重人的整体性，以全心全意为人民健康服务为根本服务宗旨，以实践为根本目的，因此具有传统护理伦理无法比拟的优越性。

二、国外护理伦理的产生与发展

（一）国外古代护理伦理

1. 古希腊护理伦理

古希腊是西方医学的发源地。被称为"医学之父"的古希腊最杰出的医学家希波克拉底是西方医德的奠基人，他的文集体现了伟大的医德思想，其中《希波克拉底誓言》是西方医德的经典文献。他提出医术的唯一目的是解除和减轻病人的痛苦，为病家谋利益，医师应具备客观、体谅、谦逊、端庄、知识丰富等优良品质。希波克拉底的医德思想对于整个世界医护道德的建立和发展具有深远的影响。

2. 古罗马护理伦理

公元前2世纪，古罗马人占领了古希腊，也全面继承和发展了古希腊的医德思想。古罗马著名医师盖伦（Galen）（129—199年）主张医护人员应该献身医学，要重学术而"轻利"，他指出："作为医师，不可能一方面赚钱，一方面从事伟大的艺术——医学"。盖伦的医德思想对西方护理道德的发展起了一定的作用。

3. 古印度的护理伦理

古印度医学发展很早，其医护道德思想也很丰富。公元前5世纪，古印度名医、印度外科鼻祖妙闻在其医学著作《妙闻集》中就要求护士应具有良好的行为和清洁习惯，要忠于职守，对病人要有深厚的感情，努力满足病人的需要，遵从医生的指导。公元1世纪，名医阇罗迦在其医学著作《阇罗迦集》中提出，"为医者的行为和言语应全部为了病人的利益"。古印度的护理伦理思想，对后来印度及阿拉伯地区的护理伦理发展产生了很大的影响。

4. 古阿拉伯护理伦理

古阿拉伯医护道德继承和发扬了古希腊以来的医护道德思想。公元12世纪的医学家迈蒙尼提斯在医护道德上颇有建树，他在《迈蒙尼提斯祷文》中写道："启我爱医术，复爱世间人……神清求体健，尽力医病人；无分爱与憎，不问富与贫；凡诸疾病者，一视如同仁"，该文充分体现了医务人员不为名利、一切为病人着想的道德思想。

5. 欧洲中世纪护理伦理

中世纪欧洲护理工作的兴衰主要受宗教和战争的影响。由于战争频繁，疾病流行，形成了对医院和护士的迫切需求，护理工作逐渐由家庭式照顾转为社会化和组织化的服务，这对护理的发展起了一定的促进作用。当时的医院主要是教会医院，从事护理工作的大多是修女，她们均自愿从事护理服务，遵循自己的宗教信仰，热爱护理工作。此时期的护理伦理深受"仁慈博爱、无私利他"等基督教道德思想的影响。

同我国古代传统护理伦理一样，国外古代护理伦理也同样具有唯心论等历史局限性，因此，对于国外护理伦理遗产，我们要批判地学习和吸收。

（二）西方近代护理伦理

从 14 世纪开始，受文艺复兴、宗教革命及工业革命的影响，西方近代医学有了很大的发展和进步，并逐渐演变成一门独立的专业。虽然工业革命促进了经济的发展和繁荣，但同时也增强了人们的拜金意识，削弱了其爱心、同情心和奉献精神。宗教改革也导致充满爱心的神职人员不能再留在医疗场所照顾病人，护理工作主要由出于生活所迫的女性担任。当时妇女地位低下，得不到好的教育，更缺乏规范的护理训练，因此护理工作几乎陷入停滞不前状态，护理伦理发展也受到较大影响和冲击。

19 世纪，随着社会经济、科学技术和医学的发展，护理工作的地位不断提高。1836年，德国牧师弗里德尔在凯撒斯威斯城建立医院和女执事训练所，这是最早的系统化培训护士的组织。1860 年 6 月，现代护理学创始人弗罗伦斯·南丁格尔（Florence Nightingale，1820—1910 年）在英国伦敦圣托马斯医院（St.Thomas Hospital）创办了世界上第一所护士学校——南丁格尔护士训练学校（Nightingale Training School for Nurses），她开创了现代护理这一伟大事业，这标志着护理学成为一门科学，近代护理伦理也随之形成。南丁格尔一生写了大量的笔记、报告和论著，其代表作《护士札记》（Notes on Nursing）是一部包含丰富护理伦理思想的著作，为护理伦理学的形成奠定了基础。南丁格尔强调："护理要从人道主义出发，着眼于病人，既要重视病人的生理因素，又要充分重视病人的心理因素"；她还提到："一个护士必须不说别人闲话，不与病人争吵，除非在特别的情况下或有医师的允许，不与病人谈论关于病况的问题"；"一个护士需要绝对尊重自己的职业"。南丁格尔的护理道德思想对现代护理伦理有着深远的影响。

（三）现代国际护理伦理

19 世纪末 20 世纪初，特别是第二次世界大战以后，国际护理伦理进入科学、规范发展阶段，不少国家以守则、条例、法规等文件形式将护理道德确定下来。1946 年，纽伦堡法庭制定了《纽伦堡法典》，该法典作为国际上进行人体实验的基本原则和行为规范。

1948 年，世界医学会在日内瓦召开，会议以《希波克拉底誓言》为基础制定了《日内瓦宣言》，作为世界各国医务人员的共同守则。1949 年世界医学会通过了《国际医德守则》。1953 年国际护士协会制定了《护士伦理国际法》，并于 1965 年和 1973 年分别进行了修订。1964 年世界医学会根据《纽伦堡法典》发表《赫尔辛基宣言》，进一步强调了生物医学实验道德规范；1968 年及 1975 年，世界医学会分别通过了有关死亡道德责任和器官移植道德原则的《悉尼宣言》以及有关医师对待犯人道德原则的《东京宣言》。1977 年，世界精神病大会通过《夏威夷宣言》，明确了对待精神病患者应遵循的医德标准。1981 年世界医学会通过了《病人权利宣言》。2000 年世界生命伦理大会通过了《吉汉宣言》。在器官移植方面，近十多年来出台了一系列伦理规范，如国际器官移植学会于 2008 年 4 月发表了旨在反对器官移植商业化与器官移植旅游的《伊斯坦布尔宣言》；世界卫生组织（World Health Organization，WHO）于 2010 年 5 月发布《细胞、组织、器官移植指导原则》。2018 年 3 月，联合国与梵蒂冈教皇科学院共同发布了《梵蒂冈教皇科学院践行伦理道德会议宣言》。随着人工智能医疗的兴起和发展，2018 年 3 月，欧盟发表了《人工智能、机器人与自动系统宣言》，强调了人类尊严，自主，负责，公正、平等与团结，民主、守法与问责，保密、安全与身心完整，数据保护与隐私等伦理原则。与此同时，世界各国纷纷成立医学伦理促进、教育相关研究机构和组织，极大地促进了现代医学道德和护理伦理的发展。

三、护理伦理学的展望

随着科技的进步、现代医学与护理科学的发展及护理模式的转变，社会对护理伦理提出了新的、更高的要求。

（一）护理伦理要求更加规范化

我国现阶段已形成了一系列护理伦理规范，《护士条例》等法规的颁布与实施说明我国护理伦理的要求和规范已达到了法律的高度。但随着科技的进步、经济的发展，人民群众对护理服务的需求日益增加，社会对护理伦理提出了更高的要求：首先，护理实践领域的拓宽，使得护理伦理学的研究领域从临床护理扩展到社区护理、护理研究、护理教育和护理管理等诸多领域；其次，整体护理要求护理人员要充分考虑患者的需要、病人的权利，尊重病人的尊严，提供高质量的护理服务，这些都从护理伦理角度对护理人员提出了更高的要求。因此，科学化、规范化、系统化的护理伦理是更好地规范护理专业行为、满足人民健康保健需求的需要，也是提高护理服务水平、促进护理学科发展的需要。

（二）发展护理伦理教育

在恢复高等护理教育的 30 多年时间里，我国护理教育飞速发展，取得了巨大的进步。目前，我国已形成包含中等专业教育、高等专科教育、大学本科教育、硕士研究生教育、博士研究生教育的多层次护理教育体系，培养了大量的护理人才。教育层次的提高和规模的扩大，对护理伦理教育提出了新的要求。深入、广泛开展护理伦理教育，不断提高护理伦理学的教育水平，是更新护理人员伦理观念、加强道德修养、提高道德水准的主要途径，是培养社会主义合格护理人才的前提，也是护理事业全面发展的重要保证。

（三）转变观念，提高护理伦理实践能力

随着科学技术突飞猛进的发展和医学高新技术的广泛应用，大量的护理伦理新问题也应运而生，如器官移植、人类基因工程、现代生殖技术等问题对护理伦理观念和实践造成冲击。为有效应对护理伦理难题的挑战，护理人员一方面在伦理观念上要与时俱进，另一方面，要广泛学习、研究护理伦理学新理论、新知识，加强伦理判断和决策能力，更好地为人类健康服务。

此外，为更好地处理医护道德难题，减少医患纠纷及医疗诉讼，开展医护道德教育并为医务人员、服务对象提供伦理方面的咨询，许多医院陆续成立"医院伦理委员会"。在我国，医院伦理委员会虽然暂时还未受到普遍重视，但是它的兴起对护士伦理决策能力的提高、护理难题的解决、护理伦理学及护理事业的发展无疑会起到越来越重要的作用。

（王卫红）

思 考 题

1. 护理伦理学的基本问题是什么？
2. 试述护理伦理学的内容及学习方法。
3. 案例分析

案例 1-2：一社区居家临终病人，在奄奄一息之时，家属声称放弃治疗，并要求为病人提供上门医疗护理服务的社区护理人员将病人的输液管和氧气管拔除，以便于处理后事，并达成病人自然死亡的心愿。

请思考：该案例中的护理人员是否应该答应病人家属的要求将病人的输液管及氧气管拔除？此时护理人员面临的是道德问题还是法律问题？

第二章　护理伦理学理论基础

学习目标

+ 识记

1. 生命论的三种观点。
2. 人道论的基本观点。
3. 美德论、道义论、功利论的基本内容。

✦ 理解

1. 生命论、人道论的伦理意义和局限性。
2. 美德论、道义论、功利论的伦理意义和局限性。

※ 应用

能在教师指导下采用护理伦理学的基础理论分析其在护理实践活动中的应用。

案例 2-1

小叶是一个患有进行性肾衰竭、不宜长期做肾透析的五岁小女孩。小叶的父母一致同意进行肾移植。在组织配型过程中，母亲配型不合，小叶的妹妹年龄太小，不能作为捐献者，父亲组织配型成功。肾病专家单独会见了父亲，告诉他配型结果。父亲询问小叶进行肾脏移植的预后情况，专家表示可能存在风险，预后不太乐观。父亲反复考虑后决定不给女儿进行捐献，他的理由如下：害怕手术；缺乏勇气；即使实施肾移植，女儿的预后也不确定；尚有一丝希望获得其他肾源。然后小叶的父亲要求医生告诉家庭其他成员，说他与女儿组织配型不合，不宜捐献肾脏。父亲担心如果家人知道真相，会指责他不顾女儿健康听任其死亡。他坚持认为，讲真话会"毁掉家庭"。医生对他的请求感到不安，但经过进一步商讨后，医生同意告诉他的妻子"由于医学原因，父亲不能捐肾"。

本章主要讨论了美德论、道义论、功利论三种道德理论，为了更好地理解各种理论的主要观点，分别运用三种理论对本案例中医生应小叶父亲的请求隐瞒真相的行为进行分析。

护理伦理学的形成和发展有着深厚的思想渊源和实践基础，从希波克拉底时代至20世纪中叶，生命论、人道论、美德论、道义论、功利论等各种伦理学理论体系逐渐形成，为护理伦理学提供了理论基础。护理伦理学的基本理论是护理行为准则的理论基础，是护理人员进行决策的依据。

第一节　生　命　论

生命论是医疗实践中关于人的生命，尤其是病人生命质量、生命价值等的理论反思。人们对生与死的认识、对生与死矛盾的处理、对生命本质和意义的回答构成了生命论，它大致分为三种观点：生命神圣论、生命质量论、生命价值论。

一、生命神圣论

生命神圣论在人类社会早期就已萌芽，并随着宗教的产生而强化。近代医学的发展和欧洲文艺复兴运动的兴起使得生命神圣论理论化和系统化。生命神圣论强调人的生命是不可侵犯的，具有至高无上的道德价值。其基本内容是人的生命是宝贵的、神圣的，生命的权利是人的最基本权利。生命神圣论强调爱护人的生命、重视人的生命，当生命遭受疾病侵袭或面临威胁时，应不惜一切代价维护和延长生命，任何终止生命的想法和行为都是不道德的。

生命神圣论在人类思想发展史中具有重要价值，表现为：①生命神圣论从道德的角度强化了医学的宗旨。生命神圣论是传统医德观对医务人员的基本道德要求，强调尊重和维护人的生命是医者的首要责任，对医务人员的医疗行为起严格的制约作用。②生命神圣论是人道主义思想等其他理论的思想基础。生命神圣论要求人们热爱生命，关心和珍惜生命，对医学道德的发展具有促进作用，其思想精华在现代生命伦理学体系中处于理论源头的地位。

虽然生命神圣论对医学伦理学的发展起到了积极的作用，但由于片面、绝对强调生命至上，因而也具有一定的局限性，表现为：①生命神圣论强调生命的生物学意义，对生命的认识过于简单抽象，忽视人生命的质量和社会意义。②医学科技的进步使人的预期寿命迅速提高，人们对于医学的要求不再仅仅是延长寿命，而是提供"更好的生活"。临床中护理人员常常会面临是否拔掉脑死亡病人的鼻饲管或撤掉其呼吸机等伦理困境，生命神圣论在处理安乐死、医生协助自杀、临终关怀、脑死亡等问题时面临巨大的冲突。以生命质量论和生命价值论为代表的现代生命伦理学转变是医学科技发展的必然结果，也是现代社会价值观在医学中的体现。

二、生命质量论

生命质量论是以人的自然素质（体能、智能、社会适应能力等）的高低、优劣为依据，衡量生命对自身、他人和社会的存在价值的一种伦理观念。其基本内容包括：生命价值不仅在于生命存在本身，而在于其存在的质量；人们不应单纯追求生存的时间，生命的质量更应受到关注。

生命质量的标准分为三个层次：主要质量、根本质量和操作质量，其中：①主要质量又称人性素质，是指个体的身体和智力状态。严重的先天性畸形和无脑儿等非健全人的生命质量比较低。②根本质量是指个体在与他人、社会相互作用的关系中，体现出来的生命活动的质量。极度痛苦的晚期肿瘤病人及不可逆转的昏迷病人的生命意义和目的缺乏或丧失，因而生命质量较低。③操作质量是指利用量表、诊断学标准等客观手段测定的生命质量。通过智力测定法可衡量人的智力状况；通过病人痛苦和意识丧失的程度可评估终末期癌症病人的生命质量。

生命质量论使人们意识到追求生命质量是人类理性的选择，这为人口政策、优生优育、生态政策的制定提供了理论依据，也为人们认识和处理生与死的权利、生与死的选择等问题提供了参考标准和理论依据。但是，生命质量论有其局限性，与生命质量判断标准的差别有关，如有些人生命质量很高，但存在的社会价值很低；相反，有些人生命质量很低，而存在的社会价值却很高。所以，不能完全就人的自然素质来谈生命存在的价值，这是生命质量论不太合理的一面。

三、生命价值论

生命价值论是指以个人生命对他人、社会及自我的意义大小为标准确认生命质量的伦理观念。生命价值论判断人的生命价值的标准：一是取决于生命的内在价值，即生命所具有的潜在创造能力和劳动能力；二是取决于生命的外在价值，即个体为社会创造物质财富和精神财富的社会价值。生命的外在价值和内在价值密不可分，内在价值是外在价值的前提，外在价值是内在价值的转化和表现。

生命价值论有利于全面认识人的生命价值。生命价值论将人生命本身、生物要素、社会要素统一起来，将个体生命与群体生命联系起来，为医护人员医疗、护理等行为的选择提供了理论基础。生命价值论可以对严重缺陷新生儿和晚期癌症、持续性植物状态等特殊病人的生命价值进行分析，为临床决策提供指导，为解决当代医疗难题提供科学的医疗决策思路。

四、生命神圣论、生命质量论、生命价值论的有机统一

生命神圣论、生命质量论、生命价值论都有着深厚的思想文化基础，是生命理论的重要组成部分。生命神圣论在宗教意义、形而上学的层面上提出生命至上、生命平等的基本原则。生命质量论是依据一定的医学标准来衡量和评价个体生命自然素质（体能、智能）和质量状态（对自己、他人、社会的意义），并给出相应对策的生命理论，标志着生命论进入更成熟的阶段。生命价值论则从现实生活意义上来评定客观存在的生命对于个体和社会的效用与意义，是生命神圣的社会与价值基础。生命神圣论、生命质量论、生命价值论相辅相成，构成了整个医学伦理学理论体系的基石，在临床实践中，应将三者有机结合起

来，辩证地看待生命。

第二节 人 道 论

一、人道论概述

人道论原指欧洲文艺复兴时期新兴资产阶级反对封建制度和宗教专制，争取人权自由的一种思想，后泛指一切主张维护人的尊严、权利和自由，重视人的价值，使之得到充分自由发展的思想。医学人道主义是指在医学领域中，关心病人健康，重视病人生命，尊重病人的权利和尊严，维护病人利益的伦理思想和原则。

以医学道德为主要内容的古希腊医学人道主义传统，被称为古代朴素的医学人道主义。希波克拉底的医学思想既重视人身体的健美，又重视人心灵的成熟，强调人的整体性，体现了自然的医学人道主义传统。中世纪基督教的关怀精神和对人精神的关注成为了医学人道主义的重要精神财富。基督教思想中的"平等""博爱""仁慈"观念对医学人道主义产生了很大的影响，推动了社会文明的发展，也孕育了西方近代人本主义的"博爱"思想，培育了一大批卓越的医学人道主义者，对后世医学道德观影响深远。文艺复兴是西方现代思想的源泉，也是西方人道主义的源头。在文艺复兴运动的推动下，医学取得了科学的地位，并且摆脱了神职人员控制。这个时期的文学人文主义、科学人文主义以及医学人文主义均有共同的精神气质，表现为探索精神、求真精神和世俗精神。

中国传统医学具有厚重的人本主义思想传统，"医乃仁术"是对医学本质及其核心价值的深刻揭示，是医学人本主义思想的结晶。《黄帝内经》提出"天覆地载，万物悉备，莫贵于人"，"药王"孙思邈在《备急千金要方·大医精诚》中阐释"人命至重，有贵千金，一方济之，德逾于此"，这些均是我国医学先贤对医学人本主义思想理论的经典论述。

我国现代医学人本论的发展历程：一是对革命的医学人道主义的探索，如毛泽东在延安时的题词"救死扶伤，实行革命的人道主义"；二是对中国特色医学人道主义的艰难探索，如宋国宾编写的《医业伦理学》、张孝骞为国立湘雅医学院题写的"公勇勤慎，诚爱谦廉"的院训等。我国当代医学伦理学学者基于这一时期医德实践，将革命的医学人道主义与中国特色医学人道主义统一起来，总结社会主义医德原则，即：防病治病，救死扶伤，实行社会主义人道主义，全心全意为人民身心健康服务。

二、人道论在护理工作中的应用

护理人道主义是医学人道主义的一部分，它以实现人类的健康为出发点，其核心内容是爱护、关心病人，尊重病人的生命，尊重病人的权利，尊重病人的人格。南丁格尔作为现代护理学的创始人，对护理的道德本质问题进行过深入的思考。她曾论述："护理不只是一种技术，更是对病人生命的一种呵护。没有树立为病人服务的坚定信仰，护理会成为一种机械式的工作，每天为固定的工作事项忙碌、焦虑，逐渐失去初心"；护理是一门科学，也是一种艺术。她认为，护理不是为了金钱和交易，而是发自内心的爱。南丁格尔所强调的护理工作"初心"是指人道主义的博爱精神，热爱生命，维护生命的健康和尊严，这是护理工作的根本道德要求。

护理人道主义要求护理人员在实践中做到：①把爱护病人的生命作为护理人道主义最基本的思想，在拯救病人生命的同时，还要注意维护病人的生命质量与生命价值。此外，爱护病人的生命不应只局限于护理人员与病人个体之间的联系，还要推广到保障人类整体健康的层面。②尊重病人的人格，要根据病人不同的文化背景、经济状况、宗教信仰以及不同的生理、心理情况，提供平等的、优质的人性化服务。尤其对精神病病人、残疾人等特殊病人要同情、关心、体贴，反对任何形式的不人道行为。③尊重和维护病人的权利，即使对战俘、囚犯也应该给予应有的治疗和护理。

第三节 美 德 论

一、美德论概述

美德通常指人的优良道德品质，是一定的社会道德原则、规范在个人思想和行为中的体现，是人们在长期道德实践中培养、形成并表现出来的稳定特征和倾向。美德论又称德性论或品德论，它主要研究和说明做人应该具备的品格、品德或道德品质，什么是道德上的完人以及如何成为道德上的完人。美德论强调通过鼓励、培养护理人员的诚实、善良、同情心等性格特征，有助于改善护理质量，有助于促进病人健康。

亚里士多德对美德的研究最深刻，他在《尼各马可伦理学》一书中提出"美德是一种适中"的观点，他认为美德必须具备以下五个基本条件：①由正当的理性指导；②由自己自愿选择；③表现于德性行为中；④适度地遵守中庸之道；⑤习惯或品性。

医务人员的美德是医学之魂，在西方医学中，有关论述医生美德的文献有《希波克拉底誓言》、《迈蒙尼提斯祷文》、《胡弗兰德十二箴》以及后来的《日内瓦宣言》等。中国传统医学中对医生美德也有许多阐述，如《黄帝内经》中有关医务人员美德的论述以及孙思邈在《备急千金要方·大医精诚》和《备急千金要方·大医习业》中论述的美德思想。古往今来的医学大家，以"无至何处，遇男或女，贵人及奴婢，我之唯一目的，为病家谋幸福"，"凡大医治病，必当安神定志，无欲无求，先发大慈恻隐之心，誓愿普救含灵之苦"的高尚德行，克服各种困难，挽救了无数的生命，为医学增添了无限的光辉。

二、美德论在护理工作中的应用

南丁格尔在《护理札记》（Notes on Nursing）一书中论述了护理美德。南丁格尔认为护士应当具有以下美德：值得信赖、专心工作、保守秘密、镇定、诚实、虔诚、敬业、奉献、敏于观察、情感高尚。这些美德涉及护理道德品质和护理专业能力两大方面。

在护理道德品质方面，值得信赖、保守秘密、诚实、虔诚、奉献是护士应当具有的美德；在护理专业能力方面，专心工作、镇定、敬业、敏于观察是护士应当具有的职业美德。这些美德组成了护理职业所需要的美德的核心内容。护理道德品质主要包括以下内容：

（1）仁慈，即仁爱慈善，同情、尊重、关心、爱护病人。

（2）严谨，即具有严肃认真的科学态度，周密思考，对工作审慎负责。

（3）公正，即服务过程中，不分种族、宗教信仰、贵贱贫富，对病人一视同仁。

（4）进取，即刻苦钻研，勤奋学习，在业务上做到精益求精，不断提高护理质量。

（5）协作，即在工作中，与其他医务人员相互尊重，相互支持，密切合作。

（6）奉献，即不怕苦、脏、累，不畏困难，勇于牺牲个人利益。

护理道德品质与护理道德行为有着不可分割的关系：护理道德品质是在护理道德行为的基础上产生和形成的，护理道德行为则是护理道德品质的外在表现；护理道德品质对护理道德行为起着导向和支配作用，而护理道德品质的形成又受到护理道德行为的影响。

第四节　道　义　论

一、道义论概述

道义论是关于义务、理性和责任的理论，它要求个人严格克制自己的感性欲望而遵守义务规则。道义论强调道德评价的根据是动机，即行为的道德判断标准不是看行为的结果，而是看行为本身或行为所依据的原则，即行为动机是否正确。行为本身是正确的，或行为依据的原则是正确的，不论结果如何，都是道德的。

道义论作为规范伦理学的范畴，其特点是从既定原则或应当观念出发，提出某种绝对的义务和责任，而不管行为的结果对他人和社会带来的是福利还是损害。因此，医学道义论是一种主张医务人员要遵循某种既定原则或本身固有的正当性去行动的道德理论。

德国哲学家康德是道义论的主要倡导者，他提出了"绝对良心论"，认为人们要有道德，就应当出于义务感地服从"绝对命令"。他认为个人行为的道德价值完全取决于所依据的行为准则在道德上的可接受性。一个人的行为如果符合道德原则，就可以被认为是正确的行为，不管后果如何。

道义论又分为行为道义论和规则道义论两类。行为道义论认为，一个人能够依靠直觉、良心和信仰判定行为的道德与否，不一定要什么规则，只要行为本身是合乎道德的，那么行为就是正当的。规则道义论主张应以道德的原则和规范来确定或约束某些行为，也就是说，行为遵循的规则必须是合乎道德的，否则便不是道德行为。规则道义论又分为两个学派：一元道义论和多元道义论。一元道义论是采用单一的道德原则来判定行为是否道德；多元道德论主张以一种以上的道德原则来判断行为的对错。

道义论认为个体的角色和诚信等因素具有与后果无关的道德价值。例如一位遭受极度疼痛的临终病人要求医生结束他的生命，病人家属也表示同意，医生可能也认可病人和家属的考虑，尽管如此，道义论者认为从医生本人的角色和医生的诚信义务等角度出发，医生都不应满足病人和家属的要求。对本章的案例 2-1 分析可知，医生面对病人的父亲提出欺瞒其他家人的要求，严格的道义论倡导者认为撒谎是不能普遍化的行为规范，医生不应当对这位父亲的妻子或这个家庭的其他成员撒谎，不管撒谎是否可以挽救这个家庭。医生以隐瞒事实真相的方式告知病人和其他家人，道义论倡导者将该做法视为一种道德上不可接受的行为。

二、道义论的伦理意义和局限性

道义论作为一种历史悠久的理论，有着广泛和深远的影响，具有重要的历史作用和理论意义：首先，道义论为医疗实践活动奠定了道德基础，为处理医患关系提供了基本准则，促进了病人的健康。其次，它有利于培养医学人道主义精神和良好的医德医风，为医护人员形成高尚的道德信念和道德追求提供了可遵循的准则。最后，它强调的以医患关系为基础、以病人为中心的思想，具有深远的历史意义。

随着社会的发展、医学科学的进步，道义论也逐渐显现出其本身的局限性。道义论忽视了动机和效果的统一，道义论是从"应当"、"必须"的观念中产生应当如何做的道德要求，强调的是个人行为的动机，规定医护人员为病人服务是一种绝对的责任和义务，难以回答现代医学条件下产生的许多复杂的医学问题，也难以确定某些特殊条件下医护行为的准则，尤其是在进行医学伦理决策的时候，道义论所依据的道德规范很难在实践中灵活运用。

三、道义论在护理工作中的应用

传统道义论在护理道德中主要强调护理人员对病人个体的道德责任感，主张护理行为要有良好的动机，并应遵循一定的道德原则。这对确定护理人员的行为准则、规范护理行为产生了积极影响，对护理伦理的建设起到了积极作用。但传统道义论也有一定的局限性：一是传统道义论片面强调护理行为的动机，而忽视了行为的结果与价值；二是它强调以对病人个体负责为中心，而忽视了护理对他人、对整体社会的道德责任；三是一味强调护理人员对病人尽责任的绝对性和无条件性，忽视了病人自身在健康保健中的义务和责任，即护患义务的双向性。

当代道义论的兴起和发展要求护理人员转变伦理观念，护理行为不仅要有美好的动机，行为本身要符合道德原则，同时也要考虑行为的后果，即注重行为与效果的一致性；此外，护理事业不应只局限于个体的病人，还要面向社会；在护理工作中，要调动护理对象对于自身健康保健的积极性，从而使护理对象达到最佳的健康状态。

第五节 功 利 论

一、功利论概述

功利论，又称功利主义，始创于杰里米·边沁，由约翰·密尔重新解释。它强调行为的道德与否由行为所产生的结果来判定，凡能为大多数人造福，能使大多数人快乐的行为就是道德的行为。功利论认为善就是那些能够最大程度地促进幸福和愉悦的事情，因此功利论者主张以人们行为的功利效果作为道德价值基础或基本评价标准。功利论的主要思想包括：①个人利益是人类行为的基础。衡量人们行为善恶的根本标准，就是看它能否满足个人利益，给人以快乐就是善，给人以痛苦就是恶。②趋乐避苦是人的本性，对快乐的追求是人的一切行为的潜在指导。③快乐有质与量的要求。④快乐不仅是行为当事人的快乐，还应包括最大多数人的最大幸福。

功利论又分行为功利论与规则功利论。行为功利论是指人的行为应当是理性和自主的，只要行为的结果可产生最大的效用，那么行为就是道德的。规则功利论认为在判定行为善恶时，还需要看行为是否符合规则，符合规则的行为带来正效用，或正效用大于负效用，此为善，反之则为恶。

在本章案例 2-1 中，医生面对病人的父亲要求隐瞒事实真相的请求时，功利论者将根据最有可能获得的结果，包括结果发生的概率和重要性，来考虑整个事情的处理方案。案例中出现的主要问题包括：完全透露事实真相是否会毁掉家庭，对家人撒谎是否会产生严重的消极影响，以及父亲此后是否会因拒绝捐肾而经历严重的内疚感等。规则效应主义者认为行为必须符合某个正当规则，才能使行为正当，在医疗实践中，善意的谎言有可能有利于病人的康复，但医务人员普遍进行欺骗将产生越来越大的负面影响，最终导致弊大于利，因此规则效应主义者主张在医学中禁止欺骗。行为效应主义者则认为讲真话并不一定能将总体利益最大化，如果撒谎对病人和所有相关人员更有利，也不会阻碍其他人对道德规则的普遍遵守，那么该医务人员可以撒谎。

二、功利论的伦理意义和局限性

　　功利论提出了一种基本的道德思考模式，主张从行为后果是否有助于增进幸福或增加快乐，是否有助于避免不幸或减少痛苦，是否有助于实现最大多数人的最大幸福，来判定行为的正当与否；它不回避具体行为所处情景的复杂性，而是主张具体地分析、比较可供选择的不同行为的后果。功利论在医疗保健领域公共政策的制定方面具有重要作用，在医疗保健资源的分配上，努力让最大多数的人获得最大的收益。如在医疗政策成本 - 效益分析、临床医学措施风险评估中都可以运用功利论，对每个人的利益作出客观评估，作出使各方利益最大化的公正选择。

　　功利论也面临一些困境和批评：一是功利论以行为的效果衡量行为价值，缺乏分析问题的统一标准。功利论不能描述个人的意图和个人的行为之间的关系，忽视了对个人意图和行为动机的关注。二是行为的后果和效用本身难以进行定量和计算，也难以进行预测，因此在实践中运用存在一定的困难。三是功利论会造成对个人权利的侵犯。功利论重点关注利益这一项指标，而忽视平等和权利。功利论的宗旨是追求最大多数人的最大利益，这势必剥夺和损害少数人的利益。

三、功利论在护理工作中的应用

　　功利论者主张护理应满足以病人为主的最大多数人的健康利益，因此可以用来解决护理实践中有限卫生资源的分配问题。同时，在护理工作中，我们要正确应用功利论的指导作用，进行伦理决策与判断时要充分考虑功利论的缺陷，防止因过分注重眼前利益而忽视长远利益和重大利益，要时刻考虑广大人民群众的健康利益，牢记全心全意为人民服务的宗旨，防止利己主义思想的滋生。

　　护理伦理学的相关理论还有社群主义、关怀伦理学等，这些理论之间的冲突相当复杂，关于这些理论如何应用于护理实践的看法也不一致。某种理论在解释道德生活的某些问题时显得无能为力，而在解释另一些问题时却又十分有力。本章所探讨的各种理论有助于我们了解其基本观点，各种理论各有优劣，我们并不主张选择一种理论而放弃其他理论，而应关注各种不同理论中可以接受的方面，在复杂的护理道德困境中采用不同的理论进行分析，从而指导临床护理决策和行为。

（何　瑛）

思　考　题

1. 生命论有哪些主要论点和理论？

2．阐述人道论、美德论、道义论的主要观点、伦理意义和局限性。

3．案例分析

案例 2-2：某 85 岁男性病人有高血压病史 10 余年。因与家人争吵突发脑溢血。CT 检查显示出血部位为脑干，出血量约 60ml。病人处于深度昏迷状态，双瞳孔散大。面对病人是否需要继续抢救的问题时，医生 A 说："只要病人有一口气就要尽职尽责，履行人道主义的义务"；医生 B 说："病情这么重，又是高龄，抢救仅是对家属的安慰"；护士 C 说："即使抢救过来，生活也不能自理，对家属和社会都是一个沉重的负担"。病人家属也有不同的意见，病人女儿表示要不惜一切代价地抢救，儿子说："有希望抢救过来固然很好，如果确实没有希望，也不必不惜一切代价地抢救"。

请结合生命论的三种观点对医护人员和家属的言行进行分析。

第三章

护理伦理规范体系

学习目标

+ 识记

1. 护理伦理规范的特点及作用。

2. 护理伦理基本原则的内容。

3. 自主原则、不伤害原则、公正原则及行善原则的内涵。

✦ 理解

1. 概念解释：权利与义务、情感与良心、审慎与保密、荣誉与幸福。

2. 护理伦理规范的内容和要求。

3. 护理伦理范畴的内容。

※ 运用

在护理实践中正确运用护理伦理基本原则、规范及范畴，确立护理伦理观念，并在此观念指导下选择合乎伦理的护理行为。

案例 3-1

2014 年 12 月 20 日，微博上的一组图片被大量网民关注。图片显示，某手术室手术台上躺着一位患者，旁边一群医务人员摆好姿势正在自拍。据了解，该照片摄于 2014 年 8 月 15 日西安某医院，因患者手术成功，在场医务人员感到很高兴，并且由于次日将进入新手术室工作，大家想拍照纪念一下，以此对使用十年的老手术室进行告别。2014 年 12 月 21 日晚，上级主管部门通报了"医生手术室自拍事件"，并决定给予该院常务副院长记过、留职察看一年的处分，免去分管副院长、麻醉科主任、护士长等人的行政职务；所有参与拍摄人员写出深刻检讨，给予记过处分；并责成该医院就此事件向社会公开道歉，并进行全面整改，加强内部管理，规范医务人员行为，避免类似事件再次发生。

请思考：该案例中，医务工作者的拍照留念并不存在伤害患者的动机，但该事件中是否存在不妥和隐患？请同学们给出自己的观点和评论。作为医疗服务体系的一员，我们在医疗服务过程中应遵守哪些原则和规范？

第一节 护理伦理规范

护理伦理规范是对护理实践中的护理道德关系普遍规律的概括和反映，是在护理道德基本原则指导下的具体行为准则，也是培养护理人员道德意识和道德行为的具体标准。护理人员知晓并遵从护理伦理规范的要求，对提升职业素养具有重要意义。

一、护理伦理规范的含义

（一）护理伦理规范的概念

规范就是标准或准则，它既可以是人们约定俗成的，也可以是明文规定的。在现实社会中，人们制定了语言规范、技术规范等各种规范，以此来对人们相应的行为进行约束。护理伦理规范是指护理人员在护理实践中处理各种道德关系时所应遵循的道德行为准则，也是护理行为的伦理要求，是指导护理人员道德实践的行为指南。

在护理实践中，护理道德关系主要表现为护理实践中的人际关系，包括护患关系、护理人员之间的关系、护理人员与其他医务人员的关系、护理人员与社会的关系。护理伦理规范以这四个方面的道德关系为基本维度，构建具体的伦理规则和要求，以指导和约束护理人员的行为。

（二）护理伦理规范的特点

1. 特异性

护理伦理规范的特异性是指根据不同护理工作领域的服务内容提出具体的、有针对性的伦理要求。例如，根据场所（医院、社区、家庭等）、护理内容（基础护理、心理护理、健康教育等）和学科（内科、外科、妇产科、儿科等）不同，对护理人员的伦理规范要求也不同。

2. 普遍性

护理伦理规范的普遍性是指护理服务面向全人类，超越不同的地域、种族、语言和信仰，以维护人类的健康为崇高目标。护理从本质上说就是维护人的生命、尊严和权利。护理工作不受国籍、种族、信仰、年龄、政治或社会地位的影响，护理人员共同承担维护人类尊严、权利、健康和福祉的道德责任，遵循共同的伦理规范。

3. 自律性

护理伦理规范的自律性是指护理人员应自觉遵守护理伦理要求，践行护理道德规范。护理人员通过对护理规范的认识而产生规范的护理行为，这是一个由外在他律转变为内在自律的过程，是以护理人员的良心和内心信念为动力的自觉过程。

（三）护理伦理规范的作用

护理伦理规范是护理道德理论在护理人员行为实践中的具体化，是社会主义护理道德基本原则的展开与补充，是对护理人员实践行为的规范和约束，其作用具体表现在以下方面：

1. 协调作用

在现代医学活动中，医、护、患三者之间关系的协调与护理工作的质量及患者的健康和生命密切相关。护理伦理规范的重要作用在于协调护理实践过程中人与人之间的关系，以促使护理人员与服务对象、护理人员与医护群体及护理人员与社会之间的关系协调一致，保障护理工作有序进行。

2. 评价作用

护理伦理规范是评价和判断护理人员行为是非善恶的基本准则。人们通过社会舆论等方式，对符合道德规范的护理行为给予表扬，对违背道德规范的护理行为给予谴责，从而促进护理人员形成正确的道德意识，激励护理人员积极向上，廉洁奉公，为社会进步和人类健康而努力工作。

3. 规范作用

护理道德规范是实现科学护理管理的主要依据，也是医院制定管理规范的准绳。只有运用道德规范并综合其他手段，创立一套完备的制约及激励机制，才能充分发挥护理人员的工作积极性，使整个护理工作得以正常运转。

4. 保障作用

护理质量的好坏一般取决于护理人员的护理技术水平和服务态度。技术条件对护理质量固然有着十分重要的作用，但如何运用技术、是否尽职尽责地为病人提供健康服务，则取决于护理人员的职业道德水平。护理伦理规范可以有效地帮助护理人员明晰道德责任，避免因轻视护理工作导致的玩忽职守等问题发生，为护理工作质量提供重要保障。

5. 推动作用

随着现代护理领域的扩大、内涵的深化，以及新理论、新技术在护理实践中的广泛应用，护理伦理规范对护理学科的发展起着越来越重要的作用。只有具备了较高护理道德水平的护理人员才能更好地完成护理工作，促进护理学科向新阶段、新层次发展。只有对社会、对人的生命健康和生命质量抱有强烈的道德责任感，护理人员才会运用科学方法不断探索和解决护理领域中的问题，进而推动护理学科的不断进步。

二、护理伦理规范的内容

（一）救死扶伤，忠于职守

救死扶伤，忠于职守是护理人员正确对待护理事业的基本准则，也是医疗卫生事业和人民健康利益的根本要求。中国传统医学道德一贯强调"忠于医业""济世救人"。南丁格尔也曾在《护理札记》中写道："一个护士必须十分清醒，绝对忠诚，有适当信仰，有奉献自己的心愿，有敏锐的观察力和充分的同情心。她需要绝对尊重自己的职业……。"因此，护理人员要以严谨的态度和作风，遵守各项医疗护理规章制度，执行操作规程，满腔热情地为病人服务。近年来，护理界涌现了一大批道德高尚、技术精湛、全心全意为人民服务的护理工作者。自1983年以来，王琇瑛、梁季华、林菊英、周娴君、叶欣、李秀华等几十位护理专家获得了南丁格尔奖，她们是广大护理人员学习的榜样。

（二）举止端庄，文明礼貌

举止端庄，文明礼貌是实现护理伦理规范的主要途径。护理人员的一举一动、一言一行直接影响护患、医护之间的关系，也影响护理质量。言行举止得体不仅是护理人员自身良好素质和修养境界的体现，也是赢得病人信赖与合作的前提。

护理职业内容美是指护理本身蕴含的美，主要指护士美好的心灵、善良的行为以及高尚的情感、情操。护理工作是护士心灵美、技术精、行为美的高度结合。在护理专业工作中，护士应注意行为文明，态度亲切，举止稳重，遇到紧急情况时能够沉着冷静、有条不紊，同时还应讲究职业仪表文明，着装应与职业相适应，着装应规范、整洁、朴素、大方。

文明礼貌是对护理人员素质的基本要求。护理人员在与病人的接触中，应在细节中体现对病人的关怀、同情和体贴。在病房要做到"四轻"，即说话轻，走路轻，操作轻，开、关门轻。护理人员言语友善、礼貌，态度和蔼，仪表文明，可以增加病人对护理人员的信任感，有助于建立良好的护患关系，对病人的心理及治疗效果也会产生积极的影响。

（三）诚实守信，保守秘密

诚实守信是医护人员对待服务对象的一条基本原则。孙思邈在《备急千金要方·大医精诚》中，用一个"诚"字概括和诠释了"大医风范"。毛泽东在《纪念白求恩》中也用"诚"的精神概括了白求恩的医德境界。护理人员应该以病人为中心，忠于护理事业，以诚待人，做实事，守信用。

在医疗领域，能否为病人保密在很大程度上决定了护理人员是否能建立长久深厚的护患信任关系。世界医学会1948年通过的《日内瓦宣言》规定：病家秘密，或见或闻，凡属医者，讳莫如深。我国2018年颁布的《中华人民共和国医务人员医德规范及实施办法》也指出：为病人保守医密，实行保护性医疗，不泄露病人隐私与秘密。保守秘密要求护理人员做到以下两点：一是保守病人的秘密，主要是病人不愿公开透露的信息，包括病因、一些特殊疾病（如性传播疾病、精神疾病等）的诊断、进展及预后，病人不愿意让他人知道的决定等；二是对病人保守秘密，包括一些暂不宜告知的不良诊断、进展及预后等。

（四）尊重病人，一视同仁

尊重病人，一视同仁主要表现在以下两个方面：一是护理人员与病人在人格和地位上的平等；二是护理人员要尊重病人的人格和生命。对有同样需要的人给予同样的对待，以同样的服务态度对待有同样需要的服务对象。这正是公正的根本所在。

护理人员要尊重病人，同情关心病人，以病人的健康为出发点和归宿，设身处地为病人着想，理解病人的感受，把病人的安危放在心上。在工作中，护理人员应经常换位思考：假如我们是病人，我们希望如何被对待？从而更好地尊重病人，对待病人像亲人一样，真心实意地为他们服务。

一视同仁是指护理人员平等地对待每一位病人，这也是对病人的权利和尊严的尊重。作为护理人员，在对待病人时，应不论男女老幼、地位高低、权力大小、亲疏远近，给予病人同样的尊重，积极救治。

（五）团结协作，互相监督

团结协作，互相监督是正确处理医际关系的基本准则。这一准则要求医护人员共同维护病人的利益和社会利益；彼此平等，互相尊重；彼此独立，互相支持和帮助；彼此信任，互相协作和监督；互相学习，共同提高。

护理工作和医院其他科室的工作职能和社会功能各有其专长，彼此之间既有分工又有协作。护理工作广泛性的特点，决定了护理人员与医院各个部门、各类专业技术人员都有着千丝万缕的联系。整体护理工作的开展更需要医护人员共同努力和密切协作，医护人员应以有益于病人的治疗、预防和康复为目标。为了处理好护患、医护、护技等之间的关系，更好地履行职责，服务于病人，护理人员必须树立整体观念，在尽力维护病人利益的前提下，相互理解，顾全大局，团结协作。同时，为了维护病人的利益，防止差错、事故的发生，护理人员和其他医务人员之间还应该互相制约，互相监督，相互提醒。

（六）廉洁奉公，遵纪守法

廉洁奉公，遵纪守法是指医务人员在从事医护工作时必须清正廉洁，奉公守法。我国《医务人员医德规范》第4条规定："廉洁奉公，自觉遵纪守法，不以医谋私。"护理人员在任何时候都要正直廉洁，奉公守法，不徇私情，不图私利，绝不能将工作作为谋取私利的手段。担负着救死扶伤、治病救人崇高使命的医护人员，必须明确病人的利益高于一切。

在接受医疗服务过程中，无论病人本人还是其家属都希望医护人员能竭尽全力进行治疗，希望达到最理想的治疗效果，获得最好的护理。这本来是正常的，也是病人正当的权利，然而，受一些社会不良风气的影响，部分病人主动向医护人员送礼、送红包，甚至有少数医护人员主动向病人或其家属索取财物，这些行为的影响是极为恶劣的，是违背职业道德的。护理人员在护理实践中应该坚持护理伦理原则，在市场经济条件下，自觉抵制一切歪风邪气。护理人员应加强"慎独"修养，即在独立工作、无人监督的情况下仍然能够廉洁自律，自觉遵守护理伦理规范。

（七）积极进取，精益求精

护理人员要积极进取，熟练掌握护理知识和各项护理专业技能，做到精益求精。这是护理工作的道德要求，也是时代赋予护理人员的使命。"业精于勤而荒于嬉"，现代医学和护理学的发展使护理工作的内容和范围不断扩展，社会对护理人员的知识和能力也提出了更高的要求。护理人员要加强学习，不断丰富、完善知识结构，掌握新的护理技能，这样才能满足为人类健康服务的需要。

积极进取，精益求精这一规范，要求护理人员充分发扬求实、进取、创新精神，学好、学精业务本领，做好、做精业务工作。我国卫生部 1988 年颁布的《医务人员医德规范》规定："严谨求实，奋发进取，钻研医术，精益求精，不断更新知识，提高技术水平。"护理人员要为病人提供最佳服务，就必须不断刻苦钻研业务，不断提高技术水平。拥有扎实的专业知识和精湛的护理技术，护理人员才能及时地发现病人病情变化或判断病人病情发展方向，才能准确、快捷、高效地处理问题，最大限度地减轻病人的痛苦。

第二节　护理伦理原则

护理伦理原则贯穿于护理道德发展的始终，从总体上回答了护理实践活动中个人与他人、个人与社会之间的利益关系问题，是衡量护理人员道德行为的最高标准，也是护理人员在护理实践中必须遵守的伦理准则和最高要求。护理伦理原则、护理伦理规范、护理伦理范畴构成护理伦理学的主要内容，是社会主义道德的精华，在护理人员实践行为选择的过程中起着重要的指导作用。护理伦理原则可分为护理伦理基本原则与护理伦理具体原则。

一、护理伦理的基本原则

护理伦理的基本原则是社会主义道德原则在医疗卫生领域中的运用，是护理道德规范和范畴的总纲。广大护理工作者在护理工作的全过程中应当建立正确的道德观念，实施好的行为准则，调整护理实践中的各种人际关系。这是社会主义道德要求和共产主义道德要求在护理职业中的体现。

（一）护理伦理基本原则的概念

原则是指人们认识问题和解决问题的标准。护理伦理基本原则是指护理道德的一般原则，是构建护理道德规范最根本、最基础的道德根据，贯穿于护理道德体系的始终，是衡量护士道德水平的尺度。

（二）护理伦理基本原则的地位和作用

护理伦理基本原则是创建卫生领域社会主义精神文明的基本准则，是社会主义道德原则在护理领域中的具体运用和体现，是护理伦理具体原则、规范、范畴的总纲和精髓，在护理伦理体系中处于首要的地位，起着主导作用，是构建社会主义和谐社会的重要准则，是护理人员树立正确的伦理观念，选择良好的护理行为方式，进行护理伦理评价和教育应遵循的原则，也是衡量护理人员道德素质的最高评价标准。

（三）护理伦理基本原则的指导思想

护理道德是医学道德的重要组成部分，离开了医学道德的基本原则，就不可能正确地提出护理道德的规范和范畴。

1981年，全国第一届医学伦理学学术会议确立了社会主义医学道德的基本原则："救死扶伤，防病治病，实行社会主义人道主义，全心全意为人民的健康服务。"其中，"救死扶伤，防病治病"是社会主义医疗卫生事业对护理职业的根本要求，是护理人员实现"全心全意为人民的健康服务"的途径和手段，体现了护理道德对护理人员的基本要求及护理的科学性和道德性的统一；"实行社会主义人道主义"是社会主义公德对护理职业的要求，也是护理人员实现"全心全意为人民的健康服务"的内在精神，体现了护理道德对护理人员的高要求和护理道德的继承性与时代性的统一；"全心全意为人民的健康服务"是共产主义道德对护理职业的要求，也是"救死扶伤，防病治病"和"实行社会主义人道主义"的落脚点，体现了护理道德对护理人员的最高层次要求和我国护理道德的先进性。

（四）护理伦理基本原则对护理人员的要求

1. 救死扶伤，防病治病

救死扶伤，防病治病是医疗卫生工作的根本任务，也是护理人员的重要职责。救死扶伤，防病治病对护理人员提出了以下要求：

（1）不断提高护理人员的伦理素质，依法履行义务。护理人员的基本职责是：增进健康，预防疾病，恢复健康，减轻痛苦。新时期护理伦理要求护理人员要树立正确的护理伦理观，做到把临床护理和预防保健护理相结合，把身体护理和心理护理、精神护理相融合，履行救死扶伤，防病治病，为增强人民身心健康服务的义务。

（2）努力学习，不断提高业务水平，掌握与新时期相适应的科学技术。护理人员要切实履行护理职责，完成救死扶伤、防病治病的任务，就必须掌握扎实的现代护理科学知识，拥有熟练的护理操作技能。因此，要求护理人员努力学习，刻苦钻研，积极实践，在技术上勇于探索，精益求精，同时护理人员还应具有高尚的道德情操和良好的职业道德。

2. 实行社会主义人道主义

医学人道主义是护理伦理学的理论基石之一，是贯穿其发展过程的一条红线，也是古今中外医德医风的精华。受社会历史条件和医学科学发展水平的限制，医学人道主义在不同的时代表现出不同的形式和特点。社会主义医学人道主义继承了传统医学人道主义的精华，在新的历史时期得到了丰富和发展，并拥有了新的内涵。它体现了在社会主义制度下，对人的生命价值的尊重以及对生命质量的重视。"实行社会主义人道主义"对护理人员提出了以下要求：

（1）关爱生命，提高健康水平。生命的不可逆转性赋予人的生命至高无上的价值，护理人员只有尊重人的生命价值，才能真正做到珍惜生命、尊重生命，对处于不幸、痛苦、灾难中的病人给予同情、关心、爱护，并竭尽所能地去救护他们。

（2）树立科学发展观。20世纪50年代以来，生物医学模式开始了向生物—心理—社会医学模式转变。新医学模式不仅重视人的生物生存状态，而且更重视人的社会生存状态，把人看作是具有生物属性和社会属性的人，强调人的权利、人格的尊严。护理工作者只有在护理实践中树立科学发展观，真正地做到以人为本，待患如宾，才能尊重和维护病人的权利和尊严，对病人一视同仁，平等相待。

3. 树立情系人民生命健康的服务理念

全心全意为人民的身心健康服务是构建社会主义和谐社会的现实要求，是社会主义护理道德区别于一切传统护理道德的本质特征。护理人员为人民服务，既是护理伦理的本质要求，也是护理工作的出发点和归宿。我国的医疗卫生事业是人民的事业，护理人员应当在职业生活中做到情为病人所系，心为病人所想，智为病人所用，一切为了人民的生命健康，全心全意为人民健康服务。

二、护理伦理的具体原则

护理伦理的具体原则主要包括自主原则、不伤害原则、公正原则和行善原则等。

（一）自主原则

1. 自主和自主原则的含义

（1）自主（autonomy）是指自我选择、自由行动或依照个人的意识做自我管理和决策。自主可分为思想自主、意识自主与行为自主三种类型。思想自主是指一个人的思维正常，情绪稳定，具备独立思考的能力；意识自主是指一个人具备决定自己愿望的能力与权利；行为自主则是指一个人具有自由行动的能力与权利。这三种自主均以理性为基础，也就是一个人先有理性的思考，继而依照自己的意识，作出自认为正确或最符合自己利益的选择，最后再采取行动，付诸实施。

（2）自主原则是指在一般情况下病人有独立的、自愿的决定权。在医疗活动中，医护人员应尊重病人自主选择医疗方案、医疗单位和医务人员的权利，尊重其同意或拒绝医生建议的权利。但是，自主原则并不适用于所有病人，即适用于能作出理性决定的病人，不适用于无民事行为能力或限制民事行为能力的病人。

2. **病人自主权和医疗护理自主权**

（1）病人自主权，即病人自己做决定的权利，简称自主。病人有权选择接受或拒绝医护人员制定的医疗护理方案，这是病人自主性的体现。

在自主原则中，最能代表尊重病人自主权的方式是知情同意。知情同意是指病人有权知道自己的病情并参与制定治疗方案。在医疗护理实践中，具有法律效力的同意是知情同意，即病人或其法定代理人在获得医护人员提供的足够信息及完全了解的情况下，自愿地同意或应允接受某些检查、治疗、手术或实验。因此，为使病人充分行使同意权，医护人员应使用病人或其法定代理人能理解的语言，详细地向病人介绍有关治疗和护理的信息。

（2）医疗护理自主权，即医护专业人员在医护工作中的自主权。

① 医主的概念：医主（medical paternalism）是指由医护人员替病人做主。医主分为全医主和半医主。全医主是指在重大的医疗决策上，事先不征求病人的意见而完全由医护人员为病人作出决定，实施必要的诊治护理。半医主是指在重大的医疗决策上，在征得病人或家属的同意或授权下，由医护人员作出原则性决定。

医主和自主似乎是彼此不相容的，是互相冲突的。但事实上，在医疗照护上，自主不仅不排斥医主，而且有时候病人还需要医主来消除因被要求自主所带来的困扰。因为在很多情况下，病人对疾病的了解程度，包括病因、病理变化等，无法与受过正规训练的具有丰富专业知识与临床经验的医护人员相比，而且，当一个人生病的时候，其情绪、判断力与理性思考能力也会受到影响，此时医护人员使用医主方式，协助病人恢复健康，在伦理上是可以接受的。若盲目尊重病人的自主权，有时不仅会耽误治疗，而且还可能危及其生命。

医主的目的在于维护病人的利益，对于是否要行使医疗自主权以及如何行使，应事先评估、了解病人的情况与处境，尤其应关注病人的价值观、治疗目的、治疗计划，并在执行上保留弹性空间。

② 医疗护理自主权的行使。自主原则将病人自我决定视为护患关系的最高价值。伦理学者认为，医护人员与病人之间的关系是一种伙伴关系。这种支持性的伙伴关系，需要医护人员与病人一起参与，以增强病人的自主性。所以，在病人自己做决定的过程中，医护人员应协助病人了解医疗情况，除了提供有关资料和信息外，还应传达正确的价值观，并表达对该治疗关系的关注与投入，以协助病人考量自己的价值观，完成自我决定。

3. **自主原则对护理人员的要求**

（1）尊重病人及其自主权。自主原则体现对自主的人及其自主权的尊重，护理人员应该尊重病人及其自主权。这不仅有利于制定正确的护理方案，保障护理工作合理、正常的进行，而且具有心理、伦理和法律意义。因为这一方面能使病人感到自身的价值，有利于调动其主动参与护理活动的积极性，另一方面可增强病人对护理人员的尊重和信任，也有利于护患之间的沟通交流及和谐关系的建立，以减少医疗纠纷的发生。

（2）依法履行责任，承担义务，协助病人行使自主权。护理人员有责任向病人提供有关其疾病和健康信息，同时协助病人及其家属选择医疗护理方案。当病人充分了解了自己病情的有关信息后，病人的选择和医护人员的建议往往是一致的。当病人的选择与医护人员的期望不一致时，例如，当有些病人因角色缺如、角色行为减退、角色行为异常等放弃选择或拒绝诊治时，护理人员应协助医生深入了解病人的心理活动，并争取家属配合，进行耐心、冷静劝告，及时调整病人的心态，帮助其选择最佳的方案。对于其行动选择可能与他人、社会的利益产生矛盾的病人，护理人员应帮助其作出理智的选择，在确保医护行为对他人、社会负责任的前提下，使病人的损失降到最低限度。

（3）正确行使护理自主权。自主原则强调护理人员在专业护理活动中享有自主权。对于限制民事行为能力或无民事行为能力、缺乏或丧失自主能力的病人，护理人员应尊重家属或监护人的选择权利，但若此种选择违背了病人的真实意愿或损害病人利益时，护理人员不应听之任之，而应找病人所属单位或社会上的有关机构（如医院伦理委员会等）咨询或商讨。如果病人处于生命危急时刻，护理人员需要维护病人的利益，根据专业知识，行使护理自主权，采取恰当的护理措施。如果病人的选择对自身、他人的健康和生命构成威胁或对社会产生危害，如传染病人拒绝隔离时，则护理人员有责任协助相关机构（医疗机构、疾病预防控制部门）依法对病人的自主权进行适当限制。

（二）不伤害原则

1. 不伤害原则的含义

不伤害（non-maleficence）是指不给病人带来本来不应发生的肉体和精神上的痛苦、损伤、疾病甚至死亡。从医学的观点看，凡是医疗护理上实施必需的，或是属于适应证范围的各种诊治、护理手段基本符合不伤害原则。

2. 不伤害原则的临床意义

不伤害原则不仅包括保护病人生命安全的原则，而且包括预防伤害发生的原则，避免病人因为医疗措施不当或不慎而遭受生理、心理伤害。此外，还应考虑双重影响原则（the principle of double effect）。双重影响是指某一行动结果产生既有利又有害的影响，其中有害影响间接且可预知，不是恶意或故意造成的，完全是因为正当的正常医疗行动所产生的附带影响。临床上某些医疗行为有时无法避免地会给病人带来身体或精神上的伤害，如当妊娠危及胎儿母亲的生命时，允许人工流产或引产，虽然可事先预知胎儿会因此而死亡，但为了挽救母亲的生命，不得不施行此项医疗措施。因为符合医疗上的适应证，所以这种医疗行为可以被伦理道德和法律接受。

不伤害原则要求医护人员对诊疗照护措施进行危害与利益分析时，要权衡利害，选择利益大于危害的行为，两害相权取其轻。例如，一位眼部恶性肿瘤病人，需摘除眼球以保全病人的生命，虽然手术会导致病人身心的改变或损伤，但可降低病人死亡的风险，因此，病人接受手术治疗所获得的利益远多于伤害，在伦理道德上就是正当的，这也是在权衡利害关系或轻重之后所做的最佳选择。可见，不伤害原则的实质是权衡利害原则的应用。

3. 不伤害原则对护理人员的要求

自有医学以来，不伤害病人原则一直被医护人员所遵循。在希波克拉底誓言与南丁格尔誓言中皆有体现，在南丁格尔誓言中，强调了护理人员应"无为有损之事，勿取服或故用有害之药"。为了预防或减少护理人员在护理操作中伤害病人，护理伦理对护理人员提出了以下要求：

（1）强化以病人为中心的意识，坚决杜绝责任伤害。责任伤害是指医方有意伤害或虽然无意但属可知、可控而未加认真预测与控制、任其出现的伤害。杜绝责任伤害，要求医护人员在临床护理实践过程中，以病人为中心，严格遵守医疗规章制度，尽力防范无意但却可知的伤害，避免给病人造成身体、精神伤害和经济损失。

（2）及时评估医疗护理服务可能给病人带来的影响。随着医学科学的快速发展，很多高科技的检查、治疗手段越来越广泛地运用于临床。尽管这有利于治疗疾病、挽救病人的生命，但如果运用不当，也会给病人带来某些伤害。例如，对濒死病人使用呼吸机，可能可以延长病人的生命，但这样做同样也是延长死亡，增加病人的痛苦。如果病人已明确表示希望能安详、无痛苦地走完人生最后的旅程，医护人员应评估病人的病情，尊重病人的意愿，征得家属同意后，不再施行积极治疗，减少对病人的伤害，让濒死病人有尊严地面对死亡。

（3）尊重病人的愿望。护理人员应重视病人一切合理的愿望或利益，尽最大努力为病人提供最优质的服务，并将其作为衡量护理人员绩效的重要指标。

（三）公正原则

1. 公正的含义

公正（justice）即公平和正义。著名的伦理道德哲学家罗尔斯（Rawls）认为，公正即给予某人应得的报酬或满足其合法的要求。如果某个人不具备应得报偿的条件而给予了奖赏，即为不公正。古希腊哲学家亚里士多德（Aristotle）把公正划分为狭义和广义公正。广义的公正是依据全体成员的利益，使行为符合社会公认的道德标准。狭义的公正主要是调节个人之间的利益关系。

医疗上的公正是指，每一个社会成员不但有平等享受卫生资源，获得合理或公平分配的权利，而且有参与决定卫生资源的分配和使用的权利。现代医学伦理观认为，公正包括两方面的内容：一是平等对待病人；二是合理分配医疗卫生资源。公正原则近二十年才受到医学界的普遍重视。这一观念的兴起与诸多因素有关，例如，民主与法制的健全，医学科技的迅速发展，以及人们对健康重视程度的提高等。多年来，医学界大多遵循平等原则，按先来后到以及急重症优先的原则服务病人。

2. 稀缺医疗资源的获取和分配

医疗资源可以分为直接来自人体的资源和其他资源两类。直接来自人体的资源是指直接获自人体的资源，如血液、骨髓、移植的器官等。获取及分配这些来自人体的稀缺医疗资源，可能会产生伦理上的问题。其他资源包括由人工制造的，或在自然界发现的资源，例如药物、人工器官、呼吸器以及其他医疗设备等。受各种条件限制，有些医疗资源无法充分供应。当这种情况发生时，一方面必须想办法取得更多的资源，另一方面也应该对有限的资源做最合理的分配。

（1）稀缺医疗资源的获取：目前用于移植的人体器官或组织是稀缺的医疗资源。为了获得更多的器官以救活更多病人的生命，世界各国曾采用赠与、交易及拿取的政策。赠与政策是指人体器官或组织完全依照捐赠者个人志愿捐赠，也就是说，如果捐赠者个人生前签订了志愿捐赠卡，在其死后，可取用其身上的可用器官。交易政策是政府为鼓励人们捐献器官而制定的。为了鼓励捐赠，捐赠者将会获得一些报酬。拿取政策是指除非当事人曾经明确表示反对，否则在人们死亡时，可保存其任何可用的器官。这三种政策各有其优缺点，其中赠与政策给人们带来的负担最少，而且也尊重个人的自主性，但这种政策较难获得足够的器官供应量。拿取政策可最大限度地满足人们对器官供应量需求，但它存在一定程度的强迫作用，容易被滥用。

（2）稀缺医疗资源的分配：当可供使用的医疗资源太少时，健康照护提供者、医疗机构或其他相关机构，必须决定资源的分配方式，这常常会涉及伦理道德问题。有关稀缺资源分配的学说很多，主流观点认为，分配的程序应分两个阶段进行：第一阶段是将申请者的范围缩小至可操作的范围。诸多学说都认为在这个阶段应该主要考虑医疗因素，认为只应考虑那些在获得这一资源后可取得收益的那些人。第二阶段再进一步评估成功概率、平均寿命、依赖病人生存的人数、申请者过去贡献及未来潜在贡献五个因素，以确定某项资源的获得者。例如，雷却尔（Rescher）认为在分配稀缺的医疗资源时，应考虑申请者的社会价值，主张社会应该将稀缺的医疗资源分配给对社会最有贡献的那些人。

3. 公正原则对护理人员的要求

（1）一视同仁：公正、平等地对待病人，即"普同一等"，这是中外历代医家倡导的医德原则。在护理实践中，护理人员应该做到：①对病人要处以公心，一视同仁；②要本着对人的生命健康高度负责的精神，尽最大的努力实现病人的最大利益，最大程度地减少病人的痛苦；③要尊重和维护病人及其利害关系人的人格权和平等的基本医疗照护权。

（2）公正分配医疗资源：护理人员是医疗小组的成员之一，有很多机会参与医疗资源分配的决策过程，有时还可能充当一位决策者，在护理工作中，不可避免地会面对如何做出公正的伦理决策问题。护理人员在做有关医疗资源伦理决策时，应针对所有相关因素加以评估，尽力确保医疗资源分配的公正合理。由于护理人员是照护病人的第一线工作者，与病人接触较多，也最了解病人对各种医疗措施的遵从、反应及期望情况，护理人员有责任向医疗小组提供病人的相关资料，协助医疗小组作出公正的资源分配决策。

（四）行善原则

1. **行善原则的含义**

行善（beneficence）即做善事，是指医护人员对病人直接或间接履行仁慈、善良或有利的德行。行善原则要求医护人员对服务对象实施有利的医学行为。它可分为积极和消极两个方面：积极方面是指促进或增进病人的健康和福祉；消极方面是指减少或预防对病人的伤害。由此可见，行善原则的内涵比不伤害原则更广。行善原则包括四个准则：①不施加伤害；②预防伤害；③去除伤害；④做善事。在医护领域中，行善是一种职业传统和责任。希波克拉底对医师的道德告诫为："做对病人有益的事，或至少不做对病人有害的事"；南丁格尔则强调"护理病人时，应关心病人的幸福，一方面应为病人做善事，另一方面则应预防伤害病人"。国际护士协会制定的护士规范强调减轻病人痛苦、保护病人安全、增进病人舒适是护理的重要功能。

2. **行善原则的内容**

行善原则的基本精神是选择好的护理行为，不做坏事，制止与护理宗旨相违背的行为。这一精神实质要求护理人员善待生命、善待病人、善待社会。

（1）善待生命：善待生命是行善原则对护理人员的基本道德要求。在护理实践中，无论是对人道的提倡，还是对生命的尊重，最终指向是善待生命。善待生命要求护理人员"仁爱救人，以仁为怀"。"仁爱救人"要求护理人员用爱人之心、恻隐之心去救治病人；"以仁为怀"就是要同情、关心、体贴病人，把病人的健康利益与生命利益放在首位，并以此作为护理工作的根本。

（2）善待病人：善待病人要求护理人员对待病人一视同仁，同等护理。任何人的生命都只有一次，不因人的地位高低、知识多寡、财富多少、年龄大小、容貌美丑等而存在差异。在追求生命和健康的过程中，每个公民的权利都是平等的。这种平等决定了医疗护理人员在病人受到疾病乃至死亡的威胁时，必须履行救死扶伤、治病救人的职责，善待每一位病人。

（3）善待社会：行善原则不仅要求护理人员善待个体生命和个体病人，同时也要求善待社会。护理工作是为了维护和保障人的生命健康权利而提供护理服务的职业，因此护理工作的服务对象和范围不能局限于病人个体的治疗，而应该扩大为全社会成员的卫生保健。因此，行善原则要求护理人员应将满足个体病人的健康利益与满足人人享有卫生保健的利益统一起来，以维护和保障公民的生命健康权为目的，以社会公益为基础，真正做到善待社会，满足人的生命健康需要。

3. **行善原则对护理人员的要求**

（1）积极做对病人有益的事，包括三个方面：①积极努力，尽最大努力防止可能发生的伤害；②积极探索，勇于创新，采取全方位措施，将现有的损伤降至最低；③学会换位思考，真正视病人如亲人，真心实意地为病人服务。

（2）权衡利害大小，尽力减轻病人受伤害的程度。如果无法治愈疾病或解除、减轻病人的病痛，医疗技术就失去了价值。护理人员在帮助病人的时候，要权衡利弊，也就是说不能使行善的危险超过对病人的好处。

第三节　护理伦理范畴

护理伦理范畴是道德规范在护理活动中的具体运用，是对护理道德现象的总结和概括。它反映了护患之间、护际之间及护士与其他医务人员以及护士与社会之间最本质、最重要、最普遍的道德关系，是对护理伦理原则与护理伦理规范的必要补充，同时也受到护理伦理原则与护理伦理规范的制约和影响。

一、护理伦理范畴的含义

范畴是反映客观世界普遍联系和发展规律的最基本概念，是人们掌握和认识客观世界规律的工具，用以概括实践基础上的对客观世界的本质和联系的认识。伦理范畴是概括反映伦理道德现象的基本概念。护理伦理范畴是指在护理实践中，对护理人员与他人或护理人员与社会之间道德关系中某些本质方面的概括和反映，它从属于护理伦理原则和护理伦理规范。护理伦理规范体系像一张网，护理伦理原则和护理伦理规范分别是这张网上的总绳和经纬线，而护理伦理范畴则是网上的纽结。护理伦理原则和护理伦理规范又是护理伦理范畴的基础，如果没有护理伦理范畴，护理伦理原则和护理伦理规范就不可能发挥各自的作用，不可能转化为护理人员的道德行为。

因此，护理伦理范畴能够调整护理人员行为，促使护理人员自觉将客观外在的护理伦理原则和护理伦理规范要求转化为内在的道德愿望，从而产生强烈的道德责任感、自我评价能力和自我约束与激励的能力，实现护理伦理原则和护理伦理规范要求。

二、护理伦理范畴的作用

（一）护理伦理范畴是护理伦理规范体系网上的纽结

正如列宁所说："范畴是区分过程中的一些小阶段，即认识过程中的一些小阶段，是帮助我们认识和掌握自然现象这张网上的纽结。"没有护理伦理范畴，护理伦理原则和护理伦理规范就不可能发挥其应有的作用。它既受护理伦理原则和护理伦理规范的制约，同时又反映护理伦理原则和护理伦理规范的要求。

（二）护理伦理范畴是护理人员道德行为的内在动力

护理伦理范畴是一定社会条件下护理伦理关系的具体反映。护理伦理范畴通过概念把客观的、外在的护理伦理要求转化为护理人员主观的、内在的护理伦理意识，并促使护理人员按照一定的护理伦理要求，正确地选择、调整、评价自己的护理道德行为，在实践中践行护理伦理原则和护理伦理规范。

护理伦理范畴是对道德关系和道德行为的概括和总结，是护理人员道德评价和道德修养的依据。同时，护理伦理范畴也是护理人员认识自己的道德行为，形成高尚的道德品质，树立正确的道德理想的依据。护理人员在护理实践中依据护理伦理规范体系进行自我道德评价，有助于把外在的道德要求转化为内在的道德信念，从而支配自己的道德行为，培养责任感和提高自我评价能力。

三、护理伦理范畴的内容

（一）权利与义务

1. 权利

权利的含义通常包括两个方面：其一，指法律上的权利，即公民或法人依法享有、行使的权利。其二，泛指社会团体规定享受的利益和允许行使的权利。伦理学中所指的权利主要指病人的伦理权利和医护人员的伦理权利。

（1）病人的权利。病人的权利是指作为病人应行使的权利和应享受的利益。尊重病人的权利是护理伦理的重要基础之一。如我国《侵权责任法》规定，病人有平等享受医疗的权利、认知疾病和知情同意的权利、自由选择的权利、免除部分社会责任和义务的权利、监督自己医疗、护理权益实现的权利及个人隐私和尊严获得保护的权利。

（2）护理人员的权利。护理人员在保证病人康复或有利于病情缓解的前提下，有医疗护理的自主权利，即有权独立自主地实施诊疗方案，有权根据病人治疗、护理需要进行护理；为了维护病人和社会的利益，有权对某些病情和医情保密，包括为病人保密和对病人保密。护理人员的权利可以分为护理人员的执业权和护理人员自身权利两个方面：

一是执业权。它是护理人员从事护理工作，履行护理职责的权利，可分为基本权利、特殊权利和其他相关权利：①医疗护理自主权，即在保证病人康复或有益于病情缓解的前提下，护理人员有独立自主、不受干扰地履行自己职责的权利。②特殊的干涉权，即在特定的情况下，护理人员具有限制病人自主权利，实现对病人应尽责任的权利。护理人员的特殊干涉权不能滥用，仅适用于当病人的自主原则与生命价值原则、行善原则、无伤害原则、社会公益原则发生矛盾和冲突时的特殊情况。③其他相关权利，即与护士履行护理职责相关的权利，包括参与护理政策制定的权利；筹建和参加护理专业团体，进行学术交流和接受继续教育的权利等。

二是自身权利。在强调护理人员要全心全意为病人服务的同时，也应强调维护护理人员自身的权利。护理人员自身的权利主要有：①被尊重的权利，即护理人员的人格和职业应该受到尊重。②获得合理报酬的权利。③保障安全执行业务的权利，即护理人员在执行业务时为保证自身及其他医护人员的安全与健康，有权要求在安全和具有功能性设备的环境下工作。

2. 义务

义务是指个人对社会和他人应尽的责任。在伦理学上，义务同责任、使命、职责是具有同等意义的概念。

（1）病人的义务。在医疗护理活动中，病人要相信医务人员，如实提供病情和有关信息，在医务人员的指导下作出负责任的决定，积极配合治疗，避免将疾病传染给他人。同时，病人有义务尊重医务人员的劳动，遵守医院的规章制度，支持医学科学研究与发展。

（2）护理人员的义务。护理人员的伦理义务包括对病人的义务和对社会的义务两个方面。

一是对病人的义务。包括六项内容：①尊重病人接受医疗照护权利的义务。②尊重和维护病人及其监护人的权利，尽量减少病人的痛苦和经济损失。③为病人提供最佳的护理服务的义务。④高度负责地执行医嘱的义务。⑤维护病人的人格权，为病人保守医疗秘密的义务。⑥与其他医护人员及病人家属密切协作的义务。

二是对社会的义务。护理人员对社会的基本责任是：预防疾病，恢复和增进健康。此外，还应适应社会的变化，以满足全民健康的需要。其义务主要体现在：①努力提高专业知识、技术水平和发展护理科学的义务。②满足公众的卫生需要和促进社会人群健康的义务。③维护集体、社会整体利益的义务。

（二）情感与良心

1. 情感

情感是人们内心世界的自然表露，是对客观事物和周围环境感受和体验的外在流露。情感具有独特的主观体验形式和外部表现形式。情感通常以喜欢或厌恶、满意或不满意、兴奋或安静、紧张或松弛等态度或体验为特征，并以喜、怒、哀、乐、悲、恐、惊等外部表情的形式表现出来。而伦理学范畴的情感即道德情感，是指在一定的社会条件下，人们根据社会伦理原则和规范去感知、评价他人行为时的内心体验。

2. 护理伦理情感

护理伦理情感是指护理人员对病人、他人、社会所持态度的内心世界的外在表露。护理人员的道德情感是建立在尊重人的生命价值、人格和权利的基础上，表现出对生命、对病人、对护理事业的热爱的真实感情，是一种毫无自私自利之心的高尚情感。

3. 护理伦理情感的内容

（1）同情心。同情是护理人员观察到病人的疾苦、病痛和不幸，并在自己的感情上产生共鸣的一种情感。护理人员的同情心在护理工作中表现为急病人之所急，想病人之所想，关心病人，千方百计地减轻或消除病人的痛苦，帮助病人恢复健康。南丁格尔说过："护士要有一颗同情心和一双愿意工作的手。"护理人员只有具备同情心，才能设身处地为病人着想，提供最有效的护理服务，才能克服困难、烦恼，竭力为病人解除痛苦。

（2）责任心。护理人员应该把挽救病人的生命、促进病人的康复视为自己的崇高职责。它是同情心的进一步升华，在护理伦理情感中起主导作用。一个具有责任心的护理工作者，能做到在任何情况下都把维护病人的正当利益视为自己的职责，在护理工作中认真负责，严谨细致，慎独自律。

（3）事业心。护理人员应该把人类健康和护理事业看得高于一切，并作为终生执着追求的情感。这是责任心的进一步升华，是高层次的道德情感。护理人员需要具有强烈的事业心、自豪感和荣誉感，对病人高度负责，把本职工作视为一项神圣的事业和自己生命中最重要的部分，并愿意为之奋斗终生。为了护理事业的发展，我国护理界的前辈们以及所有献身于护理事业的杰出代表们，正是在这种情感的推动下，勇于探索，开拓进取，不断创新，把自己的一生献给了病人和护理事业。

（4）亲人之心。这是新时代护理事业发展的需要，在工作中，许多护理人员视病人如亲人，对病人无微不至的关心、体贴和照顾。为了病人的康复，将自己的生死安危置之度外。中国护理界涌现了许多视病人如亲人，将全部精力献给伟大护理事业的光辉典范。但是护理人员的这种情感与病人家属的情感是不同的，它是理性的，是建立在护理科学基础上的，是根据护理科学允许的范围来满足病人的要求的。

4. 护理伦理情感的作用

（1）有利于病人康复。良好的道德情感可以促使护理人员努力做好护理工作，从而有利于病人的康复。此外，现代医学心理学研究以及临床实践证明，良好的护理伦理情感能使病人减少顾虑，振奋其精神，增强其战胜疾病的信心和力量。这种良好的心理效应对病人可起到促进其早日恢复健康的作用。

（2）有利于促进护理人员整体素质的提高。高尚的护理伦理情感是促进和推动护理人员不断提高自身素质的动力。正是这种基于对病人和护理事业的良好情感，激励着护理人员刻苦学习，勤奋工作，在实践中不断提高自己的道德修养和技术水平，从而实现护理人员整体素质的提高。

（3）有利于推动护理科学和护理事业的发展。强烈的责任感和事业感是激励护理人员投身于护理科研和实践的动力。正是一代又一代护理工作者的不懈努力，推动着护理科学和护理事业不断向前发展。

5. 护理伦理的良心

（1）良心的含义。良心是指人们对是非、善恶、荣辱、美丑的内心深刻认识和感受，是对所担负的道德责任的内心感知，是对自身行为的自我意识和自我评价。在对病人和对社会的关系上，护理人员的良心是指护理人员对自己的职业行为的道德责任感和自我评价能力，是一定的道德观念、情感、意志和信念在个人意识中的表现。

（2）良心的特点。良心的特点包括三个方面：第一，良心具有稳定性的特点。不管有无外界的压力、监督和利益的诱惑，一旦认定自己应该这样做，一般不会轻易改变。第二，良心具有自觉性的特点。良心作为内心的道德活动，不是外部强加的，而是依靠内心信念、动机和情感要求而支配自己的自觉活动。第三，良心是人们道德的"自我法庭"，即人们在选择和评价自己的行为时受着良心的指导。良心是以个人感受的形式表现出来，这种感受发自内心深处。凡符合道德原则、规范的行为，内心感受到的是欣慰、愉快、踏实，反之，假、恶、丑的行为，内心深处总会感受到不安、痛苦与自责。

（3）良心的内容。良心要求护理人员应以事业为重，牢固树立以病人为中心、病人利益高于一切的理念。由于专业知识的不对等性，病人很难评判护理人员的护理行为和方法是否恰当，是否符合职业道德要求，并且有时护理行为是在病人不了解甚至失去知觉的情况下进行的。因而，对护理行为正确与否、规范与否及意义大小，病人一般很少能申诉自己的意见，更难以对护理行为进行监督。这就对护理人员的道德良心提出了更高的要求。在任何情况下，护理人员都要忠于自己的护理事业，如在操作时，应做到有人监督与无人监督一个样，即使一时疏忽出了差错，也应及时纠正，主动汇报，敢于承担责任。这是护理人员必备的高尚的道德良心。

良心还要求护理人员应忠于职守，遵守职业道德。有的病人为了治病、住院，为了自己的便利或某些利益而采取送礼、行贿或走后门等方式，护理人员应依靠自己的职业良心，唤醒自己的职业道德，自觉抵制社会上的不正之风，自觉维护白衣天使的美好形象。

（4）良心的作用。良心的作用包括三个方面：①选择作用。道德高尚的人在良心支配下，总会对行为动机进行自我检查和思考。不论有无社会监督，护理人员的良心支配着护理行为，都能选择对社会、对病人有利的行为。在选择中，弃恶扬善，公正无私，一视同仁地面对病人及其利害关系人。②监督作用。良心是规范一个人言行举止的天平。对符合护理伦理原则，符合护理伦理规范的情感、信念和行为，良心在内心中给予支持；反之，则会予以批评、制止、纠正，从而避免不良行为的发生，以保障自己行为方向的准确性，自觉保持高尚的品德。③评价作用。良心是评价护理人员美丑善恶的一面镜子。当意识到自己的行为给病人带来了健康和幸福时，护理人员内心就会感到很舒畅。例如，由于护理人员的认真观察，发现了病人病情变化，因抢救及时、措施得力，使病人转危为安，此时护理人员就会感到愉快。当护理人员的行为给病人带来不幸和痛苦时，就会受到良心的谴责。尽管有的行为是别人不知道的，但良心的评价既是"起诉者"，又是公正的"法官"。例如，护士为病人输液或输血时，如果由于护士不认真操作，引起病人的不良反应，执行操作的护理人员的内心往往是不会平静的。护理人员正是在良心的约束下，经常自觉反省自己的行为，不断改进工作中缺点和失误，进而提高自身的道德修养。

（三）审慎与保密

1. 审慎

（1）审慎的含义。审慎即周密细致，是指人们在行动之前的周密思考与行动过程中的小心谨慎。它是一种道德作风，是良心的外在表现。护理伦理审慎是指护理人员在内心树立起来的、在行动上付诸实践的详尽周密的思考与小心谨慎的服务。它是护理人员对病人和社会履行义务的高度责任心和事业心的具体体现，是每个护理工作者不可缺少的道德修养。

（2）护理伦理审慎的内容。护理伦理审慎包含两部分内容：第一，语言审慎。语言既能治病也能致病，因此，护理伦理对护理人员提出了语言审慎的要求。语言审慎是指护理人员要重视对心理学知识的学习和运用，要充分理解保护性医疗和护理的意义，要注意语言的表达技巧。第二，行为审慎。护理人员在工作中必须保持认真谨慎的态度。在护理活动的各个环节，不仅要自觉做到认真负责，行为谨慎，遇到复杂病情和危重病人，能果断准确处理，周密地防止各种意外情况的发生。同时，还要严格遵守各项规章制度和操作规程。

（3）护理伦理审慎的作用。护理伦理审慎主要有两方面作用：第一，有利于提高护理质量，确保病人身心健康和生命安全。护理人员在护理实践中时刻保持审慎的工作态度，这有利于养成良好的行为习惯，形成良好的工作作风，能避免由于疏忽大意、敷衍塞责而酿成的护理差错、失误和重大事故，从而提高护理服务的质量，确保病人的身心健康和生命安全。第二，有利于护理人员不断提高自身的道德修养。护理人员在审慎的自律过程中，不仅能逐渐养成良好的行为习惯，职业责任感也会得到不断的加强，从而做到在任何情况下，即使是在无人监督的时候，都能自觉坚持道德要求，尽职尽责为病人服务。

2. 保密

（1）护理伦理保密的含义。保密即保守秘密，不对外泄露。护理伦理保密是指护理人员要保守病人的秘密和隐私，并对其采取保护性措施。

（2）护理伦理保密的内容。护理伦理保密主要包括两个方面：第一，保守病人的秘密。护理人员对病人由于治疗需要而提供的个人秘密和隐私，不能随意泄露，更不能任意宣扬，将其作为谈资，并有责任采取有效的措施保证病人的秘密不被他人获得；否则，护理人员对造成的严重后果要负道德甚至法律责任。第二，对病人保密。在特殊情况下，因治疗、护理的需要，病人的某些病情和可能出现的某些不良后果应该对病人保密。

（3）护理伦理保密的作用。保守病人的秘密，有利于构建和谐家庭、和谐社会，增进家庭和睦与社会团结；医疗保密可以避免病人受到恶性刺激，以维护病人的尊严，提高病人的自信心，从而调动病人自身的抵抗力，促进病人早日康复；有利于建立良好的护患关系，从而促进护理工作的开展和护理质量的提高。

（四）荣誉与幸福

1. 荣誉

（1）荣誉的含义。荣誉是指人们履行了社会义务之后，得到社会的赞许、表扬和奖励。伦理范畴的荣誉是指人们对行为伦理价值的客观评价和认可以及个人对社会道德评价和认可的主观意向。客观评价的形式是社会舆论。主观意向则是个人内心的感受。个人的自我意识是指个人由于履行社会义务而产生的个人道德情感上的满足与欣慰，是个人良心中的自尊心和自爱心的表现。护理伦理荣誉是指护理人员履行了自己的职业义务之后，获得他人、集体或社会的赞许、表扬和奖励。

（2）护理伦理荣誉的内容。护理伦理荣誉的内容主要包括三个方面：第一，护理伦理荣誉建立在全心全意为人民身心健康服务的基础上，是护理义务和职责、事业的升华。护理人员只要忠于自己的职责，热爱自己的事业，努力履行护理伦理义务，为人民身心健康作出贡献，就会得到人们和社会的赞扬与尊敬。第二，护理伦理荣誉是个人荣誉与集体荣誉的统一。任何个人的成长都离不开集体的奋斗和帮助，个人荣誉中包含着集体的智慧和力量；任何集体荣誉也都离不开个人的努力，离开个人奋斗，集体荣誉无从谈起。因此，集体荣誉是建立在个人荣誉基础上，个人荣誉是集体荣誉的分支，二者辩证统一，有机结合。第三，护理伦理荣誉是把荣誉看作是社会和他人对自己过去工作的肯定，是对自己的鞭策和鼓励。护理伦理荣誉与个人主义虚荣心有本质区别。虚荣心是个人主义的思想表现，它把追求荣誉当作奋斗的目标，当作猎取物质、权利和其他个人目的的手段。虚荣心强的人很难正确评价个人和他人的成绩，为了争得荣誉，可以不择手段地诋毁他人，抬高自己，搞虚假浮夸。

（3）护理伦理荣誉的作用。护理伦理荣誉的作用包括两个方面：第一，荣誉对护理人员的行为发挥引导作用。护理伦理荣誉可通过社会舆论反映出来，是社会风气的晴雨表，有助于促使护理人员坚定信心，明确目标，为实现理想而努力奋斗。第二，荣誉对护理人员的行为起着激励作用。通过树立正确的荣誉观，护理人员把履行护理伦理原则、护理伦理规范变成内心的信念和要求，同时也会将这种信念和要求通过相应的护理道德行为表现出来，形成一种内在的精神动力。此外，得到肯定是人的一种心理需要，社会舆论对护理人员的评价是一种无形的外在动力，从而使护理人员从荣誉中得到肯定和激励，更好地做好护理工作，进而得到社会的认可。

2. 幸福

（1）幸福的含义。幸福是指人们在物质生活与精神生活中，由于感知和理解到目标、理想的实现而引起的一种精神上的满足感。护理伦理幸福是指护理人员在为病人健康服务的过程中，以自己的辛勤劳动实现从事护理事业的人生价值而感受到的精神上的满足。

（2）护理伦理幸福的内容。护理伦理幸福的内容主要包括三个方面：第一，护理伦理幸福是物质生活和精神生活的统一。护理伦理幸福不仅包含物质生活的改善与提高，而且包含着精神生活的充实。护理人员在为病人健康服务的过程中，既获得了应有的物质报偿，又从病人的康复过程中感受到工作的意义和自身的价值，从而获得精神上的满足，感受到幸福和快乐。只有用健康、高尚的精神生活指导和支配物质生活，才能真正感受到人生的意义，因此，护理伦理幸福强调精神生活的充实应高于物质生活的满足。第二，护理伦理幸福是个人幸福和集体幸福的统一。护理伦理幸福强调以人民的利益、国家的利益为重，把个人幸福融于集体幸福之中，当个人幸福与集体幸福发生矛盾时，个人幸福应服从于集体幸福。在强调集体幸福时，并不否认或忽视护理人员个人的幸福，而是在此前提下，积极关心和维护护理人员的个人幸福，并积极创造条件，保障护理人员能够自由充分地发挥自己的才能和智慧，实现个人幸福，并达到个人幸福与集体幸福的统一。第三，护理伦理幸福是创造幸福和享受幸福的统一。劳动和创造是幸福的源泉。护理人员在为病人服务的过程中，通过自己的精心护理，使病人恢复健康，得到社会的肯定，从中也体会到护理工作的意义，从而在心理上感到莫大的欣慰和幸福。幸福寓于所创造的成果之中，也寓于创造和奋斗之中，因此，幸福是创造和享受的统一。

（3）护理伦理幸福的作用。护理伦理幸福主要包括两个方面：第一，能增加护理人员的责任感。护理人员树立了正确的幸福观，就能把个人的幸福建立在对理想的追求和人生价值的实现上，把个人幸福融入救死扶伤、防病治病的平凡而伟大的护理工作中；就能正确处理个人幸福与集体幸福的关系，从而自觉地履行道德义务，尽职尽责地为病人服务。第二，能帮助护理人员树立正确的人生观、价值观、幸福观。护理人员只有树立了正确的幸福观，才能正确地理解和认识苦与乐的辩证关系，从而树立起正确的苦乐观。从一定意义上讲，幸福是苦与乐的统一，没有苦就没有乐，没有辛勤的耕耘就难以收获欢乐与幸福。认识到这一点，护理人员就能在工作中勇挑重担，自觉地为理想、事业而勇于吃苦，乐于吃苦，正视工作中的困难，迎接时代对护理事业的挑战，做一名让人民满意的白衣天使。

（王 娟）

思 考 题

1．请简述护理伦理规范的内容。
2．请简述护理伦理的具体原则。
3．请简述护理伦理情感的作用。
4．案例分析

案例 3-2：在某医院内科病房，责任护士误将甲床病人的青霉素注射给乙床病人，而将乙床病人的庆大霉素注射给了甲床病人。当她发现后，心里十分矛盾和紧张，并对乙床病人进行了严密观察，未发现病人出现青霉素过敏反应及其他异常反应。该护士原想将此事隐瞒下去，但经过反复思考后还是报告了护士长，同时作了自我检查。

请思考并分析：您认为该护士的做法对吗？请对值班护士的行为进行伦理分析，并说明是否应告诉病人真相。

案例 3-3：雷某，女，24 岁，未婚。病人精神、意识状态及智力均正常，因患右侧乳腺癌，需行右全乳房切除术。其父母担心女儿一旦知道手术方式将拒绝手术治疗，于是要求医护人员勿告知其实情。

请思考：作为该病人的责任护士，您将怎样处理？为什么？依据的伦理原则是什么？

护理人际关系伦理

第四章

学习目标

✚ 识记

1. 人际关系的含义、特点。

2. 护患关系的基本模式。

3. 护患双方的权利和义务。

✦ 理解

1. 影响护患关系的因素及改进护患关系的对策。

2. 护患关系、医护关系及护士与其他人员关系的道德规范。

※ 应用

1. 能在临床护理工作中正确理解护患权利和义务。

2. 能正确处理护理人际关系，将道德规范应用于人际交往中。

案例 4-1

病人李某，男，65 岁。因患肺癌行肺癌根治术，术后入住重症监护病房（intensive care unit，ICU）。现为术后第 1 天，病人身体留置了气管插管、胃管、胸腔引流管、导尿管、静脉通道等多种管道。病人神志清醒，但烦躁不安，多次试图拔除身上的管道。从治疗、护理的需要及病人的安全角度考虑，护理人员小刘用宽绷带对病人腕部及膝部进行约束。病人对约束非常反感，大吵大闹，叫嚷护理人员剥夺了他的人权，是违法的。而病人的两个女儿在病房外面听见了父亲的叫喊声后，也吵闹起来，认为是护理人员虐待她们的父亲，并表示要投诉。

请思考：

1. 在本案例中，护理人员面临什么伦理问题？

2. 护士小刘的行为违反了伦理道德吗？为什么？

3. 应怎样避免类似的护患纠纷？

第一节 护理人际关系概述

　　人际关系是人们在生产或生活过程中所建立的一种社会关系，它是人类基本的社会需求。护理人际关系渗透在护理工作的各个方面，在护理实践活动中，护理人员需要与病人、病人家属、医生、医学技术人员、行政管理人员、后勤人员等进行有效沟通，以建立各种工作关系。良好的护理人际关系是保证护理质量、满足病人健康需求及护理人员自身精神与物质需求的重要前提条件，因此，遵循相应道德规范对建立良好的护理人际关系具有十分重要的意义。

一、人际关系的含义和特点

（一）人际关系的含义

　　"人际"是表示两个及以上人的数量概念。"关系"是事物的相互联系，这个联系包括事物与事物之间和事物内部各要素之间的相互影响和作用。

　　人际关系是指在社会实践活动中，人与人之间通过交往而形成心理关系（包括认知和情感）及相应的行为表现。人际关系历史悠久，自从有了人类，就有人际关系的存在。人际关系是人类社会中最常见和最普通的一种关系，也是最重要、最复杂的一种关系。它反映了个人或群体追求满足社会心理需要、事业需要和生活需要的心理状态，人际关系的产生、变化和发展决定了人与人之间心理需要满足的程度。

（二）人际关系的特点

　　人际关系在形成和发展过程中有其自身的特点，其特点包括社会性、历史性、客观性、多面性、相容性、互补性和邻近性。

　　1. 社会性

　　社会性是人际关系的一个根本特点。人际关系的社会性是由人类劳动和生产、生活所决定的。原始人类为抵御自然灾害、猛兽和他族的侵犯，采取群居的方式共同生产和生活。当代社会，人们在劳动、生产、生活实践中，彼此之间仍然要发生一定的联系。同时，人类的所有活动都离不开社会，会受到社会因素的制约。

　　人际关系的社会性随着社会进步不断发展。在人类社会早期，人们的交往只在小范围内进行，所以人际关系的自然属性较浓，而社会属性较少。在现代社会中，一方面，由于社会生产力的发展和科学技术的进步，人们活动的范围日益扩大，活动量日渐增加，内容日趋丰富；另一方面，现代化的生产使更多的人紧密地联系在一起，人与人之间的交往日益增多；此外，现代化高速交通工具和因特网的迅猛发展，使人们的交往、交流更加快捷和容易。因此，人际关系的社会性也不断增强。

2. 历史性

人际关系的历史性是指其具有发展变化和新旧交替的特征。在不同的历史时期，人际关系的性质和存在形式有着明显的差异。一个新社会的产生，必然带来新的生产关系和新的人际关系。例如，在原始社会中，由于风雨同舟的艰难生活形成了团结互助的平等关系；在封建社会和奴隶社会中，形成了平民与贵族的阶级关系；在社会主义社会中，形成了团结友爱、互帮互助的新型平等关系。

3. 客观性

人在与世隔绝的环境中难以生存，个体必须要和他人交往，也就因此产生了人际关系。所以，人际关系在人们的社会活动中是客观存在的，具有现实性和真实性，而不是人们随意的主观想象，也不随个人意志改变。

4. 多面性

人际关系的多面性表现为个人在社会中扮演多重角色，如一名中年女性，既可以是丈夫的妻子、女儿的妈妈，又是一名护士，同时也可以是学生、领导者、被领导者等。社会角色的多样性决定了人际关系的多面性。

5. 相容性

人际关系的建立以人与人之间相互接纳为前提。接纳的内容包括对方的观点、意见、行为方式等，使对方感到自我价值被认可和被理解、被尊重，从而产生交往的兴趣和需要。人们在思想、观点、兴趣、志向等方面的一致，是构成相容人际关系的必要前提；若双方观点、爱好等各方面的差异较大，甚至相反，则无法建立起和谐的人际关系。

6. 互补性

在现实生活中，人们常常发现，两个个性较强的人很难融洽相处，而个性较强的人与性格柔和的人则比较容易建立起良好的人际关系，这就是一种互补。互补可以满足双方心理上的需要，有利于建立和谐融洽的人际关系。一个性格优柔寡断的人会从内心崇尚果断、刚毅的人，愿意接纳他，并与之相处，以弥补自身性格的不足。

7. 邻近性

邻近性首先表现为地理位置上的邻近。人际关系受地理位置的影响和制约，在其他条件都相似的前提下，大多数人更喜欢接触生活在自己周围的人。中国有句俗话"远亲不如近邻"。一般说来，地理位置越近，心理距离越短，人际关系越密切，越容易沟通、交流，越容易形成协调的人际关系。

二、护患关系的基本模式

关于护患关系模式的分类，国内外学者有着不同的划分方法。目前，国际上较广泛使用生物—心理—社会医学模式下护患关系的基本模式分类。它是由美国学者萨奇（T. Sxas）和霍华德（M. Hohade）于 1976 年提出的，依据病人症状的严重程度、诊疗过程中医患双方主动性大小划分不同类型的护患关系。

1. 主动—被动型

主动—被动型是最传统的护患关系模式，是受传统生物医学模式的影响而形成的。在该模式中，护理人员具备专业知识的优势，处于护理的主导地位，病人则处于不具备专业知识的劣势和被动接受护理的从属地位。该模式的特点是"父母—婴儿"型，护理人员根据医嘱和自己的专业知识及临床经验为病人提供护理服务，一般不事先征求病人的意见，病人则无条件听从和接受护理人员的安排。主动—被动型护患关系模式适用于意识丧失（如全身麻醉未清醒、昏迷等）病人、婴幼儿、危重病人、智力低下以及某些精神病病人。因该模式较强调护理人员的权威性，若不恰当使用于除上述病人以外的病人中，会因忽视病人的主观能动作用而影响护理质量。

2. 指导—合作型

这是在生物—心理—社会医学模式影响下发展起来的一种护患关系模式。在该模式中，护理人员和病人均具有主动性。护理人员制定护理方案，根据医嘱和自己的专业知识为病人提供护理服务，对病人进行健康教育指导；病人主动向护理人员提供疾病方面的信息，提出对治疗和护理的意见并进行配合。该模式特点是"父母—儿童"型，护理人员告诉病人应做什么，病人则进行配合。护理人员一般以"指导者"角色出现，病人虽然有一定主动性，但其主动性多建立在配合护理措施的基础上。在护理实践中，这种关系模式较广泛存在，如各种注射、伤口换药、插胃管、测体温、量血压等，都需要病人的合作，否则医疗行为无法进行。指导—合作型模式主要适用于手术后处于恢复期的病人和急性病病人。病人在这种模式中的主动性虽然比在主动—被动型模式中要强，但总体还是处于消极配合状态，护患关系仍带有不平等性。

3. 共同参与型

这是在以人的健康为中心思想影响下发展起来的一种新型护患关系模式。在该模式中，护患双方的关系是双向的、平等的。护理人员为病人提供充分的、合理的护理信息与建议，病人对疾病和护理方案有充分的认知和理解，护患双方共同确定护理目标并选择护理方案。在护理过程中，护理人员常以"同盟者"角色出现，病人不仅可参与自己的治疗和护理计划的制定，还可向护理人员提供自己的治疗护理体验，探讨某些护理措施的取舍，并在病情允许的情况下，自己独立完成某些护理措施。该模式多适用于有一定文化知识的慢性病病人或心理疾病病人。

以上三种护患关系模式各有特点，分别适用于不同病人或疾病的不同阶段。在护理实践活动中，护理人员应根据具体情况选择合适的模式，以达到满足病人需求，提高护理质量，促进病人康复的目的。

三、影响护患关系的因素及改进护患关系的对策

（一）影响护患关系的因素

影响护患关系的主要因素有护士素质及行为模式、病人行为模式、医院环境、经济因素和法律因素等。

1. 护士素质及行为模式

护士素质包括思想道德素质、科学文化素质、专业素质、身体素质、心理素质。良好的护士素质使护理人员具有亲和力，容易建立和谐的护患关系，并使其向好的方向发展。

护士行为模式包括护士道德和服务态度。良好的职业道德是建立和发展护患关系的基础。在临床护理实践中，护士道德主要包括护士对护理事业的忠诚，以病人健康为中心，对工作的审慎负责，尽心尽力，关心病人的安危疾苦，在工作中不谋私利。对待病人，不分贫富贵贱、老幼美丑，也不论亲疏远近，都一视同仁。

护士的服务态度也是护患关系的影响因素，病人在短时间内即能直接感知。服务态度不仅表现在柔声细语的语音语调和礼貌用语等语言内容上，还表现在仪表举止等无声语言上。在护患交往中，病人若感受到被尊重、被关注、被爱护，则护士和病人之间就容易建立良好的护患关系。

2. 病人行为模式

一个人患病后，其行为模式通常会发生变化，如高度地以自我为中心，过分关注自身的健康状况，依赖性增强，具有很强的猜疑心理等。如果护士评估病人不细致全面，不了解病人的心理状态，采取了不适宜的护理措施，则很可能导致或加重护患之间关系的不协调，影响护理工作的开展，进而影响病人的康复。

3. 医院环境

医院环境包括医院自然环境和人际氛围。优美的院容院貌、整洁安静的病房、宽敞明亮的候诊大厅、良好的通风和采光情况、简洁清楚的就医指示牌等，都会给病人留下良好的第一印象，而医院工作人员简洁大方、优雅端庄的仪容仪表、文明礼貌的言谈举止和优质热情的服务态度，将为护患关系的建立和发展提供良好的基础。

4. 经济因素

随着社会主义市场经济体制的建立和发展，医疗市场和医院管理体制改革不断深化。医院在重视社会效益的前提下，也考虑经济效益，并强调将经济管理与优质服务统一起来，实行优质优价，把为病人服务与医护人员个人经济利益有机结合起来，使护患关系中的经济因素明显增强。过于注重经济效益会使少数护理人员忘掉全心全意为人民服务的宗旨和应有的职业道德，在护患交往中过分强调商品经济的"等价交换原则"，会极大地损害正常的护患关系。

5. 法律因素

依法治国是我国政治建设的一个重要目标。当前,公民的法律意识不断增强,国家卫生立法逐渐完备,各种卫生法规的制定对护患双方都提出了相应的准则和规范。护患之间的关系应建立在共同遵守国家法律的基础上,双方都应学法、知法和守法,这是护患关系文明和进步的标志。学习并遵循有关法律、法规,有利于保护护患双方自身的合法权益,避免违法行为的发生。

(二)改进护患关系的对策

1. 培养护士优良的素质和行为模式

护理的目标或宗旨是促进健康,预防疾病,恢复健康,减轻痛苦。护士要热爱护理专业,对工作认真负责,对病人要有高度同情心,视病人如亲人,关爱病人,对病人一视同仁,用礼貌的语言、端庄的仪表、精湛的技术接待病人,使病人感到被尊重、被关爱。同时,为了建立良好的护患关系,护士应做到服务第一,经济第二,有良好的行为模式,不乱收费、不多收费等。

2. 换位思考,理解体谅病人

生病及住院后病人及家属心理面临巨大压力,特别是病情较重的病人,易激怒,较敏感,护士的一言一行都可能影响到他们的情绪。因此,为更好地理解病人患病后的行为模式,调动病人配合治疗、战胜疾病的积极性,护士应多与病人沟通交流,了解其心理状态,用换位思考方式多替病人着想,同时通过沟通增加护患间的了解,互相尊重,互相理解,并且提供恰当的护理措施。

3. 创造舒适、安全的休养环境

为调节病人情绪,构建和谐的护患关系,护理人员应尽力创造良好的外部休养环境。具体做法包括:保持院容院貌优美,维持病房安静、整洁、空气清新、温湿度适宜、光线柔和,及时更换弄脏的床被单,在条件允许的情况下,还可适当增加绿色植物。

4. 护患关系应建立在共同遵守国家法律的基础上

护理人员要学法、懂法、守法,严格遵循《护士条例》的要求,遵守有关卫生法规。有些情况下,为了治疗和护理的需要,病人需要将一些个人隐私告诉护士,护士在不违反法律、法规的前提下,应对病人隐私进行保密,不得随意泄露病人隐私,以免使病人受到伤害。

第二节 护患双方的权利与义务及伦理道德规范

护患关系是指护理人员在护理活动中建立的与病人或服务对象之间的人际关系。在护理工作中,护患关系是所有护理人际关系中的核心和关键。正确认识护患双方的权利和义务,有利于避免医疗护理纠纷的发生,对于构建和谐护患关系具有极其重要意义。

一、护士的权利和义务

（一）护士的权利

1. 护士权利的概念

护士权利（nurse's rights）指护士在护理工作过程中应该享有的权利和获得的利益。

2. 护士权利的内容

护士在执业活动中既享有法律所赋予的各种权利，也享有执业范围内的道德权利。护士在执业活动过程中享有以下道德权利：

（1）自主护理权：是指在注册的执业范围内，护士有权根据治疗、护理需要，询问病人的病史，进行体格检查，制定与实施护理措施，报告与隔离传染病病人等。护士在行使自主权利时，可以考虑病人、家属及其他医护人员的意见和建议，但护士有最终决定权。这是护士从事执业活动应当享有的一项基本权利。

（2）特殊干涉权：是指在特定情况下限制病人自主权以维护病人、他人或社会的根本利益。为了避免与病人自主权利相违背，护士应十分谨慎地行使特殊干涉权。只有当病人自主原则与生命价值原则、有利原则、无害原则、社会公益原则发生冲突时才考虑使用该权利。

（3）人格尊严和人身安全不受侵犯权：在护士依法执业过程中，其人格尊严和人身安全受到法律保护，任何单位和个人不得侵犯。对于扰乱医疗秩序，阻碍护士依法开展执业活动、侮辱、威胁、殴打护士或有其他侵犯护士合法权益的行为，依照《治安管理处罚条例》的规定由公安机关给予处罚；构成犯罪的，依法追究其刑事责任。

（4）工资、福利待遇的保障权：护士执业过程中有按照国家规定获取工资报酬、享受福利待遇、参加社会保险的权利。任何单位或个人不得克扣护士工资，降低或者取消护士福利和待遇。

（5）职业卫生防护权：护士执业过程中有获得与其所从事的护理工作相适应的卫生防护、医疗保健服务的权利。从事直接接触有毒、有害物质或有感染传染病危险工作的护士，有依照有关法律法规接受职业健康监护的权利；患职业病的护士有依照有关法律、法规的规定获得赔偿的权利。

（6）学习培训、职称晋升权：护士有按照国家有关规定获得与本人业务能力和学术水平相应的专业技术职务、职称的权利；有参加专业培训、从事学术研究和交流、参加行业协会和专业学术团体的权利。

（7）获得奖励和表彰权：《护士条例》第1章第6条规定：国务院有关部门对在护理工作中作出杰出贡献的护士，应当授予全国卫生系统先进工作者荣誉称号或者颁发白求恩奖章，受到表彰、奖励的护士享受省部级劳动模范、先进工作者待遇；对长期从事护理工作的护士应当颁发荣誉证书。具体办法由国务院有关部门制定。

（二）护士的义务

1. 护士义务的概念

护士的义务（nurse's obligation）是指在护理工作中，护士对病人、社会应尽的责任。护士应把对病人、社会应尽的义务和责任转化为自身的信念和道德观念，在工作中自觉地加以履行。

2. 护士义务的内容

护士应承担的道德义务如下所述：

（1）有遵守医疗卫生法律、法规和诊疗护理规范的义务：护士在执业活动中，应当严格遵守医疗卫生法律、法规、部门规章和诊疗护理规范的规定（如疾病护理常规、消毒隔离制度、"三查八对"制度等）。这既是护士从事护理工作的根本原则，即合法性原则，也是从根本上避免护理不良事件发生，是病人、社会及医疗卫生机构履行的最基本义务之一。

（2）有正确执行医嘱的义务：在护理工作中，护士应按规定核对医嘱，当医嘱准确无误时，应及时正确地执行。当护士发现医嘱违反法律、法规、部门规章、诊疗技术规范或与病人病情不符时，护士应及时向开具医嘱的医生提出质疑。如果明知医嘱有误却不提出或由于疏忽大意未发现问题，执行医嘱后酿成严重后果的，护士将与医生共同承担法律责任。

（3）有如实记录和妥善保管病历的义务：护士应按卫生行政部门规定的要求及时认真记录病历，并且妥善保管病历资料。因抢救危重病人未能及时书写病历的，应在抢救结束后6小时内据实补记，并加以注明。

（4）有及时救治病人的义务：护士在工作中，一旦发现病人病情危急，应立即通知医生进行抢救。在紧急情况下抢救垂危病人生命时，护士应先实施必要的紧急救护措施，如止血、给氧、吸痰、建立静脉通道、胸外心脏按压和人工呼吸等。待医生到达后，护士应立即汇报抢救情况并积极配合医生进行抢救。

（5）有向病人解释和说明的义务：为了更好地维护病人的知情同意权，护士应将病人的病情、治疗护理措施、医疗费用和预后等情况如实告知病人，并及时回答病人的疑问和咨询，如果诊断结果不良，如恶性肿瘤、精神性疾病等，需对病人实行保护性医疗时，护士应将有关情况告知病人家属。

（6）有尊重和保护病人隐私的义务：《护士条例》第三章第八条规定护士应当保护病人的隐私。因此，在护理活动中，护士有责任为病人隐私保密，未经病人同意，护士不得复印或转发病人病历，不得将病人个人信息泄露给与治疗、护理工作无关的其他人员。目前，在开展护理工作时，已要求床头卡中不得写病人的单位、职业、病情；病人的隐私受到法律保护，如果护士泄露或者公开谈论、渲染病人的隐私，则侵犯了病人的权利，病人可根据情节严重程度追究护士的责任。

二、病人的权利与义务

（一）病人的权利

1. 基本医疗和护理权

人类生存的权利是平等的，享有医疗保健的权利也是平等的。世界卫生组织明确提出："健康是人的基本权利"，任何人都享有必要的、合理的、最基本的诊治、护理权利，以保障自身健康。病人享有获得基本的、合理的诊治、护理和健康的权利，有权得到公正、公平的医疗保健待遇。我国《宪法》第21条规定："国家发展医疗卫生事业，发展现代医药和我国传统医药，鼓励和支持农村集体经济组织、国家企业事业组织和街道组织举办各种医疗卫生设施，开展群众性的卫生活动，保护人民健康。"保护人民健康的最根本途径就是确保公众的基本医疗权，即使对犯罪嫌疑人、罪犯，也不能剥夺其基本医疗权。我国《刑事诉讼法》第67条规定："人民法院、人民检察院和公安机关对有以下情形之一的犯罪嫌疑人、被告人，可以取保候审：患有严重疾病、生活不能自理，怀孕或正在哺乳自己婴儿的妇女，采取取保候审不致发生社会危险性的。"这充分体现了我国法律对公民基本医疗权的尊重和保护。

2. 知情同意权

知情同意权是医患关系中最基础和最核心的权利。知情同意权是指医务人员要为病人提供其做决定所必需的足够信息（如病情、诊疗方案、预后及可能会出现的危害等），让病人在权衡利弊后，对医务人员拟采取的诊疗方案作出同意或否定的决定。知情同意权严格意义上包含"知情"和"同意"两项权利。单纯的"知情"或单纯的"同意"都不能称之为知情同意。医务人员对病人所采取的任何医疗措施都必须详细告知病人及其亲属，以通俗易懂的语言让病人知道治疗方案的优势、不足及其风险。知情权是同意权的基础，病人只有在掌握真实的、足够的相关信息的基础上，才能作出合适的判断，其签字同意才是内心真实意愿的表达。

此外，还有一种权利是代理知情同意权。该权利是指代理人（近亲属及关系人）在病人无同意能力的情况下，以病人的名义对医务人员所拟定的诊疗方案作出同意或否定的决定。代理知情同意一般包括两种情况：一是病人与代理人意见完全一致，代理人受病人委托代行知情同意权；二是特殊病人（婴幼儿、智力残疾病人、精神病病人、昏迷病人等）或需要实施保护性医疗的病人，因本人不能行使或不宜行使知情同意权，而需由其家属或其他适合的代理人代行此权。

3. 隐私权

隐私权是指自然人享有的，对其与公共利益无关的个人信息、私人活动和私有领域进行支配的一种人格权。病人的隐私权主要包括在医疗过程中病人不愿意让他人知悉的私人信息、私人空间的隐瞒权、维护权和支配权等。护理职业特点决定了护理人员很可能因病人诊治需要而需要去接触、了解病人的隐私。对于已被医护人员了解的隐私，病人享有不被擅自公开的权利。但是，如果病人的隐私涉及了他人或社会利益，对他人或社会具有一定的危害性，医务人员则应正确处理尊重病人隐私权与维护他人与公众健康的关系。例如，某病人患有淋病，医护人员虽应尊重其隐私权，但为了维护病人配偶和公众的健康，仍应将该病人病情告知其配偶并对其进行及时、必要的检查，同时进行疫情报告。

4. 经济索赔权

在医疗护理活动中，医疗机构及其医务人员违反医疗卫生管理法律、行政法规、部门规章制度和诊疗护理规范、常规，造成病人人身安全损害或财产损失，病人及其家属有权提出经济赔偿要求。

5. 医疗监督权

病人在享有平等医疗权的同时，也享有监督权。在就医过程中，如果病人的生命受到威胁却被拒绝治疗，其医疗权受到侵犯时，病人及其家属有权对医疗活动的合理性、公正性等进行监督；有权直接提出疑问，寻求解释或通过社会舆论提出批评；有权检举、控告侵害病人权益的医疗机构及其工作人员的违法失职行为；有权对保护病人权益方面的工作提出批评和建议。

（二）病人的义务

1. 配合医疗护理的义务

病人健康的恢复与提高取决于医患双方共同的努力。为了更快地恢复健康，患方有密切配合医护人员进行诊治、护理的义务。例如，为了明确诊断，病人应如实陈述病史、病情，应遵照医嘱进行各项检查并按医师的指示接受治疗。如果由于患方的错误陈述或不与医方配合而导致诊疗失误或治疗失败，医方可不承担民事责任。《医疗事故处理条例》第33条第5项也明确规定，因患方原因延误诊疗导致不良后果的，不属于医疗事故。为了更好地保护病人的合法权益，取得满意的治疗效果，医护人员正确的诊断和治疗固然重要，但病人及其家属的密切配合也必不可少。

2. 遵守医院规章制度的义务

为确保诊疗护理工作的正常进行，预防和控制医院感染，保证病人具有良好的休养环境，每个医院会根据各自具体情况制定规章制度，如入院须知、探视制度、陪护制度等。遵守医院的规章制度，不仅是公众应有的道德行为，也是法律规定的义务。卫生部和公安部于2012年5月1日联合发布的《关于维护医院秩序的联合通知》第1条规定，禁止任何人利用任何手段扰乱医院的医疗秩序。《中华人民共和国执业医师法》第40条规定："阻碍医师依法执业，侮辱、诽谤、威胁、殴打医师或者侵犯医师人身自由，干扰医师正常工作、生活的，依照《治安管理处罚条例》的规定处罚；构成犯罪的，依法追究刑事责任。"《医疗事故处理条例》第59条规定："以医疗事故为由，寻衅滋事、抢夺病历资料，扰乱医疗机构正常医疗秩序和医疗事故技术鉴定工作，依照《刑法》关于扰乱社会秩序罪的规定，依法追究刑事责任；尚不够刑事处罚的，依法给予治安管理处罚。"上述法律、法规表明，病人在行使自己就医权利的同时，也必须履行遵守医院规章制度的义务。

3. 给付医疗费用的义务

医疗费用是诊疗、处方、药品、检验、手术、处置、住院等各种费用的总和。从某种意义上说，医疗服务是一种特殊的商品，它并不以治疗是否有效或是否成功作为收取费用的标准。只要医护人员按医疗原则诊治和护理病人，并且尽职尽责、尽心尽力，没有医疗过失或虽有过失但未造成不良后果，就应当得到报酬，哪怕是治疗失败，病人也不能以此为由拒付医疗费。

三、护理人际关系中的伦理道德规范

护理人员在开展系统化整体护理过程中，除了要处理好护患关系外，还要围绕护患关系这个中心进一步建立好其他护际关系，如医护关系、护护关系、护理人员与行政后勤人员关系、护理人员与医技人员关系等。正确处理护际关系，保持护际关系和谐，有利于护理质量的提高，有利于护理学科的发展，有利于发挥医院整体效能，提高工作效益。

（一）护士与病人关系的伦理规范

1. 尊重生命，关爱病人

人的生命只有一次，因此人命关天。珍爱生命，关爱病人，促进病人健康、减少病人痛苦是护士的崇高职责。护理人员要有高度的同情心，理解病人、关心病人，尤其对患有绝症、生命垂危、心灵遭受巨大打击的人，要给予更多的关心、同情和爱护，尽力为其提供力所能及的关怀、支持和帮助。对病人的痛苦漠不关心、麻木不仁是护理人员缺乏爱心和同情心的表现。这种表现也将影响护理人员与病人的有效交流，影响良好护患关系的建立。护理人员对工作要认真负责，急病人之所急，想病人之所想。病人的健康、生命高于一切，在任何情况下，护理人员都应不受干扰，忠于职守。

2. 互相尊重，平等待人

护患之间要互相尊重，互相信任，真诚、平等相待。护理人员要做到以下几点：第一，要尊重病人的人格，为病人保守秘密，不把病人的隐私作为聊天的话题；对病人要用尊称、敬语，不能用命令的语言、语气和病人讲话或对病人直呼床号；不能为谋取个人利益，把在护理工作中了解到的有关病人疾病和治疗的一些情况，向无关人员透露，如因特殊情况需要透露，也应在法律和伦理允许的范围内，审慎地为相关人员提供。第二，不因病人身心缺陷而加以取笑；不可因病人处在弥留之际或已经死亡而漠然处之；不因病人对医学知识一知半解而挖苦讽刺。第三，护理人员要平等待人。不论病人的国籍、民族、宗教信仰、性别、年龄、职位、收入、相貌有何差异，病人都有接受护理和提高生命质量的权利。因此，护士对病人必须要一视同仁、平等相待，不能有任何歧视。对病人的任何歧视，不仅对病人的身心是一种伤害，也有悖于护士的职业道德。

3. 热爱专业，精益求精

热爱护理专业，技术精益求精是搞好护患关系的重要基础。端正对护理工作的认识，树立自尊、自爱、自重、自强的观念，热爱护理专业，珍惜"白衣天使"的荣誉，刻苦钻研，勤奋学习，严格要求。学习新知识，掌握新技术，不断进取，提高护理技能水平，为建立良好的护患关系提供技术支持。

（二）护理人员之间关系的伦理规范

护理人员相互间的关系又称护际关系。它包括上下级护际关系、同级护际关系和教学护际关系等。

1. 彼此平等，互相尊重爱护

护理人员有高级、中级、初级职称之分，有护理部主任、科护士长、护士长和护士上下级领导与被领导关系之分，但在工作性质上、人格上没有高低贵贱之分，彼此是平等的。护理人员之间是同事、同志和姐妹关系，彼此间应互相尊重、互相关心、互相爱护，维护同行的威信，尊重彼此的人格和自尊心。护理人员不应在病人面前相互指责，抬高自己，贬低他人。领导者应严于律己，以身作则，关心爱护下级，而被领导者应尊重上级，服从领导。低年资护理人员要尊重高年资护理人员，高年资护理人员要从生活、学习、工作上关心低年资护理人员，不能倚老卖老，过度指挥低年资护理人员，使他们产生厌烦心理。护理人员要保护他人隐私，不在病人面前议论他人缺点，更不能泄露病人隐私。

2. 团结协作，彼此监督

在系统化整体护理中，护理人员应团结协作，立足本职工作，从自己做起，在自己的岗位上发挥积极性、创造性、主动性，以严肃认真、热情诚恳的态度完成本职工作。同时，护理人员应主动配合和协助他人工作，关心他人的困难、疾苦，主动帮助他人，使整体护理工作处于有序和谐运转中，以提高护理质量。在相互协作的同时，为了病人的利益和生命安危，护理人员之间还要相互提醒、监督。当发现其他护理人员出现差错时，应及时提醒和批评，不应有"事不关己，高高挂起"的态度，更不能等着看别人的笑话，任凭差错事故发生。同时，每位护理人员对其他护理人员提出的忠告、批评等，要虚心接受，认真对待，不能置若罔闻，更不能认为是有意刁难，否则既会伤害病人利益，也会损害护理人员自身利益，甚至可能因此触犯法律。

3. 互相帮助，公平竞争

互相学习是护理人员的美德。护理人员的年龄、资历、经验、技能等不尽相同，护理人员应互相学习，互相帮助，取长补短，有利于提高护理队伍整体水平，提高护理服务质量。初、中级职称的低年资护士要尊敬高级职称、高年资的护士，虚心向她们学习理论知识、护理技术和工作经验；高职称、高年资的护理人员对初、中级职称和低年资的护理人员有指导、教育的责任，应当关心、帮助他们提高业务水平，积累护理经验。在教学护际关系中，护士与实习护士，带教老师与护理专业学生之间要教学相长，互教互学，共同提高。同时，上级护士也要在"传、帮、带"中，放下架子，虚心向青年护士学习，学习她们积极进取、不断更新知识的精神，从而完善自我，提高自我。

（三）护理人员与医生关系的伦理规范

在护理人际关系中，医护关系是很重要的关系。医生、护士的服务目标一致，都是为了服务对象的利益，为了治疗疾病，减轻病人痛苦，促进病人健康。因此，医护关系应遵循以下伦理规范：

1. 尊重平等

随着医学模式的改变和护理学的发展，医护关系已从"主—从"型变为"并列—互补"型。在为人类健康服务过程中，医护人员只有分工不同，而无高低贵贱之分。医护双方要充分认识到对方的作用，承认对方的独立性和重要性，支持对方工作，尊重对方，在病人面前树立双方的威信，帮助病人增强战胜疾病的信心。

2. 团结协作

医护双方在尊重平等的基础上要做到团结协作。在护理活动过程中，护士不仅要正确、及时地执行医嘱，还要认真细致地观察病情，及时发现问题，及时与医生沟通，提出合理建议。当病人病情突变时，医护双方要密切配合，积极抢救。例如，当病人心跳呼吸骤停时，护士应立即进行胸外心脏按压、人工呼吸，同时迅速通知医生处理，以免失去抢救时机。为满足病人的需要，医生在护士人手不足，工作紧张之际，也应协助护工完成护理工作，如护士一人上夜班时，需要给病人输血，医生应协助护士查对相关信息。此外，医护双方在制定各自治疗、护理计划时要多为对方考虑。当出现问题时，要善意地批评帮助，而不能互相推卸责任，相互责怪，甚至袖手旁观或幸灾乐祸。

3. 监督制约

医护行为关系到人的生命安危和健康，维护病人利益是重要的道德原则和医疗原则。因此护理人员和医生要相互监督制约，纠正不良的医疗作风和行为，防止发生医疗护理差错、事故。如果护士发现医嘱有误，不应盲目执行，而应主动向医生指出错误之处，协助医生修改不正确的医嘱，确保医疗安全，使医、护、患三方受益。

（四）护理人员与医技科室人员关系的伦理规范

1. 正确认识，相互尊重

医技科室是指检验、药房等非病房部门。受传统观念的影响，人们常常把医技科室称为辅助科室，错误地认为医技科室及其工作人员是临床科的附属科室和人员，不重视他们的工作。事实上，在为人民群众健康服务过程中，医技科室与其他临床科室同等重要，只是分工不同而已。因此，护士要了解各医技科室的工作内容、特点、规律和要求，端正认识，与医技科室医务人员相互沟通，相互尊重，共同为人民的健康服务。

2. 精诚合作，相互支持

护理人员与医技科室人员之间的关系是平等协作关系。在工作过程中，护理人员与医技人员应团结一致，相互协作，相互支持，互相把好安全关、质量关。如果护理人员与医技科室人员沟通不畅而产生不同意见和矛盾时，双方应本着实事求是的原则，协商解决，不相互推诿责任，更不能影响病人的利益。

（五）护理人员与行政、后勤人员关系的伦理规范

医院行政、后勤部门是医院工作的重要组成部分，为确保医院的正常运行，医院行政部门需要负责医院管理，后勤部门负责医疗仪器设备、生活设施的提供和维修，以确保医疗、护理工作顺利开展。随着社会主义市场经济的发展，医疗后勤保障体系社会化改革对护理人员与行政后勤人员关系的道德伦理提出了新的要求。

1. 相互理解，合作共事

护理人员要如实反映临床护理一线的需要，以便于行政人员解决实际问题，同时还要树立全局观念，沟通合作，理解行政管理人员的艰辛，支持他们的正确决策。

2. 加强行政后勤人员素质教育

后勤人员变动大、活动范围大，随着医院行政、后勤管理社会化改革进程的推进，医院管理的难度增加。因此，加强对行政后勤人员的职业道德教育，提高其整体素质至关重要。要强化行政后勤人员服务意识，帮助其树立以病人为中心的观念，改变"行政人员与护理人员是领导与被领导关系"以及"后勤人员的工作是单纯为医务人员服务"的错误观念。

护理人员需要尊重行政后勤人员的劳动，珍惜爱护其劳动成果。有问题时，应及时联系后勤人员给予解决，以圆满完成工作任务。同时，护理人员也应体谅后勤人员的困难，不随意施加压力。而后勤人员要有为医疗、科研、教学服务的思想，有为病人、为职工全心全意服务的思想，积极主动地做好后勤保障工作，尽力为医护人员提供工作、学习、生活的方便，解除他们的后顾之忧。

（戴爱平）

思　考　题

1. 护理人际关系的含义及特点是什么？
2. 护患关系的基本模式有哪些？
3. 护士与病人各自有哪些权利和义务？
4. 改善护患关系的对策是什么？
5. 案例分析

案例4-2：患儿，女，5岁。心房间隔缺损修补术后第2天，病情稳定，遂从ICU转回至心胸外科病房。患儿见到父母后哭得十分伤心，而后告诉其父母，说这两天（即在ICU期间）护士打她。患儿父母听说护士打自己女儿后非常生气，不由分说即去医务部投诉，并提出索赔要求。医务部工作人员详细了解情况后得知，患儿在ICU期间，为促进排痰、保持其呼吸道通畅，护士曾为患儿拍背。护士认为病人是小孩，讲多了也不懂，于是未加解释就进行了拍背的操作。

请思考并讨论：为什么会出现案例中的误会？在护理操作中，应如何跟患儿进行沟通？

临床护理伦理

第五章

学习目标

✚ 识记

1. 基础护理的含义及特点。

2. 心理护理的含义及特点。

3. 儿科病人、老年病人、急危重症病人、传染病病人、精神病病人等特殊人群的护理特点。

✦ 理解

1. 基础护理和心理护理的伦理规范。

2. 儿科病、老年病、传染病和精神病病人的护理以及母婴护理的伦理道德要求。

※ 应用

1. 能在老师的指导下,将护理伦理原则和规范运用于基础护理和心理护理实践中。

2. 能在老师的指导下,将护理伦理原则和规范运用在儿科病人、老年病人、传染病病人、精神病病人护理以及母婴护理的临床实践中。

案例 5-1

第 44 届南丁格尔奖获得者蔡红霞是中国人民解放军第 261 医院精神科总护士长,她提出:"每一个生命都值得珍惜和尊重。精神病病人也是人,维护他们的尊严就像维护我自己的尊严一样。"她用实际行动诠释了一名精神科护理工作者的崇高追求。

精神病病人是在各种生物、心理及社会环境因素影响下,大脑功能失调,导致认知、情感、意志和行为等精神活动出现不同程度障碍的一类特殊病人。药物治疗是精神病的主要治疗方法,然而,病人在服用药物后常会出现迟钝、震颤、不能静坐、肌张力障碍等各种不良反应,因此多数病人不愿意服药。此外,病人服药后的不良反应也会给护理人员的护理带来诸多隐患。作为护士长,蔡红霞一直在寻找解决这些问题的办法。为了熟悉药物反应,准确了解病人的身体感受,她不顾自身白细胞长期偏低的身体状况,先后在自己身上试服了氯丙嗪、氯氮平、氯硝安定等多种抗精神病药品。她把自己服药后的感受细心地记录下来,总结了数十条日常药物护理经验。在 34 年的护理经历中,蔡红霞护士长护理过 3 万余病人，其中时间最长的达 25 年。"以身试药"只是她无数感人事迹中的一件。

　　因工作成绩突出，蔡红霞护士长先后被评为全军模范护士、全军先进妇女、全军学雷锋先进个人，荣立一等功 2 次，荣立二等功、三等功各 1 次。2017 年她被评为第六届"首都健康十大卫士"，2018 年当选为"中国好护士"。她作为基层代表，出席了古田全军政治工作会议，还被选为第十二届、十三届全国人大代表，两次受到习近平主席的亲切接见。

　　请思考：作为护理人员，应如何对待精神病病人？我们应学习蔡红霞护士长哪些优秀护理道德品质？

　　临床护理工作是医疗卫生工作的重要组成部分。临床护理伦理是指在临床护理工作中用以协调护理人员与护理对象以及其他医务人员关系的行为规范总和。它是护理伦理学的基本原则和规范在临床护理实践中的具体运用和体现，对保证和提升临床护理质量有重要意义。因护理岗位、护理对象不同，不同护理人员的角色、功能和伦理道德要求在共性基础上又有一定差异。临床护理伦理主要包括基础护理伦理、心理护理伦理、母婴护理伦理、老年病人护理伦理、精神病病人护理伦理及传染病病人护理伦理等。不同岗位护理人员应遵守相应职业道德规范，以更快、更好地帮助病人战胜疾病、减轻痛苦、恢复健康。

第一节　基础护理伦理

　　基础护理是临床护理实践的重要组成部分，也是临床护理质量评价的主要内容。基础护理是减轻病人病痛、促进其康复的基本护理方法，其质量的优劣与护理人员的道德修养和道德行为关系密切。

一、基础护理伦理概述

（一）基础护理的含义

　　基础护理是指运用护理学的基础理论、基本知识和基本技能满足病人基本需要的一类护理活动，它是临床各专科护理的基础。基础护理的主要内容包括：提供安全、舒适的治疗与康复环境；提供基本的个人卫生护理；预防与控制医院感染；保证病人足够的睡眠；维持合理的营养和正常的排泄；观察病情的动态变化，监测病人的生命体征及做好各种护理记录；辅助检查和采取标本；执行药物治疗及其他治疗；解除病人疼痛、不适和避免伤害；对病人进行心理护理和咨询等。

（二）基础护理的特点

基础护理是护理工作中最基本的内容，是护理人员所必须掌握的基本功。基础护理的宗旨是以病人为中心，为病人提供针对其生理、心理、社会、精神、文化等全方位的照护。其特点为：

1. 有序性

基础护理是每天例行的常规护理工作，有着明显的周期性和时序性。如入院护理、出院护理；晨间护理、黄昏护理、晚间护理；术前护理、术后护理等。基础护理的时序性很强，有些护理操作需严格按时间要求执行，如生命体征的测量、发药、注射、输液等。某些护理工作的时间先后顺序不能颠倒，如病房的清扫要在晨间护理之前完成，而各种无菌操作，如注射、输液等，要安排在晨间护理之后。这样既可保证病人的生命安全，避免发生医院感染，又可使病房的工作有条不紊，井然有序。

2. 连续性

基础护理工作的连续性体现在护理人员通过口头交班、床边交班以及书面交班等形式做到 24 小时换班不停岗，岗位时刻不离人，使护理工作处于一个连续的、完整的循环过程中。护理人员通过对病人连续的观察和了解，掌握病人的病情及心理的动态变化，从而采取针对性的护理措施，并向医生提供相关的疾病信息，以便为病人提供及时有效的处理与救治。

3. 服务性

美国护理学者亨德森（V. Henderson）认为："护理人员的独特功能是协助患病或健康的人，实施有利于其健康、疾病的康复或安详死亡的活动。"因此，帮助病人，照护病人，服务病人永远是基础护理工作的核心。基础护理是极具服务性的一类护理活动，护理人员工作繁杂，任务重，既要进行发药、注射、鼻饲、导尿等一般性护理操作，又要执行饮食、排泄、睡眠等生活护理措施，还要进行病情观察、心理护理、临终关怀等工作。护理人员要有不怕苦、不怕累、全心全意为人民服务的奉献精神，扎实做好基础护理工作，这样才能赢得病人及其家属的信赖，赢得社会的尊重。

4. 信息性

护理人员在基础护理过程中可以获得大量信息，有的信息是病情发生变化的征兆，对指导治疗乃至抢救生命都有积极、重要的作用。护理人员在进行基础护理工作时，通过密切接触病人以及口头交班、书面护理记录而保持对病人疾病相关信息的连续性了解，从而达到熟悉、掌握病人的病情和心理状态的目的，进而可以有针对性地制定护理方案，并为医生调整治疗计划提供参考依据。

5. 协调性

很多基础护理工作需要护理团队合作完成，有些甚至需要多专业团队协作，如预防与控制医院感染、疼痛护理、观察危重病人病情与抢救病人、护理临终病人等。为了确保基础护理质量，团队成员之间、部门之间必须进行有效的沟通和协调。不光是护士与护士、护士与医生之间的有效配合，护士与医学技术人员之间、护士与行政管理及后勤人员之间也必须互相支持、协调一致，才能顺利完成各项医疗护理任务，从而保证工作质量和病人的顺利康复。

6. 科学性

各项基础护理工作都有科学的理论基础作为支撑。由于不同的致病因素和疾病本身的特异性，病人身体的形态结构、功能活动、体内的生化代谢等都可能发生某种程度的变化，这些变化又可导致病人生理和心理需求的变化，因而病人对基础护理的需求具有特异性和差异性。护理人员应科学运用基础医学理论和护理学知识以及有关操作，以满足病人生理、心理和精神上的需要。如果对基础护理的科学性重视不够，不恰当的护理措施可能会给病人带来损害或无法挽回的后果。

（三）基础护理的伦理意义

1. 维护护理事业的崇高荣誉

基础护理工作的范围非常广泛，覆盖了护理工作目标的四个方面：促进健康、预防疾病、恢复健康和减轻痛苦。做好基础护理工作，有利于提高护理质量，实现护理目标，也体现了对病人生命价值和权利的尊重。基础护理工作井然有序，护理人员能够科学、精准、连贯地完成各项护理任务，既反映了医院护理质量高和护理人员良好的工作作风，同时也能获得病人及其家属的理解和信赖，有助于病人身心健康的恢复。

2. 展示护理人员的天使形象

基础护理工作通常具体而烦琐，需要护理人员倾注爱心，耐心细致地去完成。病人的晨、晚间护理，给药护理，入院、出院护理等，无不要求护理人员既要忠于职守，有整体观念和协调能力，又要有扎实的护理专业知识和精湛的护理技能。基础护理工作平凡而伟大，体现了护理人员对病人的关爱与呵护，对生命的热爱以及对事业的忠诚，在平凡的工作中展示了护理人员崇高的天使形象。

（四）基础护理的伦理规范

基础护理工作是一项服务性强、服务面广的工作。全心全意为病人服务是护理人员的崇高职责，也是护理职业道德的基本要求。护理人员必须在这一思想指导下做好基础护理工作。

1. 理解专业，安心工作

因基础护理是满足病人最基本需求的护理活动，如皮肤护理、口腔护理等清洁类护理，饮食护理、排泄护理等生活类护理，病情观察、生命体征测量等基础性工作，既平凡、琐碎，又繁重、辛苦，加之受到某些世俗偏见的影响，导致一些护理人员不能安心开展基础护理工作，影响了护理质量甚至护理职业的声誉。因此，护理人员必须提高对基础护理重要性的认识，要认识到基础护理是人道的、有价值的科学性劳动，它彰显了护理专业奉献、仁爱、慎独的价值观。虽然基础护理不像某些专科护理工作那样容易展示职业辉煌的一面，但是它可在细微之处对人类健康做出独特贡献，因此，护理人员应担负起自己的神圣使命，以高度的责任心把精力集中在本职工作上，通过自己辛勤劳动，不断提高基础护理技术、理论水平，为减轻病人痛苦、增进疗效和促进病人康复作出贡献。

2. 精通业务，一丝不苟

基础护理知识和技术看似简单，但基础护理质量的好坏直接关系到病人的生命安危，因此，护理人员必须精通业务，熟练掌握护理学的基本知识和各项基本技能，严格执行查对制度，严格遵守各项操作原则和规范，细心观察病情变化，及时发现异常情况并积极配合医生处理和救治。在护理工作中，护理人员应认真负责，一丝不苟，严防护理差错事故的发生。

3. 坚守岗位，遵守纪律

基础护理要服从病人的整体利益和工作的需要，护理人员对待工作不能拈轻怕重，不能挑拣班次、计较工时。遇有危重病人或紧急情况时，要坚守岗位，密切看护，直到病人情况好转。在工作中，护理人员切不可擅离职守，要全神贯注，不闲谈、说笑、做私活，要勤奋踏实、尽职尽责，真正起到"临床哨兵"和"生命守护神"的作用。护理人员应按规定巡视病房，主动观察、询问病人的病情，及时发现和解决问题。必要时，应把握机会，对病人及其家属进行卫生保健宣传。此外，在班期间，护理人员要严格遵守纪律，做好一切准备工作，尽力做到本班护理工作不遗留问题，按时交接班并为下一班护理工作创造便利条件。

4. 工作严谨，弘扬慎独

基础护理要把保护病人的生命安全放在第一位，为其安排舒适的环境，做好健康安全防护，尽量避免病人身心受到伤害。为此，护理人员必须按照护理工作科学性的要求，经常巡视病房，密切、仔细地观察病人的病情变化，严格规范护理操作，审慎地对待每一项护理工作，防止差错事故的发生。当病人出现危险时，护理人员应第一时间提供救治并及时报告。

5. 互相尊重，团结协作

基础护理工作协调性强的特点决定了护理人员的工作与医院各个部门都有着千丝万缕的联系，尤其与医生的关系更是十分密切。在工作中，护理人员与医生之间，应该互相尊重，互相理解，互相支持，密切配合，协调一致。一方面，护理人员要尊重医生，不能光强调护理工作的独立性而忽视医生的正确意见；另一方面，也不能过分依赖医生，从而丧失了护理职业应有的敏感性。护理人员与医生之间，应该本着谦虚诚恳的态度、友好合作的精神互相尊重，使医护工作关系和谐，配合默契。护理人员与其他科室的工作人员也要互相尊重，以团结协作的态度面对问题，解决问题。护理人员与病人接触频繁，在病人面前，护理人员不可议论工作中的分歧，或同事间的私事，既要维护病人利益，又要维护医生、护理人员、医疗技术人员的威信，以促进同事间的团结，保持工作间的协调一致。

6. 利用科技，彰显人文

随着医学科学的发展及技术的进步，越来越多的高新技术进入护理领域中，如重症监护室、静脉药物配制中心等科室已经配备机器人参与医疗护理工作，它们可以 24 小时不间断地为病人提供诸如翻身拍背、擦浴、排泄护理等基础护理服务，大大减轻了护理人员的工作负担。然而，这并不意味着护理人员可以不接触病人，不与病人沟通交流。相反，护理人员从烦琐的工作中解脱出来后，有更多的时间陪伴病人，为病人提供更为细致周到的人文关怀，为病人提供更到位的心理支持或疏导。此外，我们也应意识到，在利用高科技设备彰显人文关怀的过程中，还有一些障碍有待克服，有一些问题需要解决，如护理机器人可能会发生故障。

二、心理护理伦理概述

随着"生物—心理—社会医学模式"在临床护理领域中的不断实践和发展，人们更加深刻地认识了心理、社会因素与疾病的关系。这要求护理人员在临床实践工作中不仅要重视病人的生理或病理反应，同时，也要关注病人的心理和社会反应。在心理护理作用日益突出的情况下，心理护理相关的伦理道德规范和要求也应受到重视。

（一）心理护理的含义

心理护理是指护理人员在护理工作中，运用心理学理论知识和技能，通过语言、行为、态度、表情等形式，影响病人的心理状态和行为。心理护理有利于病人疾病的转归和健康的恢复，目前已广泛应用于临床护理实践，并贯穿于临床护理全过程，它已成为现代护理模式的重要组成部分。心理护理的目的在于根据病人心理活动的发生、发展与变化，探索和掌握病人的心理活动规律，在治疗和护理中实施有效的干预措施，使病人情绪稳定，能够以积极的心态配合治疗，从而促进病人康复。

（二）心理护理的特点

1. 广泛性与连贯性

从病人进入医院就诊，与护理人员接触的那一刻起，心理护理就开始了。护理人员通过语言和非语言交流，影响着病人的心理和行为。从入院到出院，在住院期间的不同阶段，病人的心理活动会随着疾病的进展和转归而发生变化，心理护理内容和侧重点因而也有所不同，但前后应紧密联系。在进行心理护理时，护理人员不应忽略医院环境这一重要因素。温度、湿度、采光等医院物理环境和人际关系、医院规章制度等社会环境均可直接影响病人的情绪和心理状态，进而影响整个治疗进展和病人健康的恢复。因此，从时间和空间上讲，心理护理具有广泛性和连贯性的特点。

2. 复杂性

心理护理的目标是调动病人的积极性，协调和促进病人的心态向好的方向发展。病人的心理活动必须通过外显的行为予以判断，而人们有时会有意识地控制自己的行为，使得他人探究其心理活动比较困难。由表及里是一个复杂的过程，需要护理人员细心观察，并结合临床实际情况进行分析，做出判断，其难度比躯体护理要大得多。

3. 个体差异性

由于每位病人的疾病、年龄、文化背景、生活习惯、社会经历及心理结构存在差异，他们对疾病的心理反应也有所不同。例如，对性格内向的病人而言，在疾病的诊疗过程中，其内向的性格和空间隔离可导致他与亲人、朋友、同事间的关系削弱，易使病人产生孤独及被遗弃的感觉，进而发展为抑郁。又如，头疼是临床常见的症状，是许多人都曾有过的体验，但疼痛的程度和表现方式可因个体性格不同而有所差别。因此，护理人员必须通过有效沟通，与病人及其家属建立信任关系，并通过细心观察及综合分析、推理、判断等逻辑思维去掌握病人的心理特点及心理状态，有针对性地做好心理护理。

4. 难测量性

在对病人进行心理护理过程中，护理人员主要利用心理学知识及技术，通过语言、行为或特殊心理干预手段对病人的心理和行为进行积极的影响，从而帮助病人建立新的人际关系，以适应病人角色，缓解焦虑、紧张、抑郁等负性情绪，增强战胜疾病的信心。该过程虽能给病人以实际心理感受和体验，但客观精确地测量心理护理结果及测评心理护理质量尚有一定困难。随着医学检验技术的发展和越来越多的心理测量量表被研发出来，心理护理的难测量性将会有所改观。

（三）心理护理的伦理意义

1. 心理护理是护理伦理的基础

对病人进行心理护理，有助于护理人员自身加强道德修养，形成高尚的护理道德品质。护理人员应以自己良好的情感、语言、态度去对待病人，以病人利益为重，关心和支持病人，高水平、高质量、高效率地完成护理工作。

2. 心理护理是护理道德的具体体现

心理护理需要通过护患之间良好的人际关系来协助实现，而护患之间良好关系是建立在一定的护理道德基础之上的。没有这一基础，就难以完成心理护理的任务。一名护理人员若是道德修养较差，缺乏对病人的同情心和责任心，态度生硬，出语伤人，必将使病人产生消极的心理反应，这与心理护理的目标背道而驰。心理护理是通过护理人员的态度、行为、语言来体现的，护理人员的关怀、安慰和鼓励，可以通过影响病人的大脑皮层与内脏相关的机制来改善病人的内脏调节机能，提高病人抗病能力。护理人员高尚的道德情操，可以激发病人战胜疾病的乐观情绪，增强大脑皮层及整个神经系统的功能，充分发挥机体的潜能。愉快的情绪状态不仅对人体的健康会有良好的影响，还能使病人更有效地适应环境，增强对疾病的抵抗力，这一切都是建立在有效的心理护理之上的，也是护理道德的充分体现。

（四）心理护理的伦理规范

心理因素在疾病发生、发展和转归方面均起着举足轻重的作用，治愈病人不仅要依靠药物、手术等治疗性手段，同时还需要心理抚慰和疏导。护理人员要做好心理护理工作，必须遵循以下伦理规范：

1. 及时帮助病人解决各种心理问题

在各项临床护理活动中，护理人员都应考虑病人的心理需求，及时帮助病人解决心理问题，使之建立起有利于治疗和康复的最佳心理状态，以减轻或消除病人的痛苦。具体做法主要包括以下两个方面：

（1）努力帮助病人完成角色转化

在病人诊断、治疗、康复过程中，病人从原来的社会角色转变为病人角色，再由病人角色转变为原先的社会角色的过程中，或多或少地会产生适应障碍的心理问题。比如，病人不能完全适应医疗、护理工作的要求，或难以重新适应社会角色。因此，在心理护理过程中，护理人员要深入了解病人出现适应障碍的原因，根据不同情况，与家属、单位共同创造条件，努力帮助病人顺利转变角色。

（2）为病人的具体心理问题提供有针对性的心理护理

对于孤独感较强的病人，护理人员尽量避免将其安排在单人病室，并且多与病人接触、交谈；对于猜疑心理较重的病人，护理人员在巡诊、查房时尽量避免当着病人的面与他人低声细语，同时耐心解释病人提出的问题，并以谨慎的态度进行各种护理处置；对于有恐惧心理的病人，护理人员要多予以安慰和鼓励，增强病人的信心和勇气；对于处于气愤和恼怒状态的病人，护理人员要保持冷静和应有的容忍度，耐心劝导病人，并以高尚的情操和精心的护理来感化病人。

2. 尽量了解和满足病人的心理需要

心理需要的满足对于病人的治疗和康复至关重要。因此，在心理护理过程中，护理人员不仅要遵循护理常规、各种操作规程、医院的规章制度，而且还要能准确地、全面地了解每一位病人的心理特点，根据具体情况满足病人对护理的心理需求，帮助病人克服困难，战胜疾病。具体做法主要包括以下两个方面：

（1）护理人员要了解和满足病人的共性心理需要

病人通常有尽快化验、检查、取药等需要，护理人员对候诊的病人就门诊、急诊布局、有关流程等做常规指导；住院病人有获得安全感的需要，护理人员要防止差错事故和意外事故的发生，预防交叉感染，观察药物的副作用；病人有被认识与尊重的需要，护理人员要认识与熟悉每一名病人，一视同仁地对待和尊重他们；病人有被接纳与友好相处的需要，护理人员将新入院的病人介绍给同病室的病友，并鼓励大家相互关照、建立友谊，使每位病人都感到温暖。

（2）了解和满足病人的个性心理需要

病人的个性心理需要因性别、年龄、收入、病种、病情等的不同而有差别，护理人员应深入了解，并有的放矢地满足病人的心理需要。对于老年病人，护理人员应多体谅和关心，耐心诚恳地解释并回答病人提出的问题；对于少儿患者，护理人员应该态度和蔼，表情和悦，说话温和，与患儿建立良好的情感关系；对于需要暴露隐私部位的病人，护理人员在操作过程中，应维护病人的尊严，注意保护其隐私；对于收入少、经济负担重的病人，护理人员应与医生配合，在不影响疾病诊治的前提下尽量帮助病人节省费用。

3. 努力创造一个有利于病人康复的环境

病房是病人治疗、休养的场所，其环境的优劣直接影响病人的身心健康。护理人员应尽力创造良好的环境，尽可能美化病房；保持病房空气清新，温度和湿度适中；安静的病房有利于病人的休养和睡眠，有利于病人的康复。另外，还可以根据病人生理、心理特性布置美化病房环境，如在儿科病房适当地张贴漫画和儿童喜欢的其他图片等。在病室和病区内走廊，亦可摆放绿色盆景植物、花卉、壁画等，美化环境，调节病人的精神状态。

4. 严格为病人保守秘密和隐私

人与人之间真诚相待、相互信任是进行心理护理的基础和前提。病人信任护理人员，把困扰自己的心理问题，包括自己的秘密和隐私倾诉出来，这些秘密和隐私有时甚至连病人的配偶、父母都不知情。如果护理人员不顾病人的感受，到处张扬或传播病人的秘密和隐私，将会失去病人对护理人员的信任，不但使护理工作难以继续进行，甚至可能要负道德或法律责任。因此，在不违反有关法律、法规的前提下，护理人员应有高尚的职业道德，为病人保守秘密和隐私。但是，当护理人员发现病人有伤害自己或他人的意图时，可在事先不通知病人的情况下，告知其家人及有关机构或部门，以对病人或他人的安全负责。

总之，心理护理的伦理道德规范体现了护理人员高度的事业心和强烈的责任感以及良好的护患关系，体现了护理人员精湛的技能和广博的心理学、伦理学、社会学、美学等方面的知识。

第二节　母婴护理伦理

母婴护理不仅关系到每名孕产妇和婴儿的健康与保健，而且关系到千家万户的幸福和国家的未来，因此，做好母婴护理工作，保障孕产妇和婴儿身心健康，是我国卫生事业的重要任务之一，是广大护理工作者义不容辞的责任。孕产妇与婴幼儿生理和心理的特殊性，对母婴护理工作提出了特殊的要求，护理人员应严格履行职责，自觉遵守道德规范。

一、母婴护理的特点

（一）护理对象的特殊性

母婴护理的对象既包括围产期孕妇以及刚生产完毕、身体非常虚弱的产妇，还包括刚出生的新生儿。因此，在用药时，不但要考虑对孕产妇的治疗作用和副作用，同时还应考虑与婴儿的利害关系。对于孕产妇而言，一方面其生理、病理变化大，不但异位妊娠、妊娠并发症等异常情况多，而且起病急，来势凶，事先难以预料，另一方面孕产妇通常有复杂的心理，如产检时隐私部位暴露引起的害羞心理，分娩时剧烈疼痛产生的恐惧心理。对于新生儿而言，一方面新生儿的抵抗力差，发病急，病情变化快，另一方面新生儿没有表达病情的能力。这些特点均加大了母婴护理的难度。此外，随着科学文化知识的普及和人民生活水平的提高，对母婴护理的要求越来越高，母婴护理工作的优劣，既关系到孕产妇和婴儿健康状况，也关系到医院的声誉以及家庭幸福和民族兴旺。因此，护理人员必须意识到自己肩负的重任，在母婴护理工作中应小心谨慎，要根据临床资料，综合分析，权衡利弊，兼顾母婴，确保安全。

（二）繁重性

母婴病人住院时间短，床位周转快，病人流量大，护理工作任务重。一方面，孕妇待产时的紧张和产妇生产后的疲劳均导致其自理能力差，另一方面，婴幼儿无自诉、自理能力，且病情发展、变化快，易感因素多，不稳定因素多。上述情况均增加了护理的难度和工作量。

（三）风险性

母婴护理工作涉及两代人的健康，甚至生命。妊娠、分娩并发症多，如妊娠中毒症、羊水栓塞等并发症来势凶险，变化急骤，若稍有疏忽，可引起严重后果；胎位不正时，如观察不细致，发现或处理不及时，分娩时可能导致难产、产伤甚至死产，婴儿即便成活，也可能因为产伤而遗留严重后遗症，给家庭和社会造成很大负担。据调查，我国残疾人总数超过 8500 万人，其中相当多的致残原因是出生缺陷，全世界每年死亡的孕产妇约 30 万。因此，母婴护理工作存在高风险性，若工作不够认真仔细，很有可能让护理人员惹上护理纠纷或诉讼。

（四）法制性

我国人口众多，文化教育水平相对落后，文盲中以女性居多。有些地方妇幼保健、计划生育组织不健全，队伍素质低，在实际操作过程中时有偏差，曾造成不良的社会影响。妇幼保健事业的发展及《母婴保健法》和《妇女权益保障法》的颁发实施，标志着母婴护理工作已进入法制管理阶段。护理人员要正确理解并严格执行法律、法规的要求，在保护孕产妇和婴儿的身体健康和合法权益的同时，也保护好自身权益。

二、母婴护理伦理规范

母婴护理不仅包括孕产妇的保健及分娩，还包括了新生儿的保健和母乳喂养的健康宣教等。护理人员在母婴护理工作中经常面临伦理道德冲突和困境。护理人员在注意其服务对象和性质的特殊性的同时，应当遵循以下伦理规范：

（一）热爱本职，无私奉献

母婴护理工作不仅关系到孕产妇和婴儿的健康，而且关系到人口的质量。母婴护理工作没有很强的规律性，紧急救治的病人多，护理人员参与抢救机会也多，有时甚至需要口对口吸痰或口对口人工呼吸，这就要求母婴护理工作者热爱本职工作，不怕脏，不怕累，任劳任怨，高标准，严要求，真正树立全心全意为母婴服务的献身精神。

（二）认真负责，高度负责

母婴护理工作涉及两代人的生命安危，责任重大。任何疏忽、拖延和处理不当，都会给母婴、家庭以及社会带来不良影响甚至无法弥补的伤痛。因此，护理人员要有高度的责任感，以母婴健康为第一原则。如用药前必须反复核对，并指导、协助、监督药物的使用；产程观察要严密，记录要及时；新生儿出生后及时做好标识。护理人员应严格遵守操作规程，认真负责，严防差错、事故的发生。任何粗枝大叶、麻痹大意和侥幸心理都是不符合母婴护理道德规范的。

（三）防患未然，精益求精

孕产妇和婴儿抗病能力弱，致病因素多，特别是围产期，危险系数大，死亡概率大。医务人员不仅要处理现存问题，而且还要对潜在性问题有预见性，这样才能防患于未然。如孕妇待产时，要全面评估产程情况，严格掌握助产、剖宫产适应证，做到判断准确，措施及时，操作一次成功。因此，母婴护理工作者要加强业务学习，勤学苦练，对技术精益求精，努力提高业务水平。

（四）严密细致，果断处理

有些孕产妇病情隐匿，变化迅速，例如，妊娠合并心脏病可突发心力衰竭；先兆子痫可突发抽搐；分娩时产妇可能突发羊水栓塞；发生胎儿窘迫时，胎心音可突然改变等。因此，护理人员要密切观察病情，监测宫缩、羊水、出血、胎心、血压等情况。即使在孕妇生产后也不能放松，产妇可能发生产后出血、羊水栓塞等。因此，在母婴护理工作中，本着对孕产妇和婴儿负责，对社会负责的态度，不可忽视任何细小的症状和体征，一旦发生紧急情况，护理人员要冷静、果断地抢救，要做到忙而不乱。切不可因为害怕担风险而犹豫或拖延，以致造成不可挽回的严重后果。

（五）关爱理解，医者仁心

陌生的医院环境，陌生的医护人员和疾病引起的痛苦等，都会导致住院的孕产妇或婴幼儿产生紧张、恐惧心理。护理人员要用亲切的微笑、温和的语气、温柔的动作对待病人，像对待自己亲人一样，使病人感受到家庭般的温暖、慈母般的爱心。

在围产期，多数孕妇思想负担重，心理问题多。待产时，有的孕妇情绪紧张，由于疼痛又喊又叫；有的心事重重，缄口无言，对一些隐情难以启齿，有意隐瞒。这时护理人员应同情、理解她们，主动关心帮助她们。在接生过程中，护理人员要做到态度和蔼，语言亲切，耐心安慰产妇，尽量消除产妇顾虑，使之顺利分娩。不得因其隐私而对其嘲笑，不得因病人叫喊而厌烦。作为护理人员，肩负着救死扶伤的使命，必须做到胸怀仁爱之心。没有体恤病人之心，很难将这个工作做好。护患关系的紧张和矛盾，是护理人员在为病人服务的过程中产生的。病人的抱怨并不仅仅针对护理人员的技术，而往往针对护理人员道德方面的欠缺，如态度恶劣、不尊重病人等。

（六）尊重爱护，保护隐私

在母婴护理工作中，要尊重病人的权益和人格，保护病人隐私。首先，医务人员应仪表端庄，态度严谨，行为规范，这是取得病人信任的首要条件，也是尊重病人的具体体现。做妇科检查时，要态度严肃，行为端庄，操作力求轻柔，避免多次重复检查。其次，在产检时，尽量缩小暴露范围。检查室和产房要与外界隔离，严禁无关人员进入。在护理工作中，涉及病人隐私的问题，不应过多询问。对病人向自己吐露的隐情、私事，必须注意保密，不得随便向他人泄露，更不得作为医务人员谈资和笑料。

第三节　老年护理伦理

随着科学技术的进步和医疗保障水平的不断提高，人类寿命逐渐延长，老年人在总人口中所占的比例越来越大，与之相关的社会问题也日益突出。按联合国有关规定，当60岁以上老年人在总人口中所占比例超过10%，或65岁以上的老年人在总人口中所占比例超过7%，就称为老龄化国家或地区。我国于1999年就已步入老龄化国家行列。最新统计数据显示，截至2018年底，我国60周岁及以上人口占总人口的17.9%；预计到2050年，我国将有4亿多60周岁以上的老年人。《"健康中国2030"规划纲要》提出要促进健康老龄化，加强老年护理工作、实施健康中国战略是护理人员义不容辞的责任。

一、老年病人护理的特点

（一）诊疗、护理难度大

老年人敏感性降低，如老年人体温调节中枢功能降低，痛阈值增大，患病后往往体温升高不明显，对疼痛反应不敏感，容易造成病情与表现相关性差，症状和体征不典型。如病原体感染发病后不发热或发热不明显。消化道穿孔腹膜炎后，腹痛、腹肌紧张不明显等。加上老年人听觉功能下降，记忆力差，主诉病情不确切，回答问题不清楚。老年病人对药物耐受性差，服药后容易出现药物不良反应。由于老年人肝、肾功能衰退，药物代谢和排泄功能降低，药物在体内蓄积，容易引起中毒等问题。老年病人的上述特点增加了诊疗、护理的难度。

（二）病种多，病情重

进入老年期后，老年人多系统功能先后衰退，多器官功能相继减弱，所以往往是数病并发。由于内环境稳定功能差，一旦出现应激因素，如感染、创伤等，病情就会迅速恶化，发生严重并发症，甚至死亡。

（三）病程长，康复慢

老年人常患有高血压、冠心病、糖尿病等慢性疾病。这些疾病本身病程长、难治愈，加上器官老化，恢复能力差，疾病往往迁延持续，病程漫长，久治不愈，并常留有后遗症。

（四）心理复杂

由于逐渐接近人生暮年，老年人在日常生活中常感到孤独、寂寞，易产生悲观、失望、恐惧的心理，老年病人普遍存在怕衰老、怕疾病不愈、怕病死的心理。因此，医护人员应重视老年病人的心理护理。了解和掌握病人的心理态度，因人施护，对提高他们的治疗效果有明显的促进作用。

（五）有长期照护的需求

目前我国已经步入老龄化社会，且人口年龄结构老化呈加剧趋势，同时，家庭规模的日益小型化和家庭结构的日益空巢化，使得家庭照护功能不断减弱，传统的家庭照护将难以承担长期照护老人的责任与重担，长期照护的社会需求急剧增加，老年人长期照护服务已经成为重要的社会问题，受到越来越多人的关注。随着人口老龄化加剧，医疗护理费用必然增加。2016年7月，我国在河北省承德市、吉林省长春市、上海市、重庆市等15地开展长期护理保险制度试点。未来，长期护理保险制度将在我国全面铺开，失能、失智老年人的基本生活照料和医疗护理将得到保障。

二、老年病人护理伦理规范

世界卫生组织前总干事G.H.布伦特兰说过："健康是人们享受生命最重要的前提，特别是在他们年老的时候。"在为老年人提供护理的过程中，护理人员应加强职业道德修养，恪守护理伦理规范，弘扬中华民族尊老爱老的优良传统。护理人员应根据老年病人的生理、心理等特点，遵守以下道德要求。

（一）理解与尊重病人

老年病人不仅存在各组织器官功能减退的问题，其心理功能、精神活动及人格特征等均产生相应的变化。例如，有的老年人抑郁怪僻，我行我素，甚至固执己见，事事以自我为中心，要求特殊照顾。在护理过程中，护理人员要注意尊重他们，态度要和蔼耐心，说话声音要洪亮而清楚，在老人叙述自己的过去时，要认真倾听，让他们在对过去的回忆中产生一种满足感和自豪感，从而保持良好的心境，让病人感到自己存在的价值，从而愉快地接受治疗和护理。

（二）爱护病人，加强心理护理

由于老年人的健康水平下降、经济收入减少、社会关系改变，尤其是患病后，由一个能独立生活的人，突然变为处处受医院规章制度约束、事事依赖他人帮助的人。这种家庭、社会角色的改变容易引起老年病人心理上的改变，如孤独、忧郁、无所适从等，加上感觉功能减退，行动不便，周身不适，常使他们处于痛苦不堪的心理状态。因此，护理人员应主动关心爱护他们，根据他们的心理特征，给予心理护理。例如，对悲观失望者安慰鼓励，启发引导；对情绪忧郁、沉默寡言者，要经常接触、倾心交谈。充分了解病人的想法后，应尽量满足其需求，急病人所急，通过积极治疗、细心护理，尽力解除或减轻病人的病痛。此外，可根据老人的特点在医院设施上作相应改进，如在走廊两边加扶手，配备颜色鲜明、易于触及的呼叫装置等，以更好地呵护病人。护理人员应以良好的医德医风、精湛的医疗护理技术和周到细致的服务，使老年病人产生亲切感、舒适感和安全感。

（三）严谨、审慎护理病人

由于老年人的病情隐匿，临床表现不典型，并且往往数病并发，病情复杂，易造成误诊或漏诊，因此，护理人员要更加认真负责，严谨审慎，加强病房巡视工作，密切观察病情，全面了解病人的生理、心理变化。同时制定护理方案时，应以高度负责的精神审慎行事，不可粗疏大意，在确定护理目标后，多设计几种护理方案，从中选出效果最佳和风险最小的方案予以实施。

由于老年人的生理和心理状态有其自身的特殊性，所以对老年病人的护理，除了遵循一般的道德规范外，还要根据老年病人的特点，给予针对性的护理，最大限度地消除或减轻老年人的功能障碍，最大限度地恢复其生活自理能力，这是护理人员应尽的道德责任。

第四节　精神病病人护理伦理

精神病（mental disorder）是指因各种生物、心理及社会环境因素影响和大脑功能紊乱所导致的以认知、思维、情感和意志等精神活动不同程度障碍为主要表现的一类疾病。根据我国 2017 年部分地区精神疾病流行病学调查结果估算：在我国 15 岁以上人口中，各类精神病病人人数超过 1 亿人，其中 1600 万人是重性精神障碍病人，其余大多数是抑郁症、自闭症等精神障碍或心理行为障碍病人。由于病人自知力、自制力和自理能力减退或丧失，有的病人否认有病，拒绝治疗，而且多数病人病因不明，致使护理工作难度加大，对护理道德也提出了更高的要求。

一、精神病病人护理的特点

（一）护理难度大

由于精神病病人大多自知和自控力较差，诉说病情不正确或不准确、不全面，对检查和护理不能配合甚至拒绝，给护理工作带来了较大的困难和麻烦。

另外精神病病人由于受精神症状的影响，可能会出现思维紊乱、行为失常。比如精神分裂症病人、躁狂发作的病人，因其可能出现冲动伤人、毁物或自伤等行为，严重危及个人安全和社会安宁，给家庭和社会造成严重后果；有些精神病病人性格极端，情绪反常，有些病人可能会出现拒食或暴饮暴食行为；很多病人可能缺乏疾病自知力，否认有病，就医者多是被诱导、哄骗，甚至被强行送入院，所以其抵触情绪大；有的病人生活不能自理或没有自我保护意识。上述种种情况都增加了精神病病人护理的难度。

（二）病情反复

精神病人在发病时主要以药物治疗控制病情的发展，待症状缓解，稳定后逐渐减量并辅以心理治疗和护理，逐步使疾病痊愈。但由于精神病发病机制尚不清楚、病人治疗依从性差等原因，该类疾病的复发率仍较高，病人再次住院治疗的概率明显比其他疾病高。

二、精神病病人的护理伦理规范

根据精神病病人护理的特点和 1977 年第 6 届世界精神病学大会制定的《夏威夷宣言》中相关伦理准则的要求，精神科护理人员应遵守以下伦理规范：

（一）尊重病人

长期以来，由于感知、思维、情感等方面的异常，精神病病人自制力差，经常会作出一些影响家庭生活和社会正常秩序的行为，因此经常会受到社会的歧视和人们疏远，甚至愚弄和凌辱。精神病病人这一弱势群体社会地位低下，合法权益常被侵犯，加上社会对此尚未引起足够的重视，在精神病人的护理方面存在许多道德和法律问题。护理人员要尊重病人，爱护病人，精神病病人有获得尊重和恰当治疗与护理的权利。

1. 尊重病人的人格

尊重病人，首先要尊重精神病病人的人格，把精神病病人当作普通病人一样看待，给他们以公正的人道主义待遇。这是对待精神病病人最基本的道德规范，也是精神科护理人员最基本的道德要求。

受社会偏见等因素的影响，精神病病人通常难以过上正常人的生活。精神病病人常常备受歧视和冷遇，甚至亲友疏远，家人嫌弃。如今，社会上还有一些人把精神病病人当作嘲笑、戏弄的对象，甚至打骂凌辱。更为严重的是，精神病病人病情发作时，不承认自己有病，一旦病情缓解，自知力恢复，了解到自己所患疾病的性质和患病期间的行为后，常会陷入难以自持的痛苦和绝望之中。我国著名精神病学家粟宗华说过："内外科病人的病史是笔墨写的，精神病病人的病史是血和泪写的。"一切有良知的人都应当以高度的同情心和人道主义精神对待精神病病人。第六届世界精神病学大会制定的《夏威夷宣言》曾指出："把精神错乱的人作为一个人来尊重，是我们的最高道德责任和义务。"对待精神病病人应像对待其他病人一样，理解和关爱他们，尊重他们的人格，千方百计减轻他们的痛苦，促进他们的康复。

2. 尊重病人的权利

虽然重症精神病病人在发病期间不能独立作出自觉意识判断，但这丝毫不影响他们享有公民的合法权益。有些人甚至某些精神科的医务人员认为：精神病病人没有能力行使知情同意权，这是错误的观点。《夏威夷宣言》提出：只要有可能，就应该取得病人或亲属的同意，不能违背病人意愿，除非病人病重不能表达自己的意愿，或者是在病人对旁人构成威胁的情况下，才可施以强迫治疗，但必须考虑病人的切身利益。《夏威夷宣言》特别强调在对精神病病人实施治疗时，要尊重病人的知情同意权，这是对待精神病病人的重要道德准则。

虽然精神病病人精神失常，有时会失去理智，但在其精神活动正常的时候，他们既有对治疗方案提出异议的权利，也有选择适当治疗方式的权利。护理人员对于他们提出的问题和建议，要正确对待，予以考虑。合理的尽量采纳，不合理的要耐心解释，不能认为精神病病人处于"病态"而不予理睬。

医护人员在某些特殊情况下享有特殊干涉权，甚至实行强迫治疗或保护性约束，但不要随意使用，更不能将其作为威胁、恐吓或报复病人的手段。即使因病人的病情和治疗需要，也应慎用强迫治疗或保护性约束，以不伤害病人、有利于治疗或康复为原则。护理人员应注重保护精神病病人的利益，尊重病人的权利。

（二）保护病人的安全

1. 创造良好的住院环境，改善管理模式，使病人产生安全感

长期以来，许多医院的精神科对住院病人的管理采取看守型模式，使病人与家庭、社会隔绝。这种模式不仅影响病人的康复，而且使病人产生孤独感和不安全感。随着医学模式的改变及人文关怀理念的建立，许多精神病院逐渐实施开放式管理，除了住院环境整洁、

舒适，带有家庭气息外，还为稳定期病人建立病区花园，开展工娱疗法等，使病人从单调、封闭、沉闷的病房里解放出来。良好的氛围和富有道德意义的管理模式，有助于加速病人的康复，并提高其出院后适应社会的能力，充分体现了对待精神病病人的人道主义精神。

2. 加强巡视，密切观察，保证病人安全

精神科病房常有自伤或伤人等意外情况的发生。因此，值班护理人员要坚守工作岗位，按时巡视病房，严格履行岗位职责，了解病人的病情和心理变化。对于那些有自伤、自杀企图以及伤人毁物倾向的病人，更要加强监护，着重检查病房内有无刀、剪、绳等危险物品，排除不安全因素，杜绝隐患，以防意外。

3. 严格掌握适应证，合理选择护理方法

有些严重的精神病病人在急性发作期间，不但不能配合治疗，还会因失去理智，做出自残、自杀，或毁物、伤人等后果严重的行为。此时，护理人员必须采取有效措施，限制他们的行为，以保证病人及他人的安全。行为控制的方法包括护理约束、药物控制、休克疗法和精神外科疗法等，其中护理约束是指精神科护理人员对一些严重精神疾病病人采取保护性约束并控制其行为的护理方法。这种方法涉及病人的自由和自主权问题，多数专家认为，应尽量减少约束，更不能滥用约束，但也不能完全否定约束的作用，如果某些精神病病人拒不服药，无法控制其自残或其他暴力行为，适当采用上述的行为控制方法，对病人以及他人都是有利的，也是符合道德的。应当注意的是，护理人员采用这些方法时必须严格掌握行为控制疗法的适应证，以控制病情、防止病人自残和伤人为原则。此外，在治疗过程中，护理人员要加强查对和交接班制度，严密观察病人行为反应，及时发现和处理药物副作用等，确保精神病病人的安全。

（三）保守秘密

保守病人的秘密是保护性医疗制度的一项具体措施，是形成和谐的护患关系、赢得病人信任与配合的基本条件。它体现了对病人权利、人格的尊重和维护，是护理道德的基本内容之一，在精神病病人的护理中尤为重要。在诊疗护理工作中，护理人员常常需要详细地了解精神病病人所处的社会环境、家庭情况、生活经历、兴趣爱好、婚姻状况以及患病后的各种病态观念和行为。这往往涉及病人的各种隐私，护理人员均要保守秘密，不能随意泄露给他人，更不能作为谈资笑料。因为隐私的暴露可对一些病人造成严重的心理伤害。例如，躁狂发作病人在发病期间可有不正常的性行为，若护理人员将此事传扬出去，当病人清醒后知道此事，则可能产生难以面对他人的想法，甚至可能轻生。对于某些并不危害社会的轻度精神病病人，在一段时间内为其保密，也是对其人格尊重和保护的表现。如一些父母不想让患有精神病的孩子知道自己有精神病，常把药物拌在饭菜中吃，这也是可以提倡的一种伦理关怀和爱护。

（四）正确对待异性病人

精神科护理人员在和病人接触、相处的过程中，态度要自然、端庄、稳重，亲疏适度，以免病人产生幻觉或误解。护理人员不宜浓妆艳抹，过分打扮，以免招致病人的性冲动，也不宜与异性病人单独在小房间里做过长时间的谈话。总之，护理人员要有高度的警觉性，抵制某些轻狂型、癔症病人性欲亢进的诱惑，自尊自爱，切不可做出有损道德和违法的事。

（五）恪守慎独

精神病病人发作时思维紊乱，不能正确反映客观事物，不能对自己的行为负责，也不能对护理人员的行为给予恰当的评价。有些护理人员认为，护理少做点或多做点，甚至做错了也没关系，反正病人也不知道，即使病人真的知道，也没有人会相信他们，这种认识是极端错误的。护理工作者要严格要求自己，恪守慎独精神，凭自己的道德良心和责任感对待每一位病人和每一项护理工作，无论有无监督，都要表里如一，认真对待。不管白天或黑夜都要按时巡视病房，观察病情，以防意外。在任何时候、任何情况下，不得马虎从事，敷衍塞责。护理人员要认真履行道德义务，尽职尽责，自觉主动、及时准确地完成各项护理任务。

总之，护理人员在护理精神病病人时，不但要有扎实的护理知识和专科技能，还应掌握精神病学、伦理学、社会学、行为学、心理学、法学等多学科知识和自我防护能力和技巧。如在接触"钟情妄想"的异性病人时，态度要自然，仪表要端庄，亲疏要适度；对病人的财物要认真清点，妥善保管，不得利用病人的思维混乱，故意破坏甚至侵占。精神病人病情发作时往往受幻听、幻觉、妄想等病态感知觉或思维的支配，有时会对护理人员产生冲动或攻击行为，护理人员应在确保自身安全的基础上，克制忍让，不能采取不正当的"治疗手段"进行惩罚和报复。

第五节　传染病病人护理伦理

传染病（infectious disease）是指由细菌、病毒、立克次体、支原体、原虫等各种病原体通过各种途径侵入人体所引起的传染性疾病。因为具有传播性、流行性、聚集性等特点，在一定外界条件下能使很多人在同一时期或先后患病，严重危害人们的健康。因此，要求护理人员认真做好护理工作，积极预防传染病的发生，以保障人民的健康。

一、一般传染病病人护理的特点

（一）消毒隔离严

传染病科是各种传染性疾病集中的场所。每个传染病病人都是一个传染源。护理人员如果忽视消毒隔离制度，很容易在病人之间发生重复感染或交叉感染，使病人旧病未愈又染上新病。此外，疾病还可以通过护理人员、探视的家属或病房的污物、污水传播给其他社会成员。所以，严格执行消毒隔离制度是传染病护理的重要内容。

（二）心理护理任务重

传染病病人除了疾病带给自身的痛苦外，还可能传染给他人，甚至造成疾病暴发流行，危害性大，传染病病人易产生焦虑恐惧、孤独自卑、烦恼厌倦等心理问题，因此，护理人员对其进行心理护理的任务重。

1. 焦虑恐惧

由于病人对所患传染病认识不足，听到"传染"二字就表现出惊慌，还会担心自己将疾病传染给自己的亲人，特别是自己的父母、子女，担心影响学习、工作和家庭生活。此外，受到陌生环境的影响，更加容易焦虑不安，忧心如焚。

2. 孤独自卑

由于传染病实行严格的隔离措施，住院期间被限制在一定范围内活动，不能随便外出。加上传染病房探视、陪住制度严格，病人不能经常与亲人、朋友见面，甚至个别亲人、朋友谈到传染病都避而远之，使病人处于孤独无助的状态，增加了病人的自卑感。此外，有些传染病人对医院的防护措施不理解，误认为医务人员嫌弃自己，常常情绪低落，悲观失望。

3. 受限制心理

传染病人由于病种的不同，入科后必须采取严格的隔离措施，并限制在一定范围内活动，不能外出和接触隔离区以外的人或物。这样，病人往往有受限制和压抑的感觉，进而出现厌倦情绪，甚至视病房为牢房。

（三）时效性强

传染病具有传染性、暴发性、流行性的特点，尤其是急性传染病，来势凶，发展快。如果不能早期发现、及时治疗和尽早隔离，一方面，病人病情会迅速发展恶化，甚至死亡，另一方面，疫情会迅速蔓延。如流行性乙型脑炎，该病起病急骤，发展迅速，而且目前尚无特效疗法，主要是依靠及时有效的对症治疗和护理，使病人度过高热、抽搐、窒息、感染、呼吸功能衰竭五关，否则病人极易死亡。所以，护理人员要及时发现，及时救护，及时消毒隔离，及时报告疫情，有效地治疗和控制传染病，使其危害降至最低。

（四）社会责任大

在传染病护理过程中，护理人员不仅要对病人负责，而且要对其家属及整个社会群体负责。护理人员一时的疏忽大意很可能会造成疾病传播或自身感染，甚至可能导致疾病的流行或暴发流行，从而造成严重的社会后果。因此，社会责任大是传染病护理极为显著的特点。

二、一般传染病病人的护理伦理规范

因为传染病病人具有传染性，因此对传染科护理人员的道德情操提出了更高的要求，护理人员既要有高度的同情心和责任感，还要有无私奉献精神；既要大胆进行护理工作，又要注意自身防护。具体的护理伦理规范如下所述：

（一）爱岗敬业，具有奉献精神

从事传染病护理的工作人员，要深入疫区、病房，工作艰苦，感染机会大，加之外界对传染病防治专业人员有偏见，对接触传染病的医务人员敬而远之，往往使得传染科护理人员心理压力较大。传染病对社会人群健康的危害大，因而传染科工作的社会责任也很大，护理工作质量的好坏，不仅关系到病人的健康，还关系到社区人群甚至整个社会成员的健康。因此，护理人员应热爱本职工作，在加强自我防护的前提下，发扬无私奉献精神，全心全意为病人健康服务，这是对从事传染病护理工作的人员首要的道德要求。

（二）预防为主，对社会负责

"预防为主"是我国卫生事业的既定政策，更是传染病防治工作的基本方针，也是广大传染病护理工作者的社会责任。预防传染病发生，控制其发展、流行，具有重大的社会意义，也是传染病护理的首要道德要求。

新中国成立后，党和政府十分重视传染病的防治工作。由于贯彻了"预防为主"的方针，鼠疫、天花等烈性传染病迅速消失，其他如白喉、麻疹、流行性脑脊髓膜炎等多种传染病已经得到有效的控制。某些传染病即使尚未得到完全控制和消灭，其发病率和死亡率均明显下降。但是，护理工作者也应清醒地认识到：我国传染病的发病率还比较高，有些严重的传染病，如霍乱、病毒性肝炎等时有暴发流行。血吸虫病、黑热病等病的发病率也有所回升，尤其是肺结核的发病率回升明显。可见，传染病的防治工作任重而道远。护理人员除了要做好传染病的护理工作外，还要与有关部门和人员紧密配合，做好传染病预防工作：

1. 控制传染源

护理人员除了积极协助医生治疗疾病和护理好病人的身心健康之外，还要严格执行传染病病人的隔离管理，对疑似感染病人进行医学观察。

2. 切断传播途径

护理人员做好科室的消毒灭菌工作，既要预防院内的交叉感染，又要对社会负责，切忌将未经严格处理的污染物品流出医院外。

3. 保护易感人群

护理人员要对易感人群进行健康宣教，传授传染病的防治知识。

4. 做好自身防护

护理人员在遇到以下场景时，应当根据传染病的传播途径和流行情况使用防护用品，如隔离衣、防护镜、医用口罩、手套等：①在进行接触血液、体液、排泄物、分泌物等可视污染物的操作时；②在进入传染病区执行护理操作时；③在传染病流行期间的发热门诊工作时。

（三）严格执行消毒隔离制度

消毒隔离是传染病护理工作的重要内容。护理人员既有治疗、护理传染病人的义务，又有控制传染源、切断传染途径和保护易感人群的责任。护理人员应严格执行消毒隔离制度，防止交叉感染的发生。

首先，护理人员应严格按照规定，对各类传染病人进行隔离治疗，对疑似感染病人进行隔离观察，将其活动限制在一定范围内，无关人员不得随意进入病房，病人更不能随便外出。这虽然限制了病人的活动自由，但是这种限制以避免传染病的流行和扩散为目的，是必须的，也是符合道德要求的。值得注意的是，这种隔离只是与病人身体接触上的隔离，护理人员对隔离对象不应有思想上的歧视、人格上的侮辱和生活上的为难；相反，还应给予隔离病人更多的同情和关怀，以缓解其身心痛苦。

其次，严格按照卫生标准做好消毒工作。对病房空气和环境中各类用品、器具要彻底消毒，对各种污染物、排泄物进行消毒后方可丢弃或焚烧，防止污染环境。任何粗心大意、随意违背或简化操作流程的行为，都可能造成传染病在医院内交叉感染或向院外扩散蔓延，都是不符合护理道德的。

（四）履行职责，认真执行疫情报告制度

全国人民代表大会颁布了《传染病防治法》等一系列法律、法规，使传染病的防治工作有章可循，有法可依，有关护理人员应该认真贯彻执行有关要求。对我国法定的40种传染病，应重点进行监测，一旦发现传染源、疑似传染源或者病原体携带者，除根据病人的具体情况采取防治和护理措施外，执行职务的医护人员还必须迅速、准确地填写传染病报告卡，并及时将甲类、乙类和丙类传染病病例向医疗保健和防疫机构进行疫情报告，防止迟报、漏报、错报，也绝不允许瞒报和谎报疫情。

（五）加强宣传教育，普及卫生知识

传染病具有传播性，对社会、对人类危害极大。传染病科的护理人员要从病人的利益，从社会公共利益出发，采取各种形式，积极开展传染病防治的宣传教育，让传染病病人自觉接受消毒隔离措施，以预防交叉感染。此外，护理人员还应向广大群众普及卫生知识，积极倡导健康的生活方式，提高公众预防疾病和卫生保健意识，动员大家为预防、控制传染病共同努力。

三、性病和艾滋病病人的护理伦理规范

性传播疾病已经成为世界一个严重的社会问题，尤其是艾滋病更引起了世界各国的高

度关注。我国已出台一系列艾滋病相关政策和法规，例如，2012 年国务院颁布了《艾滋病防治条例》，公开倡导关爱艾滋病病人。国家卫生健康委员会公布的传染病疫情数据显示，2018 年我国艾滋病死亡人数为 18 780 人，发病例数较 2017 年上升了 23%。在纳入统计的传染病病种中，艾滋病死亡率排在第一位。如此严峻的现实已引起国家和社会高度重视，防控艾滋病任重道远。针对性病、艾滋病的道德伦理学主要研究疾病预防、治疗及控制过程中的各种正常伦理关系。医务人员应遵循以下基本伦理学原则：

（一）思想重视，营造良好环境

控制性病、艾滋病流行是人类医学史上的一场重大挑战，该工作涉及医学、伦理学等各个领域。推动全社会开展反歧视活动，营造防治性病、艾滋病的良好氛围的意义重大。各级护理人员应积极创造一个平等、宽容、负责的治疗和护理环境。这是对性病、艾滋病病人的首要护理伦理要求。

（二）加强教育，预防为主

性病、艾滋病传染性强，社会危害大，如果任其泛滥，将成为世界性灾难。目前还没有预防艾滋病的疫苗或治愈艾滋病的可靠治疗方案，主要是依靠预防来控制疾病发生和传播。加强性病、艾滋病预防知识的教育，提高公民自我保护意识，首先应加强性道德教育，使人人洁身自爱，是预防经性途径传染艾滋病的根本措施；加强血制品的管理，不共用注射器，拒绝毒品。在对性病、艾滋病病人的护理过程中，护理人员要耐心宣传教育，帮助病人掌握有关防治知识，增强其战胜疾病的信心，令其积极主动地配合治疗和护理。

（三）关心爱护，予以心理疏导

由于性病多为婚外性行为所致，艾滋病也与不道德性行为有关，病人往往要承受舆论的谴责、社会甚至家庭成员的歧视，多数病人有自卑、内疚甚至负罪感，部分病人诉说病情时闪烁其词，甚至谎话连篇，或意志消沉，自暴自弃，甚至产生报复社会心理。少数被动受害的病人情绪激动，痛哭流涕。他们不但要承受疾病的折磨和随时会失去生命的恐惧，还要在绝望中忍受歧视和冷漠。护理人员应该了解他们的心理，体谅他们的痛苦，本着人道主义精神，同情、理解他们，关心、爱护他们。在护理过程中，护理人员要热情和蔼，语言文雅妥帖，决不允许讥笑、挖苦病人，侮辱病人的人格。要千方百计帮助病人消除不良心理，增强病人生活的信心和战胜疾病的勇气。

（四）分享权利，共担责任

病人及感染者应有获得信息、教育、医疗、护理的基本权利，这些基本权利对疾病的治疗、控制，以及健康人群和高危人群预防感染均有重要意义。病人及感染者有知情同意权，主要体现在以下几个方面：①信息告知。病人及感染者有权了解自己目前的感染状况及疾病严重程度。医务工作者有义务将病人的疾病状况告诉病人，并告知其存在的问题及可能发生的后果。②信息理解。医务人员应使病人及感染者充分理解所告知的信息，要用病人及感染者能理解的语言告知相关信息。③自愿同意。医务工作人员作出某项决定或措施，需得到病人及感染者本人自愿同意。④尊重病人保密权和隐私权的同时，注重双重效应原则：当保密内容涉及病人生命健康危险时，如性病、艾滋病病人要自杀，护理人员知道这一事实，不应听之任之，应积极采取救治措施；另一方面，当保密内容给他人带来危害，且此危害并不能得到伦理辩护时，例如，HIV 阳性感染者坚持要捐献精子时，应及时劝说并阻止此类行为，如果劝阻失败，可酌情告知精子库工作人员该病人的真实病情。另外，当保密内容给社会带来危害，如 HIV 阳性感染者在医务人员不同意的情况下，从事危害公众利益的活动时，护理人员应在权衡利弊之后，做出有利于他人和社会的抉择，同时力求将对病人的危害降到最低。

（五）尊重科学，防止交叉感染

护理人员在护理艾滋病、性病病人的过程中，要尊重科学，严格遵守消毒、隔离规范和护理技术操作规程，注意加强自身防护，防止交叉感染，但也不应害怕、疏远病人，不应如临大敌，不应过度隔离、过度消毒，否则会让病人感觉到自己像得了瘟疫一样，进而感到更加孤独，意志更加消沉。

（六）精心救护，提高生命质量

目前艾滋病尚无特效药物治愈。护理人员应积极采取有关治疗、护理措施，以满腔的热忱、严谨的态度和娴熟的技术全方位地照护病人，千方百计地减轻病人身心的痛苦，尽可能地提高病人的生存质量。

第六节　急危重症病人护理伦理

救护急危重症病人是临床医疗护理工作的一项重要内容。急危重症病人起病急骤，病情危重，变化快，死亡率高。能否及时有效救治，关系到病人生命的安危。急危重症护理的特点和抢救工作的特殊性，要求护理人员不但要有精湛的业务技术，还要有高尚的道德情操。

一、急诊护理的特点及伦理要求

（一）急诊护理的特点

1. 随机性强

急诊病人的抢救和护理超越了传统的分科范围，尤其是现代人类活动空间的扩大，生活节奏的加快以及交通工具的多样化等因素，使急症和各种意外事故明显增加。病人的就诊时间、人数、病种、病情都是护理人员事先无法预料的，只有高度重视病人的生命，掌握急救知识和技能，做好急救设备的准备和药物的保障，才能随时应对各类急症病人或突发事件产生的大量病人。

2. 时间紧迫

急诊病人病情发展快，时间紧迫，如不及时救护，就有可能导致一些本可以挽救的生命丧失被救护机会，如心脑血管意外、中毒、严重创伤病人。很多情况下，由于病人意识模糊或丧失，病人或他人不能提供详细病史，医生也不能按部就班地进行体格检查、化验和特殊检查，只能立刻投入抢救。因此，护理人员应灵活、镇静地运用自己的知识和经验协助医生开展救治，同时密切与家属联系，全力以赴地抢救病人的生命。

3. 病情复杂，协作性强

急诊病人，如中毒、休克、严重复合伤病人，往往是多系统、多器官同时发生病变，需要多学科、多专业的医护人员协助抢救。这就要求急诊护理人员要有敏锐的观察力和鉴别力，运用多学科知识监护和护理病人，为医生的诊断和治疗提供可靠的依据。有些病人病情复杂，可能涉及不同专科，需要护理人员在高效能的组织指挥系统和协作制度下，与其他人员相互协作，共同救治病人。

4. 压力大

由于病人发病突然，短时间内可能有大量危重病人需要处理，因此护理人员工作强度大，任务重，加之病人病情变化快，病人及家属情绪急躁，容易产生医疗纠纷，护理人员精神紧张，工作压力大。

（二）急诊护理的伦理要求

1. 争分夺秒，全力以赴

急诊病人病情紧急，变化迅速。抢救工作是否及时，往往是成功与否的关键。例如，病人发生心脏骤停造成脑细胞缺氧，抢救时间是以分秒计算的；发生大出血时，病人在很短的时间内就会引起休克、死亡；存在气管异物时，病人在数分钟内即会窒息死亡。在这些情况下，如果医护人员稍有疏忽或迟疑，就可能失去抢救时机，轻者延误病情，重者危及病人生命。因此，急救护理人员要牢固树立"时间就是生命"和"速度就是关键"的观念，突出一个"急"字，做到急病人所急，争分夺秒、全力以赴地抢救。护理人员要坚守岗位，做好各项准备工作，密切观察病情。坚持急诊优先的原则，简化手续，尽量缩短从接诊到抢救的时间，以冷静、敏捷、果断的作风，及时准确地实施各项抢救措施，提高抢救成功率。

2. 同心协力，密切配合

急诊病人的病情严重、复杂，要使险象环生的急症病人渡过危险关，不但要求护理人员有熟练的抢救技术和不辞劳苦、连续奋战的工作作风，而且要具有团结协作的精神。急症病人的抢救需要医护密切配合，有时甚至需要科室内甚至医院内各级人员、各专业人员之间的密切合作，相互支持。因此，参加抢救的所有护理人员要顾全大局，团结一致，在自己的岗位上尽职尽责。护理人员要积极主动，竭尽全力协助医生做好急诊病人的抢救工作，使病人转危为安。同时，护理人员还应做好病人家属的安抚、协调工作。

3. 常备不懈，敢于负责

急诊病人大多病情危急，变化快，无论是就诊时间、人数，还是病种、病情都是事先无法预料的。所以，护理人员要把病人的生命安危放在首位，从思想上、组织上到物质上常备不懈。一方面，各种抢救仪器和药物要专人管理，按需供应，定点放置，按时检查，及时消毒，随时补充或更换，保证仪器设备的百分之百完好率，随时准备满足各种情况下的救护需要。另一方面，护理人员要敢于承担风险，积极抢救病人。在医生未到之前，如有紧急情况，应以病人的利益为重，敢于负责，坚决果断地采取力所能及的抢救措施，如清理呼吸道、人工呼吸、止血、输液、洗胃、心电监护等，争分夺秒，抓住时机抢救病人，为挽救病人的生命赢得时间。护理人员不能优柔寡断，患得患失，要有"一切为了病人，为了病人的一切"的使命感，忘我工作，只要有百分之一的希望，也要做到百分之百的努力。那种回避风险、推卸责任、借口等待医生而无所作为贻误时机的行为，是不符合护理道德要求的。

4. 同情理解，加强心理护理

由于急诊病人多为意外伤害或突然发病，病人及家属均无思想准备，多表现为焦虑不安，情绪急躁，对护理人员往往提出过分要求，甚至无故指责，无理取闹。因此，急诊护理人员要有"急病人所急"、"想病人所想"的情感，同情病人，理解病人及其家属的心情。首先，护理人员要避免急诊不急的现象，争分夺秒抢救病人，千方百计减轻痛苦。其次，护理人员要多使用安慰、解释性语言，尽快安定病人及其家属的情绪。对于心肌梗死、高血压脑病等急重症病人，由于死亡率、致残率高，病人多处在高度应激状态，表现为紧张、恐惧、惊慌失措。若病人交感神经兴奋，将会加重病情，甚至造成严重后果。这时，要求护理人员急而不躁，忙而不乱，以热情的态度、亲切的语言、娴熟的抢救技术和严谨的工作作风赢得病人的信任，消除其紧张情绪，帮助其转危为安。

急诊病人是各式各样的，除轻重缓急不同外，还可能有犯人、肇事者、自杀者、艾滋病或其他传染病病人等。医务人员要公平对待，不能歧视和推诿他们，要一视同仁地履行人道主义职责。特别是自杀类型的病人，大多数是由于受尽痛苦的折磨，内心有说不尽的伤痛和无奈，失去理智自杀，因此更需要理解和关怀。护理人员应该以自己美好的心灵、热情的服务、耐心的劝导，使他们振作精神，正确对待人生，重新点燃生活的希望，鼓起生命的风帆。

二、危重病人护理的特点及伦理要求

（一）危重病人护理的特点

危重病人是指病情危重，随时有可能发生生命危险的病人。危重病人的护理具有紧迫性、艰巨性、风险性和不可逆性等特点，危重病人的思想顾虑重，病情危急，因此危重病人的护理工作难度大，护理道德要求高。

（二）危重病人护理的伦理要求

护理危重病人时，护理人员除了熟练掌握心、肺、脑复苏术和各种仪器监控技术外，还必须具有良好的医德，既要珍视生命，全心全意为病人健康服务，也要努力提高病人生命质量，还要努力提高病人生命质量，对病人、对社会高度负责，应遵守以下护理伦理要求：

1. 珍视生命，分秒必争

对于危重病人，护士应充分发扬救死扶伤的人道主义精神，充分认识时间对于病人生命的价值，即使对那些服毒自杀或酗酒打架致伤的危重病人，也应珍惜其生命，同样予以积极救治。遇有危重病人，应遵循先抢救后办手续原则，只要有一线希望，就全力以赴，千方百计地进行抢救，切不可怠慢，以免延误抢救时机。

2. 认真负责，临危不乱

危重病人病情危重，突发情况多，危险系数大，意外情况随时可能发生。因此，护理人员要保持清醒的头脑，严密观察病情，及时发现病情变化，即使是经抢救后病情趋于平稳的危重病人，也不能放松警惕，更不能因为现代化设备有自动报警装置，而放松对病人病情的观察。要认真负责，坚守岗位，随时注意病人的感受、体征和监护仪器的动态变化。一旦发生危情，护理人员要临危不乱，及时果断地采取各种应急措施，全力以赴抢救病人。

3. 尊重科学，尊重病人

对治疗无望的危重病人，首先应根据当时当地的情况，尽力给予抢救，以满足病人及家属的心理需要，减轻病人的痛苦，延长病人的生命。但对那些尽力抢救仍然无效，确实不可逆转的已经濒临死亡的病人，应该尊重科学，尊重病人，从科学的角度出发，在取得病人家属的知情同意后，及时调整救治方案，以对症治疗和护理为主，以周到细致的生活护理和心理护理贯穿始终，千方百计减少病人的痛苦，尊重病人的人格，保护病人的尊严。

4. 保持慎独修养

由于危重病人往往住单间或重症监护病房，大部分工作都是护理人员在没人监督的情况下独立完成的，很多工作难以有量的规定和可测量的检查指标，没有质和量的控制，靠的是护理人员的道德责任感和自觉性。因此，护理人员必须保持慎独修养，保证病人的护理计划准确、及时地实施，尽力使救治获得成功。

总之，护理人员要有满腔的工作热情和小心谨慎、慎独自律、认真负责的工作态度，以娴熟的护理技术满足病人需要。在病人病情剧变的情况下，护士应有细致入微的观察力和分析、判断能力，沉着果断地进行救护。面对病人渴求的目光，用鼓励的表情传递力量，用灵巧的双手减轻痛苦，用关爱的话语抚慰心灵，用精湛的技术协助疾病治愈，这是每一位护理人员应该达到的临床护理伦理规范要求。

（曾冬阳）

思 考 题

1. 简述母婴护理的特点及其伦理要求。

2. 案例分析

案例 5-2：病人张某，男，32 岁，因发热、咳嗽 10 余天就诊并住院治疗，诊断为肺部感染、艾滋病。病人有 8 年吸毒史并有不洁性生活史。张某入院后，护理人员都尽量避免与他接触，在执行护理评估、发药、采集血标本、注射等治疗、护理操作时均小心翼翼，也尽量不与他交谈。护理人员还私下议论：这种人得这种病是咎由自取，死不足惜，就不应该给他治疗。

请分析：上述案例中护理人员的态度和做法是否正确？为什么？护理艾滋病病人应遵守哪些伦理道德规范？

案例 5-3：某医院产科产房内，一产妇正在生产，产妇丈夫及其他亲属在产房门口等候。这时，有十来位医学院学生来产科见习，其中有男生数名。带教老师认为，正好有产妇在生孩子，这是难得的见习机会，于是带着学生进入产房。老师和学生刚进入产房，被产妇丈夫发现，产妇丈夫对此十分生气，尤其对男生进入产房不能容忍，当即要打一位走在最前面的男生，带教老师过来劝阻，也被产妇丈夫怒骂。

请思考：护理产妇时应遵守哪些伦理道德规范？您认为该案例中带教老师在带学生进入产房前是否要征得产妇或其丈夫同意？为什么？如果您是案例中的带教老师，您将如何跟产妇或其丈夫沟通？

第六章　社区护理伦理

学习目标

✚ 识记

1. 突发公共卫生事件的含义、分类和特点。

2. 社区保健的含义、内容和特点。

3. 健康教育的含义、特点。

4. 居家护理的含义、护理服务对象、内容和特点。

✦ 理解

1. 突发公共卫生事件应急护理的特点和护理人员的责任。

2. 社区保健护理的伦理规范。

3. 健康教育的伦理规范。

4. 居家护理的伦理规范。

※ 应用

根据突发公共卫生事件应急护理伦理知识，能够正确应对各种突发的公共卫生事件。

案例 6-1

2013 年 12 月 26 日，一种神秘疾病在几内亚一个小村子里静静地传播开来，感染者出现恶心、呕吐、腹泻、肤色改变、全身酸痛、出血、发热等各种症状，死亡率高达 50%～90%。2014 年 3 月 21 日，该病被确诊为埃博拉出血热。截至确诊时，埃博拉病毒已经扩散，濒临广泛暴发边缘。在西非，埃博拉出血热在社区的传播导致许多居民感染或死亡，由此造成的恐慌又使其他人逃离，甚至出现了整座村庄被遗弃的现象。截至 2014 年 12 月中旬，无国界医师组织有超过 3 400 名医务人员在多个受染国家开展埃博拉出血热防控工作。其中有 27 名医务人员感染了埃博拉病毒，13 人死亡。疫情开始后，由埃博拉出血热导致的高病死率使得人们把医院看作埃博拉病毒的传播和死亡之地。

请思考：

1. 在处理突发公共卫生事件时，护理人员应遵循哪些伦理规范？

2. 结合公共卫生服务的伦理原则和道德要求，护理人员应如何处理此类突发公共卫生事件？

随着医学模式的转变、护理事业的发展及护理专业职责范围的不断扩大，护理人员不仅要对病人负责，还要为个人、家庭、社区和社会提供全方位的健康服务。护理人员在社区卫生保健中扮演着重要角色，发挥着重要作用。探讨突发公共卫生事件的应急护理和社区卫生保健方面的护理伦理问题，对护士做好公共卫生服务、社区卫生保健及突发公共卫生事件的应急处理等工作有着极其重要的现实意义。

第一节　突发公共卫生事件应急护理伦理

自 20 世纪 70 年代以来，全球几乎每年都有一种及一种以上突发公共卫生事件的出现。随着全球一体化进程的加快，突发公共卫生事件对人类健康安全和社会经济发展构成的威胁不断增加。十余年来，我国成功应对了 2003 年"非典"疫情、2005 年四川人感染猪链球菌病疫情、2009 年甲型 H1N1 流感大流行、2013 年人感染 H7N9 禽流感疫情、2015 年中东呼吸综合征输入疫情，以及鼠疫、人感染 H5N1 和 H5N6 高致病性禽流感疫情、2019 年暴发的新型冠状病毒肺炎疫情等多起重大突发公共卫生事件，此外，还成功组织实施了新中国成立以来规模最大、持续时间最长的医疗卫生援外行动，经受住了 2014 年西非埃博拉出血热疫情的严峻考验，夺取了国内疫情防范应对"严防控、零输入"和援非抗疫工作"打胜仗、零感染"的双重胜利。各类突发公共卫生事件的发生严重危害人民的健康，影响社会的安定，也对护理人员在道德上提出了更高的要求。

一、突发公共卫生事件及护理人员的责任

（一）突发公共卫生事件的含义

根据《突发公共卫生事件应急条例》（自 2011 年 1 月 8 日起实施）的规定，突发公共卫生事件是指突然发生，造成或者可能造成社会公众健康严重受损的重大传染病疫情、群体性不明原因疾病、重大食物和职业中毒以及其他严重影响公众健康的事件。突发公共卫生事件的处置涉及公共卫生、急救医学及急救护理学等多个领域。

突发公共卫生事件是突发事件中的一种特殊类型。近年来，各类突发公共卫生事件时有发生，严重危害人民健康，甚至影响社会安定。突发公共卫生事件强调的是一种紧急状态，即一种特别的、迫在眉睫的危险或危险局势，影响全体公民，并对整个社会的正常生活构成威胁。紧急状态有以下几个特征：必须是现实的或者是肯定要发生的；威胁到了人民生命财产的安全；阻止了国家政权机关正常行使权力；影响了人们的依法活动；必须采取特殊的对抗措施才能恢复秩序等。

（二）突发公共卫生事件的分类

1. 重大传染病疫情

重大传染病疫情是指传染病在集中的时间、地点发生，导致大量的传染病病人出现，其发病率远远超过平常的发病水平。包括甲类传染病，如鼠疫、霍乱等；乙类传染病，如新型冠状病毒肺炎、严重急性呼吸综合征（俗称"非典"）、病毒性肝炎、痢疾、流行性出血热、流行性感冒等传染病的暴发、流行。

2. 群体性不明原因疾病

群体性不明原因疾病是指在一定时间内，某个相对集中的区域内同时或者相继出现多个有共同临床表现的病人，但又暂时不能明确诊断的疾病。这种疾病可能是传染病，也可能是群体性癔症等。

3. 重大食物中毒

重大食物中毒是指由于细菌性、化学性因素污染食物以及食用有毒动物、植物导致的中毒人数多或出现危重、死亡病人的食物中毒事件。

4. 职业中毒

职业中毒是指由于从事有毒、有害作业而造成的职业性中毒。《职业病防治法》等法律、法规明确规定了相关内容。

5. 其他严重影响公众健康的事件

其他严重影响公众健康的事件是指由多种影响公众健康的因素，如自然灾害造成的疫情、核辐射与核泄漏造成的环境污染等引发的严重危害公众健康的重大公共卫生事件。

（三）突发公共卫生事件的分级

根据突发公共卫生事件的性质、社会危害程度、影响范围等因素，突发公共卫生事件可分为特别重大（Ⅰ级）、重大（Ⅱ级）、较大（Ⅲ级）和一般（Ⅳ级）四级；按照突发事件发生的紧急程度、发展势态和可能造成的危害程度，公共卫生事件的预警级别，分为一级（特别严重）、二级（严重）、三级（较重）和四级（一般），分别用红色、橙色、黄色和蓝色标识，其中一级为最高级别。

（四）突发公共卫生事件的特点

1. 突发性

突发公共卫生事件多为突然发生，不可预见。

2. 多发性

突发公共卫生事件种类多且频率较高。

3. 严重性

突发公共卫生事件一旦发生，对公众健康和生命安全、社会经济发展、生态环境等造成不同程度的危害，事态越严重，危害就越严重。

4. 广泛性

突发公共卫生事件所危及的对象不仅仅是特定的人，或是特定的社会群体，而是在事件影响范围内的人及其他动物种群。

5. 连锁反应性

突发公共卫生事件常会引发心理危机，引起恐慌情绪和混乱局面，并产生"涟漪现象"，可能扩散到周围的社区或群体，甚至跨过国界冲击到世界范围。

6. 处置的综合性和系统性

许多突发公共卫生事件不仅是一个公共卫生问题，还是一个社会问题，涉及范围广，影响范围大。突发公共卫生事件的处置往往涉及多系统、多部门协同合作，需要在政府的统一领导下，集中力量快速稳妥地进行应对处置。

7. 国际联动性

伴随着全球化进程的加快，突发公共卫生事件的发生具有一定的国际联动性。国际间人员物资频繁流通的同时，也带来了疫情传播的全球化。因此，在应对和处置突发公共卫生事件时，更需要国际间的团结协作。

（五）突发公共卫生事件应急护理的特点

1. 社会影响面广

突发公共卫生事件常常同时波及一部分人甚至整个人群的工作或生活，呈现群体性特征。这类事件既会造成人们的心理恐慌，又会给人们的日常生活、工作秩序和社会稳定带来负面影响。若处理不当，突发公共卫生事件可能会从区域性危机发展为全国性危机，甚至全球性公共危机，或由医疗卫生领域波及经济、政治、外交等多个领域。

2. 时间紧

突发公共卫生事件具有突发性和随机性的特点。公共卫生事件突然发生，通常难以预测，短时间内病人数量多，而且病情、伤情或疫情普遍严重，政府必须迅速作出决策，力求在第一时间开展应急处置工作，减少损失，降低社会影响。有关部门、医疗卫生机构应当做到早发现、早诊断、早报告、早隔离、早治疗，采取果断措施，控制传染源，切断传播途径，保护易感人群。

3. 危险性大

突发公共卫生事件瞬息万变，情况异常复杂。有些疾病传染性强，发病原因复杂；有些原因不明的疾病，医护人员短时间内无法作出判断，防范难度大；有些卫生事件如毒气泄漏，救护人员往往要在有毒、有害环境中，开展应急处理及救助工作，有时还要面临重大的生死考验，危险性极大。

4. 责任重大

突发公共卫生事件具有群体性的特征，在应急处理时，需要同时对大批伤病员进行急救与复苏、救治与防疫，容易出现医护人员人手紧缺，医疗资源相对缺乏等情况。在高强度、超负荷的情况下开展救治工作，护理人员无疑肩负着重大责任。因此，突发公共卫生事件应急护理工作任务艰巨，护理人员责任重大，应积极配合医生进行救治工作，认真观察伤病员病情、疫情，做好基础护理和专科护理工作。

5. 协调性强

突发公共卫生事件的发生可能会对多个地区、国家甚至是全球的卫生经济、政治等方面造成深远的影响，有效应对危机事件需要国家之间的合作和国际组织的参与。在应急处理中，护理人员既要从宏观上统筹护理过程的各个环节，又要一专多能，从微观上处理好每位病人。护理工作必须保持良好的连贯性和协同性，若在某个护理环节的衔接上出现差错和失误，容易对病人病情的转归和生命安危带来不利影响。

二、突发公共卫生事件应急护理伦理规范

（一）敬业奉献

在突发公共卫生事件应急护理中，护理人员往往身处危险和艰苦的工作与生活环境，有时甚至生命安全也受到威胁。这就要求护理人员有高度的责任心和自我牺牲精神，在疫情面前不退缩，在抢救现场勇于克服一切困难，敢于承担风险，积极投身于突发公共卫生事件的救护工作，充分利用自己的专业知识和技术，最大限度地救治伤病员。任何背离医务人员救死扶伤这一崇高职责的行为都是不道德的。

（二）团结协作

公共卫生突发事件的处理是一项复杂的工作，需要多部门、多专业的相互支持、相互协作。在公共卫生突发事件的应急护理中，护理人员应具有高度的责任心和科学的态度，与各部门及其他专业人员密切合作，团结一心，共同应对。本着对病人负责、对公众健康负责、对社会负责的态度，在任何救护环节都不应该发生相互推诿、敷衍塞责的不道德行为，医护人员应团结互助，协同作战，科学处置公共卫生突发事件。

（三）贯彻法治原则

在突发公共卫生事件的紧急状态下，政府有关部门应首先考虑如何采取有效的措施控制和消除紧急状态，尽快恢复生产、生活和法律秩序；应优先保护公共利益和人民群众的生命安全。在特殊情况下，需要政府利用强制手段来调整紧急状态下的各种社会关系，稳定国家和社会秩序，保障公民的权利不受侵犯。在突发公共卫生事件中，护理人员应充分认识贯彻法治原则的重要性，应做到个人利益服从集体利益，遵守《突发公共卫生事件应急条例》等法律的有关规定，将突发公共卫生事件对人民群众生命健康造成的损害降到最低限度。

第二节 社区护理伦理

社区卫生服务是城市卫生工作的重要组成部分，是实现人人享有初级卫生保健目标的基础环节。护理人员是社区卫生服务队伍中重要的组成部分，是社区全体居民健康的"守护人"，扮演着为居民提供护理服务、进行健康教育的重要角色。

一、社区保健及其护理伦理规范

社区是以地理界线划分的社会基层单位，是人们生活和社会活动的地域。社区居民的生活不仅包含了衣食住行、婚育繁衍，还包含了防病、医疗卫生保健等各项社会需要，社区保健正是适应这种需求而产生的。

（一）社区卫生保健的含义

社区卫生保健是为了预防疾病，恢复、维护和增进健康，最大限度地减少疾病和伤残对人群健康的影响而在社区实施的综合卫生保健服务。社区保健的主要内容是初级卫生保健，它是以社区所有居民为对象，并有赖于社区团体和居民的积极参与，通过基层组织或行政方式加以实施的卫生保健。社区保健重视预防，提供综合性社区卫生服务，不但可以节约卫生资源，而且能较好地满足居民需要。

1978 年 9 月，世界卫生组织与联合国儿童基金会在苏联阿拉木图召开了国际初级卫生保健会议，并发表了著名的《阿拉木图宣言》。该宣言强调初级卫生服务的重要作用，提出了"2000 年人人享有初级卫生保健"的全球卫生战略目标。2018 年 10 月，世界卫生组织、联合国儿童基金会和哈萨克斯坦共和国政府在阿斯塔纳召开了全球初级卫生保健大会，会议发布了《阿斯塔纳宣言》。该宣言重申了《阿拉木图宣言》和《2030 年可持续发展议程》中就"人人享有卫生保健服务"而作出的承诺。

（二）社区卫生保健的内容与特点

1. 社区卫生保健的内容

社区卫生保健是一项综合性卫生保健工作，集卫生、预防、医疗及康复于一体。根据我国卫生实际状况，社区卫生保健机构开展以下工作：

（1）持久、深入地开展爱国卫生运动，改善城乡卫生条件。要深入宣传个人良好卫生习惯，逐步建立和完善卫生设施等。

（2）搞好传染病的计划免疫工作，落实防治措施，开展疾病监测，控制、消灭影响居民健康的传染病。

（3）开展妇幼保健工作，做好孕期、围产期保健，普及新法接生，定期普查和治疗妇女和婴幼儿疾病，降低婴幼儿和孕产妇死亡率。开展儿童卫生保健活动，搞好计划生育技术指导工作，落实优生优育的政策。

（4）加强对环境卫生、劳动卫生、食品卫生、学校卫生、放射卫生等工作的监测管理，清除或减少环境、生物、遗传、精神心理、生活方式和行为等因素对人体健康的不良影响，促进居民的身心健康。

（5）加强健康教育工作，普及家庭保健、自我保健以及疾病防治的科普知识和方法。

（6）保障常见病、创伤的医疗和基本药物的供应。对危重病人做好初步抢救和转诊工作。

2. 社区卫生保健的特点

社区卫生保健是现代社会发展中的一项系统工程，它有别于传统的卫生保健观念，在保健原则、对象、方法和内容等方面都具有其自身的特点。

（1）群众性。社区卫生保健是指以居民群体为对象，护理人员既为居民提供服务，又要求居民充分参与、支持合作的活动。它包括对社区卫生保健形势的分析，帮助居民制定保健计划，居民采纳符合卫生要求的生活方式，居民主动接受防治措施等。

（2）社会性。当今影响居民健康和危害居民生命的致病因素复杂多样，必须依靠卫生部门及其他多个社会和经济部门的共同参与，才能消除或控制这些综合性致病因素。随着生物—心理—社会医学模式的转变，卫生保健已从治疗延伸到预防，从生理层面延伸到心理层面，从技术服务延伸到社会服务，从医院内延伸到医院外。

（3）预防性。社区卫生保健的重点在于预防，通过开展健康教育、计划免疫、妇幼保健、爱国卫生运动、改善环境与营养等多项措施，对各种致病因素加以控制，贯彻预防方针，提高社区居民的健康意识，改变其不良生活习惯，降低发病率。

（4）适宜性。社区卫生保健人员所采用的方法、技术、药物和所运用的设备等，必须与当地的社会经济、文化水平相符合，并且是居民能够理解、乐于接受的。

（5）全程性。人从出生到死亡的全过程都需要得到科学护理。社区卫生保健是为社区人群提供终身保健服务，旨在提高居民的身心素质，因而社区卫生保健具有全程性的特点。

（6）长期性。社区卫生保健的长期性表现为：一方面，对每位居民负责，伴随着个体生命的延续，有关保健服务从胎儿开始，直至生命的尽头；另一方面，社区卫生保健绝非一朝一夕之功，需从卫生行政部门到其他多种社会职能部门，从医疗保健业务机构到卫生专业人员，从社区到每个居民，建立起一个完整的医疗保健体系，这是一项长期、艰巨的任务。

（三）社区保健护理的伦理规范

社区保健护理在整个社区保健中起着十分重要的作用，护理人员应遵循社区保健护理的伦理规范。

1. 文明礼貌，主动服务

社区护理人员在社区开展各项保健工作，每天都要面向广大居民，而居民的文化、道德水平、对保健工作的认识等有很大差异。从事保健工作的护理人员，不论服务对象的态度、举止如何，都应一视同仁；为人民的健康要有"百跑不厌、永不停步"的工作作风，积极热情地提供服务；文明服务，礼貌待人，给社区居民留下良好印象，有利于开展社区卫生保健工作，同时也有利于提高整个社会的精神文明水平。

2. 克服困难，竭诚服务

社区卫生保健人员深入社区为居民服务，在发生疫情时还要深入疫区防病、治病，其工作条件相对简陋，工作相对艰苦，社区卫生保健工作者要时刻牢记自己的崇高使命，要树立战胜困难的决心，视人民利益高于一切，为保障人民的身心健康而尽职尽责，竭诚服务。

3. 任劳任怨，无私奉献

相对于临床护理工作，社区保健护理以预防工作为主，产生效益的周期长，长期辛苦工作，成果却不显著。社区保健护理人员要有甘当无名英雄的无私奉献精神，脚踏实地、任劳任怨地做好本职工作。

4. 恪守规章，遵守纪律

社区卫生保健护理人员要以认真、严谨的科学态度，恪守操作规程和各项规章制度，如疫苗接种要及时、准确、不遗漏；技术操作要符合规程；对危重病人及时做好转诊工作；处理暴发疫情时要及时果断；卫生保健宣传要科学且生动活泼，要注重宣传实效。

二、社区健康教育及其伦理规范

在社区卫生服务工作中，健康教育是实施社区健康促进的主要手段，是社区护理工作的重要内容之一。社区健康教育的目的在于引导和培养社区个体和群体的健康意识，关注自身、家庭和社区的健康问题，提高自我保健能力和群体健康水平。健康教育中的护理道德问题是现代护理伦理学应当加以研究的重要内容之一。

（一）社区健康教育的含义

健康教育（health education）是指有计划、有组织、有系统的教育活动，可促使人们自愿采取有利于健康的行为，消除或降低危险因素，降低发病率、伤残率和死亡率，提高人们的生活质量。健康教育实际上是通过特定的干预过程改变教育对象的不良生活方式和行为。健康教育应该提供改变行为所必需的知识、技能与服务。健康教育的主要任务包括：建立或促进个人和社会对预防疾病和促进健康的自我责任感；促进个体和社会做出科学合理的决策，选择有利于健康的行为；有效地促进全社会都来关注健康和疾病预防问题。

社区健康教育（community health education）是以社区为基本单位，以社区人群为教育对象，以促进居民健康为目标，有目的、有计划、有组织、有评价的系统的健康教育活动。社区护理人员针对不同群体进行综合性健康教育，使社区人群树立健康意识；使社区每位成员关心自己、家庭以及社区的健康问题，积极参加健康教育，参与健康促进计划的制订和实施，自觉地改变个体与群体的不健康行为、生活方式，充分、合理、有效地利用社区卫生服务资源，从而提高个体的自我保健能力和群体健康水平。

（二）社区健康教育的特点

健康教育是一个系统、完整的教学活动，它具有以下三个特点：

1. 教育对象的广泛性

健康的实现是一个需要人人参与，人人付诸行动的过程，因此，健康教育对象具有广泛性，既包括患病人群，又包括病人家属及照顾者，同时还兼顾高危人群和健康人群。

2. 教育目标的明确性

健康教育的目标明确，个人健康并不只是一己私事，还事关公众的健康。在很多情况下，健康相关行为是个人根据自己的价值判断所做的价值选择，而这种选择可能会对他人和社会产生一定的影响，健康教育可以促使教育对象养成健康的生活方式和行为习惯，更重要的是促进和培养个体和社会预防疾病、维护健康的责任感和使命感。

3. 教育内容的科学性与针对性

健康教育是通过有计划、有组织、有系统的教育过程，向人们传授相关的健康知识，改变不良的生活方式和行为习惯，预防疾病，促进健康。因此，健康教育的内容必须具有科学性，护理人员切忌自以为是，接受或传授错误的知识和信息。兴趣和需求是每一个被教育对象的学习动力和源泉，因此，健康教育的内容应当具有针对性，应当选择与教育对象需求相符合的教学内容，以调动教育对象学习的主动性和积极性。此外，针对不同年龄段的人群，健康教育的内容、形式应有所侧重和区别。

（三）社区健康教育的护理伦理规范

健康是促进人的全面发展的必然要求，是经济社会发展的基础条件，是民族昌盛和国家富强的重要标志，也是广大人民群众的共同追求，对全面建成小康社会、加快推进社会主义现代化具有重大意义。

1. 遵循健康教育的基本原则

（1）实用性原则：服务对象对健康教育的兴趣越大，效果越好。因此，健康教育的内容应是服务对象最想了解的，也应该是易于掌握的知识，从长远看应是对个体的健康促进最有益的知识。

（2）可行性原则：根据人群和特定病人的实际接受能力和可执行性，选择健康教育的方案、手段、标准。

（3）针对性原则：根据教育对象的心理、受教育的水平、所处环境等特点进行健康教育，针对病人目前的情况和下一步的治疗要求进行有的放矢的健康教育。

（4）保护性原则：在尊重病人及其家属权利的前提下，注意病人及家属的身心情况，对健康教育的内容应有所取舍和侧重，有效的教育措施能够帮助病人及家属度过心理危机。

（5）阶段性原则：根据疾病发展和身心健康发展的不同阶段，采取相应的教育措施。发病初期、疾病进展期及恢复期，病人健康教育的内容应有所不同。

（6）程序性原则：健康教育应当按照评估、诊断、计划、实施和评价五个步骤进行。整个过程是一个有机整体，护理人员不可以遗漏任何环节，以避免降低健康教育的效果。

2．坚持科学态度，不断丰富知识内涵

健康教育的核心是传授健康知识，树立健康意识，养成良好的健康行为和生活方式，保护和促进个体和群体的健康。健康教育是一项长期、持续的工作，健康教育的内容必须科学严谨、实事求是。为了更好地开展健康教育，护士必须加强学习和继续教育，促进自己专业能力的提升。健康教育要以新观点、新理论和新知识解释客观现象，不能不加甄别地向大众肆意宣传伪科学；要坚决抵制为追求一己私利而故意夸大某些药物、疗法、仪器的疗效的行为，以免使健康教育走样变形。

3．坚持人人参与，自觉履行健康责任

新中国成立后，特别是改革开放以来，我国健康领域改革发展成就显著，人民健康水平不断提高。同时，我国也面临着工业化、城镇化、人口老龄化以及疾病谱、生态环境、生活方式等不断变化所带来的新挑战。健康不再是个体的行为，而是全社会的公共事务，个人的健康与家庭成员以及整个社会密切相关。

护理人员要立足全人群和全生命周期两个着力点，提供公平可及、系统连续的健康服务，实现更高水平的全民健康。一方面，健康服务要惠及全人群，要求不断完善制度、扩展服务、提高质量，使全体人民享有所需要的、有质量的、可负担的预防、治疗、康复、健康促进等健康服务；另一方面，健康服务还要覆盖全生命周期，要求针对生命不同阶段的主要健康问题及主要影响因素，确定若干优先领域，强化干预，实现从胎儿到生命终点的全程健康服务和健康保障，全面维护人民健康。

护理人员积极倡导"每个人是自己健康第一责任人"的理念，强调培养自尊、自信、自强、自立的心理品质，提升自我情绪调适能力，保持良好心态；护理人员应在有关部门的指导下，与其他医务人员相互协作，积极开展健康支持性环境建设工作，倡导健康行为，提高社会参与度，构建自我为主、人际互助、社会支持、政府指导的健康管理模式。

4．坚持以人为本，尊重全体服务对象

健康是每个公民的基本人权、普遍权利和广泛的权利。在我国2016年印发的《"健康中国2030"规划纲要》再次重申"人人享有卫生保健"的战略目标。国内和国际社会都对健康权利给予了充分肯定和积极保护。护理人员要树立以人为本的健康服务理念，尊重全体服务对象。健康教育的对象涉及各行各业的个人和群体，人们生活方式和行为习惯的养成，受其生活环境、生活观念、生活质量等多种因素的影响。在指导人们建立正确的卫生观念，养成良好的卫生习惯时，要尊重服务对象的选择，考虑传统、习俗、心理、宗教和文化等多种因素的影响，避免简单、粗暴的干预。改变人们不良的生活行为方式，不可能一蹴而就，要通过护理人员长期耐心、细致、反复的教育活动才能达到预期效果。

5. 坚持以基层和农村为重点，大力普及健康知识

以农村和基层为重点，推动健康领域基本公共服务均等化，维护基本医疗卫生服务的公益性，逐步缩小城乡、地区、人群间基本健康服务和健康水平的差异，实现全民健康覆盖，促进社会公平。面向基层和农村的健康教育同样得到普遍的重视。大力宣传和普及卫生常识，促使人们自觉主动地改掉一些不卫生、不文明的陋习，逐渐养成文明卫生的生活方式和行为习惯，责任重大，意义深远。广大护理人员要积极深入基层和农村，向基层民众和农民普及卫生保健知识，让民众真正成为自己健康的卫士，这是广大护理人员的职责所在。

三、居家护理及其伦理规范

（一）居家护理的含义及服务对象

1. 居家护理的含义

1976年，美国护理联盟（the National League for Nursing，NLN）指出，居家护理（home care）是指在病人、机体功能受损者或丧失者居住的环境中，为其提供多种专业性的健康照护。居家护理提供的是一种需要多学科综合护理知识的专业服务，并且是在病人的家中提供的护理服务。居家护理直接服务对象是不同年龄层次的病人，间接服务对象则包含病人的家属（配偶、子女）、亲友及主要照料者等。因此，居家护理应解释为：对有连续照顾需要的病人及其家庭，护理人员在其家中提供连续性、综合性、专业性的健康照护服务。

2. 居家护理服务对象

通常居家护理服务对象包含以下几类：

（1）在家疗养的慢性病病人，如心脑血管疾病、糖尿病、慢性肾功能衰竭病人。

（2）出院后病情已稳定但还需继续治疗的病人，包括手术后等待拆线和（或）拔管的病人、骨或关节病需要牵引的病人、各种慢性病急性发作治疗后病情稳定的病人等。

（3）需要康复治疗的病人，包括先天畸形、运动系统损伤、神经系统疾病、伤残等病人。重点面向老年病人、慢性病病人、残疾人、婴幼儿、围产期妇女提供康复及护理服务。

（4）临终病人，包括癌症晚期、不可逆的器官功能衰竭的病人、治疗无效或生命趋向终结的病人。

（二）居家护理的特点及内容

1. 居家护理的特点

（1）以个案管理的方式提供护理。即由居家护理人员提供某个病人所需的各项保健照顾服务，并负责长期照护的工作，充分利用各种资源，满足病人的健康需求，并且减少社

区卫生服务机构的风险与成本。

（2）对护理人员的综合素质要求高。居家护理往往是社区护理人员单独进行，面对的工作环境复杂多变，因此，要求家庭访视护理人员具有较高的综合素质，如丰富的专业护理知识与技能，敏锐的观察能力，较强的人际沟通技巧，良好的职业道德及服务态度，强烈的事业心、责任感和不怕任何困难的坚强意志，良好的应变能力和在紧急情况下独立解决问题的能力等。

（3）护患关系密切。居家护理将病人登门求医改变为医护人员主动上门送医，它为形成良好护患关系奠定了基础。以病人家庭为治疗和护理的场所，为有需要连续照顾的病人及其家庭提供护理服务，护患之间建立起"指导—合作型"或"共同参与型"的关系模式，有助于护理人员与病人及其照顾者建立密切的互动关系，促进病人的康复。

2. 居家护理服务内容

（1）指导病人家庭环境适应性调整。为了方便居家病人，促进其最大限度地进行生活自理，护理人员应指导病人家属根据病人的病情或机体功能状态以及病人家庭的居住现状，对家庭的自然环境（如卧室、卫生间、厨房等）进行适应性改变，以符合病人治疗和康复的需要。

（2）生活护理与指导。对于生活自理能力差的病人，居家护理人员的任务包括督促、协助、料理病人的生活，包括病人的饮食、睡眠、卫生、运动等。

（3）治疗性的护理。护理内容包括一般体格检查、伤口护理、各种导管护理、各种注射及局部用药、标本采集及送检、疾病危象或急性发作的预防和医疗护理器械的使用指导等。

（4）居家康复指导。根据病情对病人进行有针对性的康复锻炼指导，防止畸形或残障进一步加重，预防并发症的发生，尽可能地让病人保持或恢复自理能力。

（5）心理护理与情感支持。慢性病病人多出现疼痛、发热、呕吐、呼吸困难、心悸等症状，易引起不良情绪，护理人员应当亲切安慰，并及时妥善处理，改善病人的情绪和症状，促进病人病情好转。

（6）应急救护指导。向病人及家属介绍居家护理的局限性，根据病人的病情及可能发生的紧急情况，介绍发生紧急情况前可能出现的先兆，指导病人或家属进行自救、求救或救助。

（7）为照顾者提供支持。照顾者由于长期持续地照顾病人，他们的心理及生理的健康会受到不同程度的影响。社区护理人员应给予照顾者多层次、多方面的支持与服务，缓解照顾者在生理及心理上的负担，提高其照顾技巧，从而提高其对病人的日常照顾质量。

（三）居家护理的伦理规范

由于居家护理工作在服务对象、内容、形式和环境上，同医院常规的门诊、病区护理有很大的区别，因此，对护理人员提出以下相应的伦理道德要求：

1. 尊重病人，一视同仁

护理人员要尊重病人和家属的人格和权利，平等待人，不可因病人的职业、社会地位、文化程度、风俗习惯、宗教信仰等的不同而态度有异，也不能因居住条件、卫生面貌、距离远近、交通状况而取舍，应根据病情，一视同仁地热情服务。在上门服务时必须按时定点到达，遵守诺言，绝不能以天气不好、交通不便等理由贻误治疗和护理，给病人造成不应有的痛苦。

2. 自律慎独，优质服务

自律慎独对从事居家护理的护理人员来说是一项非常重要的伦理规范。在为病人服务过程中，不仅要求护理人员业务技术过硬，而且道德修养也要过硬，忠于职守，遵守纪律，秉公办事，尤其要加强自我约束，自觉恪守各项规章制度和操作规程，不以职谋私，不弄虚作假，努力做到慎独。同时，在解释、答复病人及家属所提出的问题时，要讲究语言修养，做到亲切、简明、通俗易懂，注意运用保护性医疗语言。护理人员应严守病人秘密，保护病人隐私，不得随意外泄病人的个人资料及家庭状况等资料。

3. 目标一致，密切协作

居家保健时，护理人员需要与医师、康复师、营养师、药剂师等组成一个小组，一起为病人提供服务，共同完成对病人健康的促进工作。在护理过程中，护理人员要与各专业医务人员密切协作，相互支持，充分调动病人及其家属的各种积极因素，形成目标一致、规范有序的医疗护理秩序，共同促进病人康复。

（王　霞）

思　考　题

1. 2019 年 2 月 12 日，国家卫生健康委员会发布《关于开展"互联网＋护理服务"试点工作的通知》及试点方案，该通知明确将在北京市、天津市、上海市、江苏省、浙江省和广东省试点"互联网＋护理服务"，其他省份结合本地区实际情况选取试点城市或地区，开展试点工作。"互联网＋护理服务"在一定程度上缓解了老年人和行动不便病人就医难的问题，给老百姓带来了便利，同时也对居家护理服务进行了探索。

请思考："互联网＋护理服务"应遵守哪些道德规范？

2. 案例分析

案例 6-2：2012 年 6 月 5 日，中国香港特别行政区卫生署卫生防护中心报告发生一起新的人感染甲型 H5N1 病毒病例。该病人是广东省广州市一位两岁男童，于 2012 年 5 月 23 日在广东省出现症状，于 5 月 26 日前往中国香港特别行政区一家私人诊所就医。5 月 28 日，该男童出现热性惊厥，被转至一所医院就诊。同年 6 月 2 日，经实验室确诊，病人感染了甲型 H5N1 病毒。病人情况严重，仍在住院治疗。据报道，男童母亲曾于 5 月中旬带该男童到广州的活家禽市场，在街市上买了一只活鸭并让人现场宰杀。截至 2012 年底，中国香港特别行政区总共报告发生 22 例人感染甲型 H5N1 流感病例。请分析：

（1）试述此事件属于哪种突发公共卫生事件？

（2）作为一名护士，在此类突发公共卫生事件中您能做什么？

（3）在护理此类病人时，应遵循怎样的伦理规范？

案例 6-3：李阿姨，68 岁，性格开朗、乐观，大专学历，现已退休。身高 162cm，体重 80kg。患有 2 型糖尿病 6 年，记性不太好，间断服用降糖药物，每月测血糖 1 次。平时喜爱跳广场舞。

对李阿姨进行社区健康教育时应遵循怎样的伦理规范？具体应如何做？

生殖技术伦理

学习目标

＋ 识记

1. 人工流产的伦理问题及绝育带来的伦理思考。
2. 人类辅助生殖技术的主要形式和发展现状。
3. 人类辅助生殖技术的伦理原则及其伦理问题。

✦ 理解

供精人工授精引发的伦理问题。

※ 应用

能在教师的指导下采用理论联系实际方法分析冷冻胚胎引起的伦理问题。

案例 7-1

一对年轻夫妻婚后一直未育，于是在南京某医院准备实施人工授精胚胎移植手术，医院培育了 4 枚受精胚胎。然而，就在植入胚胎手术前，夫妻俩遭遇车祸不幸身亡。双方父母均欲继承胚胎，延续"香火"。男方父母遂起诉其亲家，要求继承儿子及儿媳留在医院的 4 枚冷冻胚胎。一审判决原、被告双方均无法获得冷冻胚胎继承权。4 位老人不服判决，提起上诉。中国首例冷冻胚胎继承权纠纷案二审判决如下：二审法院撤销一审判决，由 4 位老人共同监管和处置 4 枚冷冻胚胎。

请思考： 上述案例反映了冷冻胚胎存在哪些伦理问题？如何进行伦理决策？

随着医学技术的不断发展，人类已能有计划地生育子女，保护女性的生殖健康。生育控制方法关乎女性的生育权利，主要包括人工流产、避孕、绝育等，其中有许多伦理问题需要人们研究和探讨。

第一节　生育控制技术及伦理问题

一、人工流产及其伦理问题

流产一般是指妊娠时间不足 28 周，胎儿体重不足 1 000g 而终止妊娠的现象，可分为自然流产和人工流产。自然流产属于不可控制因素造成的，而人工流产则是指由于个人动机或社会动机而采取的生育控制，后者与传统观念发生冲突，其最大问题是剥夺胎儿的生命，同时也带来其他一些社会问题，如男女比例失调、对女性的身心伤害等。因此，在人工流产问题上，人们有必要确立世界范围的伦理原则。

（一）关于胎儿"是不是人"的伦理争议

在人工流产的种种争论中，很多争论围绕着"胎儿是不是人"这一问题展开。有人认为胎儿是人，支持这一观点的主要理由有：第一，罗马基督教认为，受精卵即是人，是上帝赐予的；第二，胎儿在母体内逐渐形成各种组织和器官，有循环功能，具有人的生物性。相反，有人认为胎儿不是人，支持这一观点的主要理由：第一，胎儿依附于母体，脱离母体不能存活，只是母体的一部分，不是一个独立的、完全的"人"；第二，胎儿虽具有生物性，但缺少意识性和社会性，不代表它是生命的开始。对于以上两种不同的观点，学界对此仍有较大争议。

（二）胎儿生命价值的伦理分析

在人工流产问题上，受孕及人工流产的人是母亲，所以首先应考虑母亲的权利。当胎儿的生存权与母亲的权利发生冲突时，首先应当保护母亲的权利。比如在胎儿一切正常的情况下，孕妇因患严重疾病，继续妊娠可能危及生命，为了孕妇的安全，不得已作出放弃胎儿生命的决定。此外，当胎儿患有先天性残疾时，这种缺陷将导致胎儿出生后的生活质量极受影响，这时，胎儿的生命价值即其自身价值就很小，剥夺胎儿出生的权利，实行人工流产对胎儿、母亲、社会来说是道德的。母亲在履行自己权利的同时，也要对胎儿、家庭、社会甚至国家负责。

总之，随着人工流产现象不断增多和社会争议的不断增加，如人工流产中母亲和胎儿权利的冲突，人工流产是否合乎伦理道德，这些问题都需要我们进行深入研究和思考。

二、绝育带来的伦理思考

绝育是用手术等医学手段使有生育能力的男性或女性永久丧失生育能力，一般适用于不愿生育或不适合生育的人。绝育的目的包括：①优生，如果夫妇一方或双方有严重遗传病，绝育可使遗传病不再传递给下一代；②预防，如果患有某些疾病，怀孕会对妇女及胎儿带来生命危险，绝育可保障母子平安；③避孕，由于个人原因或者控制人口数量，提高人口素质的需要，夫妇不再生育。

有些国家认为对严重智力低下者施行绝育术在伦理学上是可以接受的。严重智力低下者没有正常人的婚姻观念，但有原始的性行为，没有能力和意识对家庭、配偶、子女负责任。那么施行非自愿性绝育是否合乎伦理呢？是否符合他们的最佳利益呢？第一，从有利原则看，严重智力低下者生育后代后不能尽到抚养、教育等义务，会给家庭和社会带来不良影响。第二，严重智力低下者生育下一代缺陷的比例明显增加，这些有缺陷的孩子势必会给家庭和社会带来沉重负担。第三，严重智力低下者对家庭经济资源造成负担，严重影响整个社会的和谐健康发展。因此，对严重智力低下者实施绝育，有利于他人、家庭及社会，可以使社会资源的分配公正化，促进社会的有序健康发展。

社会对绝育措施是有控制的，也有一定的道德准则：第一，对未成年人不得实行绝育术；第二，一般应征得本人和配偶的知情同意；第三，即便自愿也必须在一定的医学及法律程序之后方可执行；第四，应当慎重使用强制性绝育，决不能滥用。

第二节 人类辅助生殖技术伦理

人类辅助生殖技术是用医学技术来模拟人类自然生殖的全过程，给不孕不育病人带来了希望，也对人类传统生育方式、相关法律、生殖伦理道德产生巨大冲击。2001 年，卫生部出台了《人类辅助生殖技术管理办法》。该文件规定，人类辅助生殖技术应以医学治疗为目的，符合计划生育政策、伦理原则，保证辅助生殖技术的应用在规定范围内进行。

一、人类辅助生殖技术

人类辅助生殖技术（human assisted reproductive technology，HART）是指运用医学技术和方法对配子、合子、胚胎进行人工操作，替代自然生殖过程，以达到受孕目的的技术，主要包括：人工授精（artificial insemination，AI），体外受精（in vitro fertilization，IVF），无性生殖即克隆技术（cloning technique）。

（一）人工授精

1. 人工授精概述及分类

人工授精是指收集丈夫或供精者的精子，用人工技术将精液注入女性生殖道，以达到受孕目的的一种技术。根据精液来源不同，人工授精分为两种：一种是夫精人工授精（artificial insemination by husband，AIH），即使用丈夫的精子进行人工授精，AIH 生殖技术适用于丈夫由于生理或心理的障碍，不能正常性交或存在少精症、弱精症、精液不液化、严重早泄、逆向射精等情况；另外一种是供体人工授精（artificial insemination by donor，AID），即用捐献者精液进行的人工授精，也称供精人工授精。AID生殖技术适用于丈夫患有因先天性因素引起的无精子症、严重的遗传缺陷或Rh因子不合，或夫妇双方均是同一常染色体隐性杂合体（如白化病）等情况。在这些情况下，自然受孕往往会引起流产、早产及新生儿畸形或严重的胎儿溶血症，需要采用人类辅助生殖技术，挑选优质精子或卵子辅助优生。

2. 人工授精的发展现状

人工授精早在19世纪末已有记载，人工授精技术真正成功地应用于临床始于20世纪50年代，主要是通过夫精人工授精来治疗男性不育症，后来才逐渐发展到供体人工授精，现已成为男性不育症的重要治疗手段之一。1890年，美国人杜莱姆首先将人工授精用于临床，1953年美国首先应用低温冷藏的精子成功进行人工授精；我国湖南医学院（现中南大学湘雅医学院）于1983年用冷藏精液成功进行人工授精；1984年上海第二医学院（现上海交通大学医学院）应用精子洗涤方法成功进行人工授精；1986年，青岛医学院（现青岛大学医学部）建立了我国第一座人类精子库。截至2018年12月31日，国家卫生健康委员会共批准26家医疗机构设置人类精子库。

（二）体外受精

1. 体外受精概述

体外受精（in vitro fertilization，IVF）俗称"试管婴儿"，是指从女性体内取出一定数量卵子，在器皿内培养后，加入经技术处理的精子，待卵子受精后，继续培养，待其发育到多个4细胞或8细胞的早期胚胎时，取出2~3个早期胚胎转移到子宫内着床，发育成胎儿直至分娩的技术，剩余胚胎可冷冻保存。体外受精技术可分为：①常规体外受精-胚胎移植，主要适应证有女性输卵管阻塞、排卵障碍、不明原因性不孕等；②供卵，主要适应证有卵巢功能衰竭、携带遗传性疾病基因等；③代孕（surrogate），代孕是指某些妇女因无子宫或子宫其他因素不利于受孕着床，需借助他人的子宫使受精卵着床继续妊娠。其他衍生技术包括卵胞浆单精子注射（intracytoplasmic sperm injection，ICSI）等。

2. 体外受精技术发展历史

第一例试管婴儿路易丝·布朗诞生于1978年7月25日，是由英国产科医生帕特克里·斯特普托和生理学家罗伯特·爱德华兹合作研究的成果，被称为人类医学史上的奇迹。我国的首例试管婴儿于1985年在中国台湾省出生，1986年又1例试管婴儿在中国香港特别行政区出生，1988年中国大陆第一个试管婴儿在北京医科大学第三医院（今北京大学第三医院）诞生。1992年比利时帕勒姆（Palermo）医师及刘家恩博士等首次在人体成功应用卵胞浆单精子注射技术，国内医学界将ICSI称为第二代试管婴儿技术。在前两代技术的基础上，第三代试管婴儿技术对植入子宫前的胚胎进行着床前遗传学检测以达到优生优育目的，即植入前遗传学诊断技术（preimplantation genetics diagnosis，PGD）。第四代试管婴儿技术即卵胞浆置换术，由于有"类克隆"嫌疑，卫生部已明确提出禁止实施以治疗不育为目的的人卵母细胞浆移植及核移植术。自 1978 年首例试管婴儿诞生以来，全球试管婴儿出生人数已超过 800 万，其中我国每年诞生试管婴儿数高达 20 多万，位居世界第一。截至 2018 年 12 月 31 日，国家卫生健康委员会共审核批准了 498 家机构开展人类辅助生殖技术。

（三）无性生殖

1. 无性生殖的概念

无性生殖即克隆技术（cloning technique），是指取出供体细胞，把其携带遗传信息的细胞核植入去核的卵细胞中，通过细胞融合技术让结合体继续发育，从而培养出有相同遗传特征后代的生殖方式。

2. 克隆技术的发展

克隆技术经历了三个发展时期：第一个时期是微生物克隆，即用一个细菌很快复制出成千上万个和它一模一样的细菌；第二个时期是生物技术克隆，比如用遗传基因 DNA 进行克隆；第三个时期是动物克隆，通过细胞核转移克隆动物。1996 年 7 月 5 日，克隆羊"多莉"诞生，它是世界第一例从成年动物细胞（一头母羊的体细胞）克隆出的哺乳动物，首次实现了用体细胞进行动物克隆，这也意味着有"克隆人"诞生的可能性。与人有关的克隆技术主要有三种：基础研究性克隆、治疗性克隆和生殖性克隆。在 2002 年联合国大会上，我国代表团明确表明"坚决反对克隆人；同时主张区别对待治疗性克隆与生殖性克隆。"我国卫生部也明确提出"医务人员不得实施生殖性克隆技术"。

二、人类辅助生殖技术的伦理原则

随着国内外人类辅助生殖技术的不断进步与发展，辅助生殖技术面临诸多伦理、法律和社会问题。为更好规范生殖相关研究及技术，有必要要求从事该专业的各类人员严格遵守辅助生殖技术伦理原则。为此，卫生部组织专家重新修订了相关规定，于 2003 年颁布了《人类辅助生殖技术和人类精子库伦理原则》。

（一）人类辅助生殖技术的伦理原则

1. 有利于供受体原则

有利于供受体原则包括"不伤害"和"确有助益"原则。综合考虑病人病理、生理、心理及社会因素，医务人员有义务告知病人治疗手段的利弊及其所承担的风险，制定最有利于病人的治疗方案。同时，实施人类辅助生殖技术要求保护供体的健康和合法权益。

2. 知情同意原则

实施人类辅助生殖技术前，医务人员必须充分告知相关信息及风险，夫妇双方自愿同意并签署知情同意书后方可实施。知情同意原则包括信息告知、信息理解、自愿同意三个方面。接受人类辅助生殖技术的夫妇在任何时候都有权中止该技术的实施。不孕夫妇对实施人类辅助生殖技术过程中获得的配子和胚胎具有处理权，未经双方知情同意，不得买卖或用其他方法处理配子和胚胎。

3. 保护后代原则

医务人员有义务告知接受人类辅助生殖技术治疗的夫妇，使用该技术出生的孩子（包括有出生缺陷的孩子）同自然受孕分娩的孩子一样享受伦理、道德和法律上的权利和义务，保障他们的家庭地位和社会地位。如果有证据表明该技术将会对后代产生严重影响，医务人员有义务停止该技术的实施；医务人员不得对近亲间及任何不符合伦理原则的精子和卵子实施人类辅助生殖技术；不得实施代孕技术和以生育为目的的嵌合体胚胎技术。

4. 社会公益原则

个人利益和社会利益多数时候是一致的，但也有可能产生冲突。二者产生冲突，进行抉择时必须贯彻"社会利益第一原则"。不得对不符合国家人口和计划生育政策和单身女性实施人类辅助生殖技术，不得实施非医学需要的性别选择。

5. 保密原则

为保护供精者和受者夫妇所出生后代的权益，供体与实施医生、供体与受体、供体与后代应保持互盲。精子库应建立严格的保密制度，受者夫妇、供精者及实施辅助生殖技术医务人员均无权查阅后代的一切身份信息资料。

6. 严防商业化原则

医疗机构和医护人员要严格掌握适应证，禁止以营利为目的的供精行为，禁止买卖精子、卵子、胚胎，对供者的误工费用、交通费用和所承担的医疗风险费用给予必要补偿。

7. 伦理监督原则

应建立生殖医学伦理委员会，由医学伦理学、心理学、社会学、法学、生殖医学、护理学等领域专家和群众代表组成生殖医学伦理委员会。该委员会对人类辅助生殖技术的开展进行指导和监督，有利于伦理原则的贯彻实施。

（二）人类精子库的伦理原则

在使用供体的精子进行人类辅助生殖技术时，为解决该过程中存在的伦理问题，应切实把握以下原则：

（1）对供精者进行严格检查，在供精者中排除肝炎、性病、艾滋病病毒感染者和遗传性疾病者。

（2）要尽可能扩大供精者来源，严禁同一供精者的精子供 5 名以上妇女受孕。对供精者和人工授精出生后代的记录进行保密，保存好相关记录。如果两个通过人工授精的后代申请结婚，精子库有义务提供他们生物学父母的遗传情况。

（3）在中国目前的经济、文化条件下，未婚单身妇女抚养一个人工授精的孩子，会引起一系列家庭和社会问题，对母子双方均会产生不利影响。

（4）接受异源性精子，开展人类辅助生殖技术，需经已婚夫妻双方同意，否则会引起家庭纠纷，医务人员应向接受异源性精子的夫妇说明供精者（匿名）情况、辅助生殖技术机理，要求他们签署知情同意书。

（5）应努力保护实施辅助生殖技术的妇女及其出生孩子的权益，孩子出生后具有与自然出生的孩子同样的地位和权利，对孩子和母亲不得歧视。

（6）应对供精者保密，不允许其知道他所提供精子的去向。

（7）应明确告知供精者，他仅提供遗传物质。

第三节　人类辅助生殖技术的伦理问题

生命科学突破了人类的自然生育方式，同时也改变了人类生育的自然过程，使得人类的生殖过程部分或完全脱离了人体，这对传统家庭观念、婚姻观念、道德观念产生了冲击，引发了一系列的伦理问题。

一、供精人工授精的伦理问题

1. 两种父亲身份

供精人工授精造成了社会学父亲和生物学父亲，如何确定谁才是真正的父亲？供精人工授精导致传统的观念被打破，所出生的孩子拥有两个父亲：一个是养育他／她的父亲，称为社会学父亲；另一个是给他／她遗传物质的父亲，即生物学父亲。那么，谁是真正的父亲？谁对孩子负有道德上的权利和义务？传统观念认为具有生物学遗传的才是真正的父亲，另外一种观点认为，社会学父亲长期对孩子承担抚养职责，孩子经后天的养育和教育后才可能成为对社会有用的人。从这个意义上说，养育比提供遗传物质更重要，多数国家（包括我国）都肯定社会学父亲是道德上的合理父亲，不能以传统的血缘关系作为判断真正父亲的标准。

2. 是否允许单身女性申请供体人工授精

在某些国家，法律允许单身或同性恋家庭采用供精技术生育孩子，少数国家赞成单身母亲实行辅助生殖技术，允许其有生育的权利。但是我国法律没有类似规定，绝大多数人认为单亲家庭不利于孩子的成长，后代在单亲家庭成长可能会受到极大的心理和社会的伤害，会影响孩子的身心健康。

3. 选择优秀精子是否合理

选择优秀精子的主要理由：第一，如果丈夫是遗传病基因携带者，那么选择一个非携带者的健康男性供精进行人工生殖技术，可防止生出一个有缺陷的婴儿，这是符合道德规范的。第二，有计划地选择具有"最佳基因"的精子进行人工生殖技术，可以提高人类质量。早在 20 世纪 80 年代，美国一个名叫罗伯特·格雷厄姆的亿万富翁就曾建立过一个"诺贝尔精子库"，该精子库已经孕育出 200 多名孩子，但其中只有一位最终获得诺贝尔奖。此事件在世界上引起强烈反响。这种做法是否可以优生优育，学术界一直争论不休，人应不应该"改良品种"？人的基因有无优劣之分？目前，学术界普遍支持非基因决定论，因为人的生长是一个复杂的生物和社会过程，是遗传物质与社会环境相互作用的结果。除了基因的作用外，还离不开周围的社会环境因素的影响。

4. 后代的知情权问题

供精人工授精孕育出生的孩子成年后有无寻找"生物学父亲"的权利？孩子有权知道谁才是自己的遗传学父母吗？对家庭以及供精者会带来什么样的影响？如果婚姻双方是通过辅助生殖技术所生的孩子，目前精子库允许这些孩子查询遗传学父母以避免近亲结婚现象的出现。

关于人工授精孩子在成年后了解自己的生殖信息和身世的权利，包括获取"生物学父亲"相关信息的权利，各国的规定也不尽相同。部分国家认为，单从孩子方面考虑，完全隐瞒遗传学父母的信息，是对孩子的不尊重及不公平。比如，英国在·定条件下认可孩子的这种权利；瑞典规定："人工授精出生的孩子满 18 周岁时，应向他宣布与他有血缘关系的父亲或母亲的姓名。"包括法国、中国在内的大多数国家对供精出生的孩子进行保密，主要考虑这可能会影响供精者今后的家庭和生活，可能会影响孩子与养育父母的亲子关系。为了避免今后不必要的矛盾和纠纷，落实互盲和保密原则是非常重要的。

5. 精子的商业化问题

据统计，在我国不育问题中，约 10% 是因男方无精子症、严重少弱畸形精子症所致，这部分家庭只有采用他人的精子才能生育孩子。目前供体精子的需求与日俱增，有人提出通过精子商业化拓宽精子的来源。反对者认为如果把精子作为商品买卖，那么异源性卵子和胚胎也将会成为商品，人体的各个器官如心、肺、肾也都将成为商品，配子商品化引发人体器官商品化，产生多米诺骨牌效应。

精子商品化可能会促使精子库因竞争和追求赢利而忽视精子的质量，导致供体为金钱而隐瞒自己的遗传缺陷或传染病，从而影响出生后代的身体素质。其次，精子被当作工具交易，精子的商品化可使供精者多次供精，从而造成同一供精者的精液为多人受孕，那么以后所生后代同父异母的兄弟姐妹多，近亲婚配的可能性也会增加，不利于后代健康。为此，我国卫生部 2001 年 2 月发布的《人类辅助生殖技术管理办法》规定供精者只能在一个人类精子库去供精，一个供精者最多只能使 5 位妇女受孕，防止血亲通婚的危险发生。

综上所述，精子商品化虽然可以解决部分人的需要，但也会引起精子质量的下降，大多数国家反对配子商品化，并以立法的形式禁止其商品化，我国也在其列。严格管理供体人工授精，严防精子商品化，坚持维护个人、家庭和社会利益的原则是非常必要的。尽管世界各国存在着社会制度、道德标准的差异，但从伦理角度考虑，规范供体人工授精管理，才能造福于人类。

二、体外受精—胚胎移植技术的伦理问题

1. 多胎的伦理问题

多胎妊娠是指一次妊娠宫腔内同时具有两个或两个以上胎儿。随着辅助生殖技术的

发展及促排卵药物的使用，临床中发现多胎妊娠率逐渐上升。为提高受孕成功率，辅助生殖技术应用中放入多个胚胎，导致单次妊娠孕育的胎儿数不少于两个，多胎妊娠率高达30%。多胞胎的出生违背国家优生优育的政策，不仅导致孕妇孕产期相关疾病及并发症的发生率提高，而且新生儿死亡、早产及出生缺陷等风险也相应增加。

我国卫生部在 2001 年出台的《人类辅助生殖技术管理办法》中明文规定：对采用人类辅助生殖技术的多胎妊娠必须实施减胎术，要求病人在行辅助生殖技术时必须签署多胎妊娠减胎知情同意书来避免双胎，严禁三胎或三胎以上的妊娠分娩。有些宗教国家认为流产是非法的，因此选择性减胎术是被禁止的。我国允许多胎减胎术，但实际上一些夫妇得知三胎后拒绝减胎。另外，减胎手术本身也存在风险，如可能会引起流产、术中损伤其他胎儿等情况，因此对不愿减胎的病人，医务人员需强调减胎的重要性及相关风险。

2. 胚胎性别鉴定的伦理问题

为了有效预防某些疾病遗传给子代，医学科研人员开发了胚胎植入前遗传学诊断技术（preimplanta-tiongenetic diagnosis，PGD），即对胚胎的部分细胞进行遗传学检测，将遗传学上未见明显异常的胚胎筛选出来的技术。在中国，由于"重男轻女"、"传宗接代"等传统观念在人们心中根深蒂固，一些夫妇想利用这种技术来选出他们心目中的胚胎性别，这破坏了自然选择的规律，也是对人类自然繁衍规律的极大挑战。2016 年 1 月 1 日二孩政策全面放开后，一些病人利用 PGD 技术进行性别选择，个别病人在成功妊娠后因为胎儿性别甚至不惜多次进行流产或引产手术，这严重损害妇女的身心健康，也造成国家人口性别比例失调。PGD 技术需正规化，不可作为一些人的性别选择工具，否则会造成严重的社会危害。

3. 冷冻胚胎的伦理问题

在辅助生殖技术不断发展的过程中，为提高试管婴儿成功率，一般在女性子宫腔内植入 1~2 枚胚胎，剩余的胚胎则会被冷冻保存起来。"冷冻保存胚胎"在一些国家已经成为辅助生殖技术的常规程序，但是这种做法存在伦理问题。我国目前没有明确规定冷冻保存的时间期限，某些欧洲国家规定胚胎冷冻保存的最大期限为 10 年。如果这些胚胎保存的时间超过了最大保存期限，那么这些胚胎该如何处置，是否可以用于科学研究或被销毁，尚没有明确规定。

体外受精成功受孕后，剩余胚胎在夫妻双方知情同意下可以选择胚胎的去向，比如用作科学研究、被赠送或被销毁。若夫妻双方在胚胎冷冻保存过程中，夫妻一方或双方发生意外或事故，当夫妻关系破裂后离婚，离婚后单身的一方，因为没有胚胎"父母"的结婚证，即使有胚胎的"所有权"，也同样不能够使用冷冻胚胎，出现了胚胎谁也不能用和谁可以处理胚胎的问题。这些都会引起相关伦理问题或法律纠纷。关于胚胎的归属权、子代亲权和继承权等，法律、法规尚属空白。

随着辅助生殖技术在国内的广泛开展和应用，大量的冷冻胚胎在各地的生殖中心内保存，大部分胚胎冷冻时间已经长达 5 年以上。一些胚胎甚至处于无主状态，原因是无法联系到双方夫妻，或夫妻双方没有表明是否继续冷冻还是丢弃胚胎。这些冷冻胚胎占用了大量的储存空间，需要专人长期维护，从经济上、管理上给辅助生殖服务机构带来了负担。

我国对于胚胎保存期限没有明确的规定，这些胚胎直接废弃还是继续冷冻是令许多生殖技术服务机构头疼的问题之一。英国法律规定，如果冷冻的胚胎持续 5 年没有人认领，将被直接销毁。这一做法无疑是违背伦理道德的，胚胎不是普通的遗传物质，它涉及子代的出生，有成为"人"的潜能，应该受到人类的尊重。这种随便赠送或销毁的做法，无疑是对生命权的践踏，是违反伦理原则的。

4. 代孕的伦理问题

代孕是指借助于辅助生殖技术，把夫妇的精子和卵子形成的胚胎移植到另一女性子宫内使其发育直到分娩的过程，俗称"借腹生子"。20 世纪 70 年代末开始就有代孕母亲，2000 年 7 月，我国首例"代孕母亲"出现在哈尔滨，代孕与"供精""供卵"等技术相结合，会造成子代拥有多个父母，给社会伦理带来巨大的冲击。

代孕技术合乎伦理吗？支持者认为：代孕技术造福了一些不适宜生育的女性，比如先天性子宫畸形者、无子宫者、后天性子宫严重病变者，选择代孕是其唯一出路。反对者认为：一方面，代孕妇女以代孕为职业，使孕育生命的子宫变成赚钱的工具，想从中获得经济效益，也将出生的孩子作为买卖的商品，代孕行为把生殖功能商业化是对女性的侮辱。另一方面，代孕行为强行剥离了孕妇与胎儿建立在生理基础上的母子亲情。代孕行为导致家庭关系、亲子关系的复杂化，出现了基因母亲、孕育母亲、养育母亲，导致对母亲这一角色难以定论。更为严重的是，社会上出现了母亲替女儿代孕、姐姐替妹妹代孕等现象，扭曲了以血缘为纽带的亲情关系，导致人伦关系的混乱。

代孕技术似乎在某些层面上对社会有益，但是仍然存在一定的负面影响和伦理争论问题。例如代孕会引发抚养权、继承权、生殖犯罪等一系列法律问题。某些商业代孕机构，为了迎合不孕夫妇的要求，获取巨大的商业利益，毫不顾及伦理道德底线滥用这种技术。有位美国妇女为了给儿子凑学费，公然在大街上以"出租子宫"进行广告宣传。当年轰动美国纽约"M 婴儿"案就是由于代理母亲对代孕出生的孩子产生了感情，违背原先的协定而导致的法律诉讼。1987 年，南非一位 50 岁左右的中年妇女因女儿出嫁后多年不育，为女儿做代孕母亲，医生把她女儿的卵取出，用她女婿的精子受精，3 天后将这个受精卵移入她的子宫内，孩子出生后不久，母亲与她的女儿争夺孩子的抚养权。那么，这孩子究竟是这位妇女的儿子还是她的外孙？

目前英国、澳大利亚、泰国等国家禁止实施代孕技术。印度、以色列等国家允许代孕技术。我国卫生部 2001 年 2 月发布的《人类辅助生殖技术管理办法》规定：医疗机构和医务人员不得实施任何形式的代孕技术，中国香港特别行政区允许代孕行为但不允许商业化。总之，辅助生殖技术在给人类造福的同时，也已成为世界各地法律部门、医疗机构及医学伦理学界共同关注的问题。

5. 克隆的伦理问题

克隆技术如果被应用于人类自身的繁殖，一旦克隆人降临于这个世界，必将引起数不清的伦理道德问题和法律问题。克隆技术用自体细胞大量繁殖后代，会使人类失去遗传多样性，它是对人权和人类尊严的挑战，不仅完全改变了人类男女自然结合的生育方式，而且使单身的个体也可获得后代，完全违背了人类繁衍的自然规律和人类伦理关系的基本准则，给全世界带来动乱和纷争，最终将危及全人类的生存发展的根本利益。

我国政府在对"克隆人"的问题上，始终坚持"四不政策"态度，即在任何情况、任何场合、任何条件下，都不赞成、不允许、不支持、不接受任何人以任何形式开展生殖克隆人的实验，但主张对治疗性克隆和生殖性克隆加以区分，认为对治疗疾病和生殖有帮助的克隆，在严格审查和有效监控条件下予以支持。

当今的辅助生殖技术随着医学及生命科学的不断发展而进步，辅助生殖技术给许多不孕不育家庭带来了福音，也增加了不孕不育家庭的幸福。生殖技术是实现人类优生的重要手段，选优汰劣，有利于优生优育，提高人口素质。

（黄朝霞）

思 考 题

1．生育限制技术中的人工流产涉及哪些伦理问题？

2．供精人工授精技术涉及哪些伦理问题？

3．人类辅助生殖技术会引发哪些伦理问题？

4．人类辅助生殖技术的伦理原则是什么？

5．谈谈你对代孕技术的了解和看法。

6．案例分析

案例 7-2：陈某和王某婚后 6 年不孕，经医生诊断陈某患有无精症，缺乏生育能力。夫妻商量同意后来医院进行供精人工授精手术，1 年后顺利生下儿子。3 年后，陈某因癌症去世。他在患病期间曾立下遗嘱，称儿子小陈是通过供精人工授精所生，不是他的亲生儿子，其名下所有财产归父母所有。

陈某妻子王某将公婆告上法庭，王某出具有丈夫签名的人工授精知情同意书和协议书，证明其儿子小陈虽系供精人工授精所生，但是是经他们夫妇俩共同签字同意的。最终，母子遗产继承权获得法院支持。

请思考：请从伦理角度判断供精人工授精所生育的孩子的真正父亲应该是谁，是养育他的父亲还是提供他一半遗传物质的父亲？为什么？

案例 7-3：王某夫妇结婚 20 年余，一直未生育孩子，王某通过代孕机构找到张某，之后双方签订代孕合同。根据合同，只要生下一个健康的孩子，张某就可获得巨额酬劳。3 个月后，将王某夫妇受精好的胚胎移植到张某体内，张某如期怀孕。在代孕期间，张某被王某夫妇接至公寓里居住，由保姆照料其起居。妊娠 40 周时，张某顺利生下孩子。生下孩子不久后张某反悔了，她声称孩子是她的，是她十月怀胎所生，要将孩子带回自己家抚养。双方协商未果，关系不断恶化。王某夫妇于是将张某告上法庭，以争夺孩子的抚养权。

请思考：上述案例中的孩子应该归谁？为什么？代孕会引发哪些伦理争议？

器官移植伦理

第八章

学习目标

✚ 识记

1. 器官移植的概念和类型。
2. 我国人体器官移植的伦理原则。

✦ 理解

1. 不同器官来源及其分配方式所涉及的伦理问题。
2. 影响我国器官移植发展的因素及建议。

※ 应用

　　能够结合临床实际案例进行器官移植伦理分析。

案例 8-1

　　2014年4月初发生在武汉的一则新闻成为舆论关注的热点：2008年，郭某正在读大学一年级的儿子被确诊为尿毒症。病人面临两个选择：要么换肾，要么终身透析。病人及其家属最终选择肾移植手术。为了节省十几万的肾移植费用及不确定的排队时间，郭某将自己的一个肾脏捐给了儿子。但平静的生活没有持续多久，儿子病情复发，年近六旬的郭某又提出捐肾申请，郭某夫妇态度坚决地向医院提出了捐肾申请。慈爱双亲接力捐肾救子的消息，引来上百家媒体关注，也打动了很多人。因考虑到第二次移植复发的可能性比较大，医院伦理委员会经过权衡，以10票反对1票同意的结果否决了捐肾申请。这也意味着，感人的亲情故事最终让位于医学伦理和理性。

　　请分析：我们应如何看待器官移植这种医疗技术所涉及的伦理学问题？我国器官移植的伦理原则是什么？

　　器官移植是指将健康器官植入病人体内用以替代某个或某些完全丧失功能的器官，提高生命质量或挽救生命的医疗技术。作为医学领域中的一项重要的新的医疗技术，我国器官移植技术开展较国外晚，始于20世纪50年代，但发展迅速。可以说从最初的幻想阶段，经过试验阶段发展到今天的临床应用阶段，器官移植已为成千上万器官衰竭病人带来了希望和福音，为延长人的寿命提供了重要的手段，堪称为20世纪一项重大的医学奇迹。

然而，如何看待和处理器官移植医学发展与人们观念、道德、伦理的冲突，已成为当前生命伦理学研究的重要课题。

第一节 器官移植概述

关于人体器官移植的传说在东西方古老的历史中都有所提及，例如埃及金字塔旁边的斯芬克斯狮身人面像，传说古希腊英雄俄狄浦斯揭开谜底之后，这个吃人怪兽被移植了人头。另有传说中国古代神医扁鹊曾为人做过换心手术。但直到 20 世纪器官移植技术才成为事实。

一、器官移植的概念

器官移植是用健康的器官去置换被损害、丧失功能而无法挽救的衰竭器官，以挽救病人生命的一项高新医学技术。广义的器官移植不仅包括心、肝、肾、肺等实质性脏器移植及其联合移植，还包括骨髓、角膜和胰腺等组织、细胞移植。器官移植的意义是：它使许多本来难以恢复健康的病人得以康复，使患有不治之症，或患有某些心、肾、肝重大疾病的病人有了生存的希望和可能，甚至能够延长数年至数十年的生命，从而使人类崇高的医学人道主义精神得到更加充分的体现。从一定意义上讲，该技术能使有限的医疗资源发挥更大的效益。

二、器官移植的类型

按照移植物的来源及其遗传背景不同，器官移植分为 4 种类型：①自体移植：即供者和受者为同一个体。这种移植不会发生排斥反应。②同质移植：又称同遗传型间移植，指相同遗传基因型不同人体间的移植，即供者与受者虽非同一个体，但有着完全相同的遗传基因型，如同卵双生子之间的移植。这种移植如同自体移植，一般不会发生排斥反应。③同种异体移植：指供者与受者属于同一种属但不是同一个体，如人与人、猪与猪之间的移植，临床大多数移植属此类型。这种移植常出现排斥反应。④异种移植：指不同种属间的移植，如猪与羊、狐与狗之间的移植。此类移植可产生严重的排斥反应，目前尚无长期存活的报道。另外还有原位移植、游离移植、吻合移植、输注移植等多种移植。

三、器官移植的现状与发展趋势

（一）国外器官移植

人类很早就有用器官移植来治病的传说，但自 18 世纪起，才陆续有零星的器官移植的实验记录。19 世纪则有皮肤、肌腱、软骨等移植的报道。20 世纪初，法国医生突破血管吻合技术的瓶颈，使得器官移植的实验研究得以较广泛开展。20 世纪 40 年代，阿勒西斯·卡莱尔（Alexis Carrel）揭开了器官移植排斥现象之迷。1954 年，哈佛大学以墨里尔（Merril）及牡莱（Murray）为首的移植小组首次成功地完成了同卵双生子之间的肾移植，标志着器官移植进入临床应用阶段。1978 年，新一代免疫抑制药环孢素的问世使临床同种器官移植进入一个崭新的时期。20 世纪 90 年代，随着对免疫排斥反应、缺血再灌注损伤等问题更深入的认识和研究，以及器官保存液、现代外科技术与麻醉技术等的发展与进步，新的免疫抑制药的不断涌现，移植器官及其受体的存活率提高，尤其是肾、心、肝三种最常见的器官移植，功能存活率大幅度提高。此外，新的器官移植和联合移植术式也不断涌现，如胸腺移植、甲状旁腺移植、脾脏移植、卵巢移植、睾丸移植、心—肺移植和胰—肾移植等。

（二）国内器官移植

1960 年，北京医学院（现北京大学医学部）吴阶平教授做了我国首例尸体肾移植手术，由于当时没有很好的免疫抑制药，患者未能长期存活。1972 年，中山医学院（现中山大学医学院）的梅骅教授实施了我国第一例亲属移植，患者存活超过了 1 年。从 20 世纪 80 年代中期开始，我国器官移植例数逐渐增多，90 年代以后我国临床器官移植技术以较快速度发展，且取得令人瞩目的成绩。天津市第一中心医院东方移植中心肝移植病人术后最长存活 10 年；浙江医科大学（现浙江大学医学院）附属第一医院的肾移植患者最长存活 25 年；哈尔滨医科大学附属第二医院的心脏移植患者最长存活 12 年。目前，开展器官移植的医疗单位越来越多，器官移植手术量成倍增长，移植器官的功能存活率也明显提高，器官移植已被公认为治疗器官衰竭的有效手段。器官移植的成功不仅是手术操作技巧的问题，它与免疫学、遗传学、分子生物学、病理生理学、生物工程学等相关学科的关系也十分密切，并涉及伦理学、法学与社会学等多个学科。

四、影响器官移植发展的因素

（一）传统观念的影响

我国经历了几千年的封建社会，"生要全肤，死要厚葬"等观念在人们心目中根深蒂固。《礼记》中有"身体发肤，受之父母，不敢毁伤，孝之始也"的记载，由于受传统道德观念的影响，无论活体，还是尸体器官的捐献都存在阻力，导致捐献器官甚少，器官来源匮乏。

（二）传统的死亡标准影响移植手术成功率

死亡判断标准直接与供体器官的质量与移植后的成功率相关。1968 年美国哈佛大学医学院特设委员会提出以"脑功能不可逆性丧失"作为新的死亡标准，这一标准的采用在一定程度上为器官移植的开展提供了条件。脑死亡标准正逐步被人们所接受。脑死亡病人是器官移植最理想的供体，此时摘取的器官因未遭受缺血的损害，能在受体内发挥正常的生理功能，成功率高且存活时间长。目前我国仍沿用心跳、呼吸停止作为判断死亡的指标，传统死亡标准的采用相对制约了器官移植技术的发展。

（三）缺乏健全的法律保障

器官移植技术的顺利开展必需要有相应法律的保护，国外很多器官移植开展顺利、发展较快的国家，都制定并实施了相关法律。目前我国仅有一部行政法规——《人体器官移植条例》，根据世界上许多国家较成熟的经验和我国的实际情况，制定一部规范健全的器官移植法十分必要，它是我国器官移植工作正常开展和健康发展的重要保障。

第二节　器官移植的伦理原则

我国开展器官移植科学研究和临床实践已有多年的历史。器官应用种类的广泛性是我国人体器官移植的一个突出特点，但供体的严重缺乏制约了我国器官移植技术的发展。为了更好地促进这项工作的开展，我们不仅要打破传统道德观念的桎梏，而且应该恪守一系列伦理原则。

一、关于人体器官移植的国际伦理准则

1986年国际移植学会发布了活体捐赠肾脏和尸体器官分配的准则，其基本内容如下：

（一）活体捐赠肾脏的准则

1. 只有在找不到合适的尸体捐赠者或有血缘关系的捐赠者时，才可接受无血缘关系者的捐赠。

2. 接受者及相关医师确认捐赠者是出于利他的动机，而且应有社会公证机构证明捐赠者的"知情同意"，而不是在压力下签字的。应向捐赠者保证，若切除后发生任何问题，均会给予援助。

3. 不能为了个人的利益，而向没有血缘关系者恳求，或利诱其捐出肾脏。

4. 捐赠者应已达到法定年龄。

5. 活体无血缘关系的捐赠者与有血缘关系的捐赠者均应符合伦理、医学与心理方面的捐肾标准。

6. 接受者本人或亲属，或支持捐赠机构，不可付钱给捐赠者，以免误导器官是可以买卖的。可以补偿捐赠者在手术与住院期间因无法工作造成的损失以及其他有关捐赠的费用。

7. 捐赠者与接受者的诊断和手术必须在有经验的医院施行，而且义务保护捐赠者权益的公证人士也尽量是同一医院中的工作人员，但不是移植小组的成员。

（二）尸体器官分配原则

1. 最优化原则，对所捐赠的器官，必须尽可能予以最佳的利用。应依据医学与免疫学的标准，将器官给予最适合移植的病人。

2. 公正分配原则，应成立区域性或全国性的器官分配网，做公平合适的分配。分配器官必须由国家和地区的器官分配网安排。分配器官的优先顺序，不能受政治、金钱对某团体偏爱的影响。

3. 参与器官移植的外科与内科医生不应在本地、本国或国际上进行媒体宣传。

4. 从事移植的外科医生和其他小组成员，不得直接或间接地参与涉及买卖器官，或任何使自己或所属医院获益的活动。

5. 回避原则，宣布人员死亡的医生不得参与器官的摘除和移植。

6. 绝不可以浪费可供使用的器官。

二、人体器官移植的伦理原则

参照上述国际人体器官移植伦理准则，根据我国国情制定相应的器官移植伦理原则。

（一）知情同意原则

知情同意原则是器官移植的首要伦理原则。知情同意强调自愿捐献，这是器官移植供体的主要来源，也是器官移植的首要伦理原则。活体捐献一般来源于与受者有血缘关系的家属、无血缘关系的配偶及自愿无偿献出器官的健康者。从已确认死亡的人体上摘取用于移植的器官和组织，一定要有死者生前自愿捐献的书面或口头遗嘱。为做到客观和公正，术前说明应当在医院伦理委员会或者相关机构的监督下进行，应向供体、受体及其家属交代的以下事项：①受体的病情和可能采取的治疗措施及预后；②某一活体器官移植术的现状；③活体器官移植术的手术过程；④器官摘取时可能发生的危险；⑤有关这一技术远期疗效及并发症发生率；⑥出现并发症后可能采取的救治措施；⑦术后需长期使用免疫抑制剂及有可能带来的毒副作用；⑧手术费用及术后长期的医疗费用。

在供体、受体完全知情的条件下，还应该判断供体本身或其监护人有无行为自主能力，还要帮助供体排除其来自内部或外部压力的影响，最终获得真正意义上的自愿同意。1968年美国制定了《统一组织捐献法》，该法体现了自愿捐献的伦理原则，同时还实行了有条件的捐献信贷制度。这种制度既可以扩大供体器官的来源，又符合自愿捐献的伦理原则。随着我国社会的进步和人们观念的更新，相信自愿捐献器官的行为会被越来越多的人所接受。

（二）效用原则

器官移植供体缺乏的现实，使效用原则成为器官移植的必然原则，任何导致有限供体器官浪费的行为和做法都是不道德的。国际移植学会发布的关于活体捐赠肾脏和尸体器官分配的伦理准则，着重强调如何保障器官的有效利用。但是在不发达国家或器官移植技术处于发展初期的国家，在遵循器官移植效用原则方面尚有一定的距离。

（三）公平原则

每一个急需移植的病人都有获得器官的理由，但是现实是器官极为缺乏，器官是国家（或地区）的稀有卫生资源。因此，如何公平、公正地分配这些供体器官就成为一个问题。在器官分配中，应通过公平原则，确定谁有获得稀有器官的优先权。

（四）病人健康利益至上原则

首先器官移植必须对受体的健康有利，不能给病人带来更大的伤害，医务人员一定要认真选择适应证，选择的移植器官的规格和质量合适，组织得力的手术人员，选择最佳手术方式，做好手术前的一切准备，应制定详细的术后抗排斥、抗感染等治疗和护理方案。

（五）唯一性原则

唯一性原则是指在针对受体的所有治疗方案中，器官移植是唯一具有救治希望的方案。这是因为：①器官移植成功率低，对受体的生命威胁大；②对病人及其家属来说，器官移植代价太大；③器官是一种十分稀缺的卫生资源，不可能大规模提供。

（六）保密原则

保护已经实施器官移植的病人的保密权和隐私权，不得随意将其作为宣传的对象，也应保护供体方的秘密和隐私。

（七）尊重和保护供体原则

人们的注意力更多地放在器官受者身上，器官移植是为了帮助受者，所以，很容易忽视器官供者的利益。对于尸体供者，医务人员在摘取器官时，态度应严肃认真，表情要肃穆，内心应充满对死者的敬意。对于活体供者，除了应予以尊重外，还要给以必要的保护，促其伤口早日愈合，恢复健康。

各国对器官移植的伦理准则都非常重视，伦理准则是器官移植这项医学高技术为人的生命健康服务的保障。目前，我国尚没有制定关于器官移植的法案，也没有统一的伦理准则。在借鉴国外经验和国际准则的同时，我国的医学工作者，特别是从事器官移植工作的医务人员正在大声呼吁我国器官移植的立法工作。同时，有必要开展更多的宣传教育活动，以提高医护人员对器官移植和器官捐赠的伦理认知水平。

第三节　器官移植的伦理分析

随着临床医学的飞速发展，器官移植进入临床，成为治病救人的一种医疗手段。器官移植的最大难题是器官来源问题，供体缺乏成为器官移植发展的瓶颈，而人们的伦理及道德观念是造成供体器官匮乏的根本原因。其次，中国传统文化中占主导地位的儒家思想，诸如"生要全肤、死要厚葬"等思想对器官移植的发展也有较大的负面影响。

一、一般性伦理分析

器官移植除涉及器官来源、器官分配等核心伦理问题外，还有一些一般性伦理问题，如病人接受器官移植后人格是否完整；高昂的器官移植费用是否符合公平原则；成功率目前尚未达到 100%，或有些成功率很低的器官移植，是否符合有利、无伤害的伦理原则等，这些问题既涉及生命的价值与尊严以及人们对生命完整性的自我理解，也涉及医疗资源的合理分配，还涉及技术应用的伦理导向。

（一）器官移植者人格的完整性

一个人接受了别人的器官，他还是原来的人吗？他的个性或人格是否会受到影响？美国作家赫尔曼（H. Hellman）在《未来世界中的生物学》序言中曾描述了一对夫妇带他们的孩子去法院，要求更改丈夫的姓名，因为妻子诉说其丈夫由于器官更换太多，成了一个完全不同于以前的人。这提出了异体器官移植对受体社会角色是否存在长远影响的问题。

（二）费用高昂

据文献报道，在我国，肾移植费用大约需要 15 万元，肺移植需 30 万元，心脏移植需 50 万元，肝移植则需 60 万元～70 万元。在美国，一例肾移植大约需要 5 万美元，心脏移植需 15 万美元，肝移植则需 25 万美元，免疫抑制药物每年需 1 万美元～2 万美元。国家出巨资发展一项只有少数人才能享用得起的昂贵技术是否合算，如果不能降低器官移植技术的费用，那么全体公民享受医疗资源的权利是不平等的，这些问题引发了医学界、伦理学界的思考和讨论。

（三）器官移植的效用与公平问题

效用可简单地定义为资源的有效利用。器官移植的效用包含两层意思：一是它的技术效能，就是一定的技术投入是否实现了技术上最大和有效的产出；二是代价与收益的比较，即是否实现了成本的最小化和利益的最大化。人体器官是一种稀有资源，器官移植中存在严重的供需矛盾。器官移植的公平问题引人关注。对于有限的资源，如何分配才能实现公平，必须有一个合理的原则与标准。

（四）器官的供需矛盾

2015 年之前，我国器官移植的供体主要有三个来源：死刑犯捐献、亲属间活体移植以及脑死亡或传统死亡的自愿无偿捐献者。从 2015 年 1 月 1 日开始，我国公民逝世以后自愿捐献器官是器官的唯一来源。目前，器官短缺问题仍较突出。国家卫生健康委员会有关数据显示，国内每年约有 100 万人等着换肾，约 30 万人等着换肝，等待心、肺、小肠等其他器官移植的约有 20 万人，而有幸进行器官移植手术的只有 1.1 万例左右，占比还不到 1%。供体严重短缺在一定程度上制约了中国器官移植医学的发展。

二、器官来源、获取方式及其伦理分析

（一）器官来源

1. 胎儿器官

从医学的角度来说，在目前所有的器官来源中，移植治疗效果最好的是胎儿器官。20世纪 60 年代初，美国和英国都设立了胎儿采买组织。胎儿器官、组织和细胞的移植已经成为治疗帕金森病、糖尿病、镰状细胞性贫血和某些癌症的重要手段。然而将胎儿器官作为移植供体，涉及许多无法解决的伦理难题，如胎儿是不是人？运用胎儿的器官、组织和细胞是否需要知情同意？医生应该征求谁同意？出于治疗目的培育胎儿是否合乎道德？胎儿器官、组织和细胞的产业化是否合乎道德？此外，人们更担忧的是胎儿器官移植会对胎儿造成伤害，比如有人有意流产以出卖胎儿，为获得可供移植的器官而专门怀孕或流产等。因此，许多国家（包括中国）都采取了禁止胎儿器官移植政策。

2. 异种器官

在人类器官不能满足移植需求的情况下，人们很容易想到利用其他物种的器官。虽然随着医学科技的不断发展，动物器官用于人体器官移植的技术障碍正在不断被清除，但无论是同种器官移植还是异种器官移植，都会面临床医学伦理学问题。

一方面，人体是一种复杂的系统，异种器官移植会不会引起病人其他器官结构或功能的改变，这是一件充满风险的事情。异种器官移植还可能产生新的生物病原体，而人类对此病原体尚无准备，有可能对人类健康造成危害。如果动物的器官移植到人的身上，人是否会显示动物的特征呢？如果某人在生育前就进行了异种器官移植，他的下一代体内会不会存在动物的基因？这会不会威胁人类的安全？异种器官移植是否破坏自然法则？是否会被错用或滥用？

另一方面，与同种器官移植相比，异种器官移植的伦理问题更为复杂。首先是移植器官的种类受到限制，如睾丸、卵巢这类腺体不能进行移植，有些器官（如脑组织）也不能移植，其他器官是否能够移植，要以该器官移植后能否引起人的特性的改变为伦理准则。

其次是动物保护问题，为了使器官移植获得成功，减少排斥反应和考虑器官的功能完整，灵长类动物器官成为首选，而《野生动物保护法》不允许任何人损害此类动物，否则就要受到法律制裁，这就给异种器官移植带来了难题。所以，应将动物实验和临床试验的重点放在不受法律保护且容易得到的动物身上，但移植成功率会受到很大的影响。再次，动物器官蕴藏的病毒是否会传染给人，这也是必须考虑的健康风险问题。

3. 人造器官

通常所说的器官移植是指用人体的健康脏器来置换已丧失功能的脏器，但是由于供体来源极其缺乏，加之许多伦理、法律问题难以解决，故随着现代材料科学（如纳米材料）技术和人工智能技术的发展，人们陆续研制了可以替代人体脏器功能的机械装置，用以置换已丧失功能的人体脏器，这种机械装置称为人工脏器。人工脏器的应用虽然部分地缓解了供体不足的矛盾，并避免了供体选择的某些道德难题。但它的应用又引发了一系列新的社会伦理、法律问题。概括起来主要有：

（1）靠人工脏器生存的人的尊严和生命质量问题。在人体内植入人工脏器，就形成了人机共存的生命个体。这时人的生存在很大程度上依赖于人工脏器，而不是自身脏器功能。机械一旦出现故障，人的生命就立即受到致命的威胁。在这种情况下，人是什么？人生的目的是什么？诚然，人体植入人工骨、人工血管等简单的人工器材，病人较少感觉不协调、不舒适，即使这类器材出现故障，一般还不至于导致人的死亡。但若是植入心脏，人的尊严就成了问题。首先，人工心脏植入术一般是在病人急需人类心脏供体，而供体一时无法获得，生命垂危时进行的。这时为了抢时间，往往未征得病人签署的同意书就施行手术，即使病人或家属签署了同意书，这时的同意也不一定是真正的同意。其次，当病人植入心脏这类装置后，就会完全依赖这种装置生存。这时，病人几乎丧失了自主性和尊严。这时不是人控制装置而是装置控制了人。

（2）人工脏器植入者的生命质量问题。目前，以人工心脏作供体的心脏移植技术不仅成功率很低，而且即使手术成功，病人的存活时间也很短。病人在存活期间不过是一个苟延残喘的人，只能带着严重的身心残疾和痛苦度过余生。植入永久性人工心脏的病人，术后呼吸困难，常出现中风等并发症。因此，这种不仅不能使病人健康长寿，反而使他遭受病痛折磨的器官移植处置，符合生命伦理学标准吗？

（3）人工脏器的应用与公正分配医药资源的矛盾。目前，在人工脏器中，人工骨、人工关节和人工瓣膜植入人体内替代正常器官的使用年限是5～10年，由于机体反应、人工脏器损坏和异常，常常需要再次置换，这导致大量有限医疗资源的损耗。人工肾的治疗要维持到病人离开人世为止，这会给家庭、社会造成严重的经济负担。因此，要解决人工脏器应用与公正分配卫生资源的矛盾，必须以患者生命质量好坏、社会价值大小和医疗技术高低作为分配卫生资源的主要标准。

（4）克隆器官的问题。无性繁殖技术的发展为扩大器官来源提供了另一种思路，有人设想借这种方法来增加器官供应。尽管目前尚未见克隆器官临床应用的报道，但是实际上人们正在朝这一方向努力。现在各国政府和科技界对待人类胚胎干细胞研究的态度尚不一致，一方面抗拒不了治疗性克隆在生产移植器官和攻克疾病方面的巨大诱惑以及技术背后的巨大经济利益，谁都不想在未来的医疗大战中受制于人；另一方面对克隆人的恐惧也是人们挥之不去的梦魇。人类胚胎干细胞研究的更深层次问题不仅涉及经济、伦理和法律层面的问题，更是一个哲学问题。人是什么？人类行为的目的是什么？什么是评价人类行为恰当与否的标准？人类改变自然的力量究竟有多大？结果将如何？基于这些问题，我们认为对人类胚胎干细胞研究应该持谨慎态度，应努力寻找科学技术和伦理价值的最佳平衡点。

（二）器官获取方式

1. 自愿捐献

自愿捐献包括活体供者和尸体供者两种。

活体供者器官捐献一定要绝对自愿，这不仅意味着供者的知情同意，而且是在没有任何威胁利诱的情景下的自觉同意。非亲属活体器官捐献具有道德合法性，但要确保非亲属活体器官捐献活动健康发展，需要严格执行独立的针对供者的心理、社会综合评估，确保供者和受者双方知情同意的有效性和对供者高质量的医疗照护，使捐献活动在公正透明的捐献机制和健全的法律保障内进行。活体器官捐献的原则是不危及供体的生命和健康，同时又能救助病人的生命，并防止以捐献为名进行器官买卖。

尸体供体器官捐献是指供体在生前自愿签署协议，同意死后可以摘取其组织或器官用来进行移植。其道德合理性是在供者自愿和知情同意前提下实现利他目的。

自愿捐献是各国都希望和致力于推动的最理想的器官收集方法，但是由于文化传统、价值观念的差异，各国器官自愿捐献的情况大不一样。欧美国家的器官自愿捐献情况较好，其器官移植的广泛开展很大程度上得益于此。美国是世界上器官移植开展最早和数量最多的国家，1968 年就通过了《联邦遗体捐献法》《统一组织器官捐献法》，1984 年又出台了《国家器官移植法》，有较为完善的法律体系，给器官移植以法律的保障。研究表明美国 90% 以上的公众表示愿意捐献自己的器官。

在我国，由于人们长期受"身体发肤，受之父母，不可损伤，孝之始也"和"死要全尸"等传统观念的影响，对死亡问题回避或恐惧，这在一定程度上阻碍了人们的自愿捐献行为。从 2015 年 1 月 1 日起，我国全面停止使用死囚器官作为移植供体来源，公民自愿捐献器官成为器官的唯一来源。2015 年 8 月，中国首部《器官捐献指南》正式发布。《器官捐献指南》的发布旨在规范器官捐献工作，消除公众因我国器官捐献机制"不健全"而产生的顾虑和不信任。近年来，公众对器官捐献的关注和认可逐渐提高，自愿死后捐献组织和器官的人也越来越多。截至 2019 年 7 月 7 日，中国人体器官捐献管理中心志愿捐献器官的登记人数达 1389320 人，其中已实现器官捐献 24589 例，共捐献器官 70217 个。目前，我国器官捐献数量已居亚洲国家首位。

2. 推定同意

推定同意是指政府授权给医师，允许他们从尸体上收集所需要的组织和器官用于移植。

推定同意有两种形式：一种是国家完全授权于医师来摘取尸体上有用的组织或器官，可以不考虑死者及其家属的意愿；另一种是法律推定，当不存在来自死者或家属的反对时，就可以进行器官收集。推定同意与自愿捐献的区别在于：前者不强调自愿，只要死者家属不反对即可，供体或其家属是在医师询问时被动同意而被摘取器官；后者则强调主动自愿，知情同意。推定同意有可能引发非自愿捐献问题，所以仍有一定的伦理问题。在美国，每年因车祸以及其他原因，潜在的死后器官供体有6900～10700例，由于种种原因仅有37%～57%的潜在供体成为实际的供体。因为没有得到家属的确切同意，医生不愿从尸体上摘取组织和器官，所以供体采集在现实中也很难执行。欧洲许多国家已立法实行推定同意的政策以收集器官。

3. 器官买卖或器官商业化

有关器官买卖或器官商业化主要有两种观点。

赞成器官买卖的人的主要伦理依据是：①在高度发达的商品社会中，凡是奇缺稀有的东西极易用商品化来解决供求上的不平衡，允许器官上市买卖，可增加器官供应，解决器官稀缺的问题；②供体本人或其委托的代理人有使用和处置供体自身器官的自由；③器官上市，摘取器官及时，可改善移植的质量，缓解或消除医师、供体和家属之间的矛盾。

与此相反，绝大多数人反对器官商品化，理由是：①个人利用和处置自己的身体的自由不是绝对的，而是有限制的，如禁止致残自己的肢体，禁止卖淫，规定高空作业必须系安全带，驾驶摩托车要戴安全帽等。②器官上市把人体各部分看成商品，这是人性的物化，削弱了利他主义的道德观。器官上市违反了平等、公正的人道主义原则，在资本主义社会买卖器官，获利者大都是巨富，只有他们才付得起昂贵的费用购买器官，得到移植机会，享受这种高技术带来的好处，而一般民众特别是贫困线以下者，为了生活只能出售自己或家属的器官，并非真正的自愿，这违背了自愿的伦理原则。③器官的商业化将引发社会性犯罪。中国政府反对把活人的器官作为商品买卖，因为购买器官是一种以他人的痛苦来换取自己幸福的不道德行为。

4. 信贷交换

信贷交换即建立信贷制度。凡是已捐献器官的供体，他本人、后代或其家属在未来需要器官时，可优先得到供体，但不鼓励受体直接出钱给供体或供体的家属。这是一种类似社会相互救助的措施，是值得倡导的。

三、器官分配引发的伦理问题

人体器官是一种稀有资源，医生面临着受体选择的伦理道德难题。如对康复希望很小的病人实施器官移植术是否合适？在器官供不应求的情况下优先给谁移植？是按排队顺序先后还是按出钱的多少？还是按病情的严重程度？如此等等。

（一）器官移植的宏观分配

虽然器官移植的治疗效果和治疗价值已十分明确，但其费用昂贵。器官移植引发医疗卫生资源如何分配与使用的伦理问题。目前，各国普遍存在医疗卫生资源不足的情况，某些国家、某些基层人群甚至无法获得最基本的医疗卫生服务，而器官移植则可能花费大量的卫生资源去挽救一个生存质量不高、存活期有限的生命，这是否是对卫生资源的浪费？对不能享受基本医疗卫生服务的人们是否公平？有人认为，在国家分配有限的卫生资源时，应该将更多的资源用于常见病、多发病的防治和基本卫生保健，而不是只让部分病人享受昂贵的医疗高技术福利。但对于器官衰竭的病人而言，器官移植可能是唯一有效的治疗手段；而且，不开展或限制开展器官移植无疑会影响医学科学的进步和发展，也影响人的生存权利。因此，卫生资源的宏观分配是器官移植的伦理学难题。

（二）器官移植的微观分配

1990年，美国威斯康星大学医学院为23名60岁以上的老人进行了肝脏移植手术，且获得较好疗效。在此期间，有两名20多岁的年轻病人也需要肝移植，因多种原因，两名年轻病人未能获得移植，3个月内两名年轻病人相继死亡。此事引起了人们的关注和争论，也引发了一场伦理讨论。由于器官供不应求，器官如何在不同病人之间分配是一个棘手的伦理难题。医生怎样分配稀有卫生资源，这一问题现实而直接，如果不能妥善解决，不仅影响医患关系和器官移植的发展，甚至会导致一系列的社会问题。

目前移植领域中比较通行的器官分配方法是"急救优先、先来先得"。此种做法有一定的合理性，但对于器官衰竭的病人来说，病情的紧急与否有时是相对而言的，这给掌握器官分配权的医生带来伦理困扰。器官移植微观分配的另一个问题是：同样需要移植器官的老人、儿童和青年，谁应优先得到移植机会？目前很多国家的伦理价值观更倾向于儿童和青年人优先，理由是他们在未来的时间里能为社会作出比老年人更大的贡献，且移植效果更优于老年人。但是对这一伦理倾向也存在一定争议。对于老年人而言，虽然移植效果较差，也不能再为社会作出更大贡献，但这不是他们的错，相反他们过去已经为社会作出了实在的贡献，而年轻人对社会的贡献还只是潜在的。与器官移植相关的类似伦理问题还有很多。

（三）我国器官移植受体选择的主要依据

1. 医学标准

医学标准即医务人员根据医学发展的水平和自身的技能选择器官移植受体的判断标准，包括病人的适应证和禁忌证、免疫的相容性、病情的严重性、可能导致的并发症、身体条件以及心理、社会调整能力等。在选择受体时，要考虑病人的救治是否有可能成功，也就是说，生命质量高的人最有资格得到宝贵的器官。这是一个十分客观的标准，原因很简单，那就是应该把宝贵的资源给最有可能救活的人使用，否则将造成卫生资源浪费。

2. 社会标准

社会标准即生命价值标准，主要指根据受体对社会价值的大小来确定病人获得器官的资格。受体的社会价值可以通过多种指标来衡量，如病人对社会的贡献（包括现实的贡献和潜在的贡献）大小，贡献大者优先。

3. 支付能力、家庭角色等

根据移植受体支付相关医疗费用的能力、在家庭中承担义务的大小来确认其是否有资格获得供体。

4. 参考美国医院伦理委员会制订的若干准则

①照顾性原则；②前瞻性原则；③家庭角色原则；④科研价值原则；⑤余年寿命原则。此外，科学价值也是需要考虑的因素。此外，还有广为采用的中性原则，即排队原则。

（四）促进器官移植发展的建议

1. 必须树立新的伦理观念

我国公民由于受传统道德观念和封建思想的影响，仍然很难接受一些现代伦理观念，无论活体还是尸体器官的捐献都存在阻力。孔子提倡的孝道等传统观念，对中国社会仍有较大影响。这些唯心主义生死观念严重束缚着人们的思想，阻碍着人们捐献器官为他人造福的高尚行为。在发达国家的一些医院，死亡者尸解率高达80%~90%，而在我国的一些大医院，每年尸体解剖率还不到10%。因此，我们要加强唯物主义伦理观教育，全面提高国民素质，破除封建迷信，摒弃落后的传统观念，树立与时代发展相适应的新时期的伦理观念。

2. 加大宣传力度

应利用社会宣传的力量，大力倡导"人人为我，我为人人"的道德风尚，宣传无神论，宣传医学知识，消除人们的恐惧感，向传统观念宣战，使更多人认识到捐献器官的崇高意义。此外，有关我国医疗技术进展和器官移植术成功的报道也可以促进更多的公民参与器官捐献的公益活动。

3. 建立健全器官捐献的法律、法规

为促进我国器官移植的发展，健全的法律、法规是不可或缺的必要条件和有力保障。1999年5月，由中国器官移植基金会、中华医学会器官移植分会和《中华医学杂志》编辑委员会在武汉联合召开了全国器官移植法律问题和脑死亡标准（草案）专家研讨会。大家一致认为，应尽快出台"器官移植法"和"脑死亡标准"等法律、法规，使我国死亡标准与国际标准同步，使器官移植特别是器官捐献有法可依，从而更好地恢复人体器官功能、挽救生命，促进器官移植的健康发展。

4. 完善部门管理，畅通渠道

器官移植是一项综合性的工作，器官的取材、保存和使用不规范均会造成卫生资源的浪费，应建立一个社会公益性器官保存总站，由专业人员主管，负责该地区的器官捐献工作，在各部门之间进行协调，并兼顾周边地区。

5. 加强对器官移植工作的监督

禁止任何人以任何形式买卖人体器官以及从事与器官买卖相关的商业活动，严禁器官商业化，严厉打击走私、贩卖人体器官和以不正当手段获取人体器官。另外，还必须明确器官捐献和移植的各个环节中的专业人员职责，用法律来保障器官移植运行的公平性和效益性。我国对死刑犯人体器官的利用也有严格的限制性规定，医疗卫生和科研部门只有在死刑犯自愿并签名同意，或经其家属同意，并经有关卫生行政部门和司法部门严格审查批准的情况下，才可利用死刑犯的尸体或器官。

总之，器官移植技术存在诸多伦理问题，如不及时解决将会直接影响器官移植技术的顺利开展。我们需要努力寻求解决器官移植伦理问题的对策，为大力开展器官移植技术扫清前进中的障碍，这是时代赋予医务工作者和医学人文工作者的共同任务。

（陈亚梅）

思 考 题

1. 器官移植常引发哪些伦理问题？

2. 器官移植的类型包括哪些？

3. 目前，器官移植最突出的问题是供体来源不足。在一次学术研讨会上，一位学者建议，鉴于社会上有因各种原因引产大月份胎儿的现象，不如将引产的胎儿作为器官移植尤其是肾移植的供体。针对该学者的建议，有学者赞成，认为这是缓解器官移植供体不足矛盾的举措；也有学者提出反对意见，认为此举不合乎人道，侵犯了胎儿的生命权。

请思考：针对上述争议，您的观点是什么？理由是什么？

临终护理伦理

第九章

学习目标

+ 识记

1. 临终关怀的伦理意义。

2. 临终病人的权利。

3. 安乐死的分类。

⊕ 理解

1. 临终关怀、脑死亡、安乐死。

2. 临终关怀的内容和伦理要求。

3. 死亡标准的演变和脑死亡标准的伦理意义。

※ 应用

1. 能对临终病人的权利进行保护。

2. 能结合案例分析安乐死的伦理争议。

案例 9-1

中国安乐死第一案

1986 年，59 岁的女性病人夏某因肝硬化晚期、肝性脑病、脑疝、严重压疮而收住入院。夏某常年卧病在床，致使其后背长满压疮，并且开始腐烂，稍微动一下就感到疼痛难忍，加之腹部的腹水增加很快，每天肚子胀得厉害，动弹不得，十分难受。眼看着每天要花费很多医药费，而自己的病情并无好转希望，夏某痛不欲生，几次要拿裤带把自己勒死，未遂。住院数天后，病人进入昏迷状态，病情十分危重，已无任何治愈的希望。夏某的儿子王某不愿其母亲继续遭受痛苦，强烈要求医生蒲某对夏某实施安乐死。医生看病人儿子要求迫切，并已立下字据，遂开了复方冬眠灵 100mg，由值班护理人员执行，翌日早晨 5 时病人死亡。事后，夏某的两个女儿得知母亲死于 100mg 复方冬眠灵，是提前死亡，遂向汉中市人民检察院控告蒲医生故意杀人。最终法院判决：蒲某的行为属于故意杀人，但情节显著轻微，不构成犯罪。

请思考： 夏某是否符合安乐死的要求？该案例属于哪一类型安乐死？法院的判决在伦理学上是否有依据？为什么？

医学不仅要探索人体生命的奥秘，寻求延年益寿的方法，而且要对人生的最后归宿——死亡，进行必要的研究。正确认识死亡，开展死亡教育，宣传新的死亡标准，探讨安乐死、临终关怀等问题，既是护理学研究的重要问题，也是伦理学需要重视的问题。特别是现代社会，人类越来越关注死亡的质量，广大医务工作者理应尊重病人的权利、价值和尊严。做好临终护理工作，帮助临终病人安然地走完人生的最后旅程，是护理人员应当担负的伦理责任。

第一节　临终关怀伦理

19世纪以来，临终关怀开始兴起，它是提高濒死病人生命质量的一种重要方式，它是医学人道主义精神的具体体现。临终关怀是贯穿生命末端全程、立体式的卫生服务项目。现代临终关怀的创始人是英国的桑德斯（D.C.Saunders）博士，她于1967年在英国建立了世界上第一所临终关怀医院——圣克里斯多弗临终关怀医院，她"点燃了世界临终关怀运动的灯塔"。临终关怀作为一种社会文化现象，越来越被社会认可和重视。享受临终关怀是人的一项基本权利。

一、临终关怀的相关概念

（一）临终（dying）

临终是指由于疾病末期或意外事故造成人体主要器官生理功能衰竭，不能用现有的医疗技术治愈，生命过程即将终结的状态。目前国际上对临终时期尚无统一的标准。英国将预计存活时间短于1年的病人称为临终病人；美国将预计存活时间短于6个月的病人称为临终病人；我国将预计存活时间为3~6个月的病人视为临终病人。

（二）临终关怀（hospice care）

临终关怀又称安宁照顾、安宁疗护、终末护理等。它是指由社会各界人员（医生、护士、社会工作者、宗教人士、志愿者等）组成的团队向临终病人及其家属提供包括生理、心理和社会等方面在内的一种全方位的支持和照顾，使临终病人无痛苦、无遗憾、安详而有尊严地走完人生最后旅程，并使家属的身心健康得到维护和增强。临终关怀不以延长临终者生存时间为目的，而是以提高临终者的生命质量为宗旨。

二、临终关怀的内容

临终关怀的内容主要是：对病人及其家属持续性的全方位的照护，对全家、全人、全程的"三全照护"。"全家照护"是指除了照护病人外，也照护其家属；"全人照护"则是指为病人提供生理、心理、心灵、社会层面的整体照护，主要包括控制疼痛、心理调适、社会支持和死亡教育；"全程照护"是指从病人接受临终关怀一直到其死亡，医护人员全程为其提供照护，并为家属提供心理支持，疏导其悲伤情绪。

三、临终关怀的伦理意义

随着人类社会的进步和医学科学的迅速发展，临终关怀越来越受到社会的重视。作为一门新兴学科和新的护理方式，临终关怀既为临终病人提供了一种符合人性的、科学的护理方式，使其能舒适、安详、有尊严地走完人生的最后旅程，又能为临终病人的家属提供居丧期生理、心理和精神等全方位、高质量的关怀与照护。

（一）体现生命质量的重要性

临终关怀不以延长病人的生存时间为目的，而以提高病人临终阶段的生存质量为宗旨。临终关怀是针对各种疾病晚期、治疗不再生效、生命即将结束者进行的照护，一般在死亡前 3～6 个月实施。对这些病人，不是通过治疗疾病使其免于死亡，而是通过对其进行姑息治疗和全方位的身心照护以控制病人症状，让病人感到舒适，减轻病人的痛苦，甚至消除焦虑和恐惧，帮助病人获得心理、社会支持，让临终病人安然舒适地度过最后时光。

（二）维护人的尊严和权利

临终关怀要求照护团队应尽可能地了解并满足病人的各种需要，特别是控制病人的疼痛及其他症状，尽可能地使病人处于舒适状态。此外，在临终照护中，应尊重病人原有的生活方式，维护病人个人隐私和权利，鼓励病人参与医护方案的制定等。

（三）充分体现关怀伦理

关怀伦理的核心是"关怀"，关怀的含义包括关心、照顾、关切、爱护和关爱等，这些含义都是与善的生活经验相联系的。关怀伦理是对人性提出的一种有关全新人际关系的道德品性要求，能够帮助人们建立起相互信赖、依恋的关系。临终关怀的范围宽泛，既包括护理理念和护理知识，又包含医疗护理技术；既涉及生理层面的关怀，也涉及心理和精神层面的关怀；既包括临终期关怀，又包括善后关怀；既包括关怀病人本人，又包括抚慰其家属。在临终关怀过程中充分应用关怀伦理，不仅对护患关系产生积极影响，而且有助于培养和提升护理人员的关怀能力。

（四）节约医疗卫生资源

临终关怀承认生命的有限性，以姑息性、支持性的照护为工作重心，旨在减轻病人的痛苦，而非不惜一切代价地延长病人的生存时间，避免了医疗卫生资源无限制的消耗；反之，如果在临终阶段大量应用仅为延长病人生命的医学技术和药物，不仅增加临终病人的痛苦，也加重了病人家属的经济负担，浪费大量的卫生资源。

四、临终关怀的伦理要求

（一）保护临终病人的权利

美国国会早在 1975 年就制定了有关临终病人权利的法律。在此基础上，我国伦理界普遍认为临终病人的权利包括：有权享受正常人的待遇直到死亡；无论情况如何变化，有权对自己的生命保持希望；有权用自己的方式表达对死亡的感觉；有权要求受到知识丰富、细心、观察敏锐的专业人士照顾；有权参与决定对自己的照护方式；有权要求持续的医疗和护理照护；有权不受欺骗；有权保留自己的个性和决定；有权满足自己的精神需求；有权要求去世前免受孤独与痛苦；有权要求死得平静而庄严；有权要求死后的遗体受到尊重；有权要求自己的家属在其死后得到帮助。以上权利主要强调临终病人的个人尊严、自主及知情权。结合中国国情，应该特别注意维护临终病人以下几项权利：

1. 知情权（informed right）

知情权是指临终病人有权通过医方的告知，充分知晓本人真实的病情信息（包括诊断结论、治疗决策、病情预后以及诊治费用等），病人可以自主地做出合理选择。然而在临床实际中，医护人员有时却难以在"告知临终病人真实的诊断或预后"与"向病人隐瞒真实病情"中做出抉择。

赞成告知实情者的理由包括：①临终病人有知情的权利，如实告知体现自主原则；②病人知道实情才愿意合作；③病人知情后好安排后事；④事实上，病人从各种检查、治疗与工作人员及家属的表现中可猜到其所患的疾病。

同意隐瞒实情、不赞成告知者的理由似乎也较充分，具体有：①如果告知真相，临终病人会产生沮丧、绝望等负面情绪，加速病情发展，给病人带来伤害，违反了不伤害原则；②对医护人员缺乏信心；③家属愿承担责任，对病人有决定权。

告知与不告知实情的关键在于是否影响临终者最后生命历程的质量。有研究表明，癌症病人知道真实诊断后，虽然少部分病人表现出沮丧，但是大部分病人在沮丧后心情最终归于平静，并且更加珍惜生活，似乎更有利于增强病人与疾病共处的信心。

美国罗斯博士对终末病人研究后得出结论：在如何向病人传达坏消息时，关键问题不是"告不告诉病人实情"，而是"如何让病人得知这一消息"。以晚期癌症病人为例，在如何告知他们真实诊断及预后方面，有学者提出向癌症病人传递"坏消息"的六个步骤，简称 SPIKES。具体如下：

第一步（S）：准备与病人面谈（Setting up the interview）。在这一阶段，护理人员协助医生做好充分准备，为病人提供一个相对不受干扰的交谈环境。

第二步（P）：评估病人在听到"坏消息"时的可能感受（assessing the patient's

Perception）

第三步（I）：受到病人的"邀请"（obtaining the patient's Invitation）。当病人明确表达出"希望知道疾病相关信息"的愿望时，护理人员可以如实相告。

第四步（K）：告诉病人相关知识及信息（giving Knowledge and information to the patient）。告知的主要方式是面对面直接口头交流，主要内容为疾病的结局和生存期限，但应注意避免说一些刺激性的话，比如说"你无药可救了"，可以说一些有积极作用的话，比如"再糟糕的疾病也可能会好转，即使有万分之一的概率也不应放弃"，给病人治疗留下希望。

第五步（E）：弄清楚病人的情绪反应，并对病人的情绪进行适当的回应，从而安抚病人的情绪（addressing the patient's Emotions with empathic responses）。因为病人认为护理人员是他们最重要的精神支持。

第六步（S）：讨论今后照护计划的策略，适当地总结（Strategy and summary）。先弄清楚病人的真实想法，然后整个团队一起为病人制订一个切实可行的照护计划。这将给病人很大的安慰。

总之，在"是否告知癌症病人真实诊断及预后"以及"怎样告知癌症病人真实诊断及预后"的问题上，还有很多不确定因素或有争议的地方，值得进一步探讨。但护理人员在进行伦理决策时，应以告知后给病人带来的利弊大小、争取病人最大福祉为主要权衡因素，以维持病人积极的心理状态，创造良好的治疗护理环境，病人能最大限度地配合治疗为目的。

2. 自主权

重症医学的进步为疾病终末期的病人提供多种生命支持治疗，诸如心肺复苏、气管插管等。临终病人自主权（end-of-life decisions）是指病人临终时自主选择以生命支持为主的医疗护理的权利。尊重临终病人的自主权主要体现在以下三个方面：①当临终病人尚有能力做决定时，应尊重病人做医疗护理决定的权利。②当临终病人已无能力做决定时，若他在健康无病、神志清醒时曾以书面意见表明，或曾明确向家属表示自己的疾病无法治疗时不要维持其生命，那么一旦病人丧失意识，医护人员则可以依照其先前嘱咐执行。为了帮助病人实现临终自主权利，美国曾制定有关"生前预嘱"（living will）的法律文件，允许人们在意识清楚时事先签署指示文件，说明自己在不可治愈的伤病末期要或不要哪种医疗护理措施。③当临终病人无能力做决定，而先前又未留下任何声明时，那么可以代表病人表达意愿的人依次是病人的配偶、病人的子女、病人信任的亲朋好友和病人的律师。

（二）尊重病人生理、心理、精神和社会层面的需求，提供个性化护理

护理人员应根据病人的需求为其提供个性化的护理，满足病人的生理、心理、精神和社会层面的需求，提高病人的生命质量，维护病人的尊严。一方面，医护人员通过治疗、护理减轻病人的病痛和不适；同时协助病人家属做好清洁、饮食、睡眠等生活护

理；另一方面，根据临终病人五个心理反应阶段，护理人员有针对性地做好各阶段心理护理。医护人员要鼓励家属陪伴、朋友探视，减少病人的孤独感和失落感。此外，要尊重病人的文化、宗教信仰和生活习俗。有关研究显示，临终病人常见的五大愿望是：第一，希望有勇气活出真实的自我；第二，希望自己不用那么拼命工作；第三，希望有勇气表达出自己的真实感受；第四，希望可以跟老友们一直保持联系；第五，希望能让自己更快乐。护理人员应尽力帮助病人实现临终愿望，让病人无遗憾地走完人生的最后旅程。

（三）选择适度治疗

终末病人往往有三方面的基本需求，即延长生命、解除痛苦和无痛苦的有尊严的安详死亡。对临终病人而言，如保存生命无望，其最大的愿望则是解除痛苦且能无痛苦地死亡。不管是从医学角度还是从伦理角度，对临终病人都不能完全放弃治疗，但若对临终病人过度治疗显然也有违伦理规范。过度治疗是指医护人员为病人提供的治疗和护理超出了病人的需要。它不仅对病人造成不必要的痛苦、加重其经济负担，甚至降低病人生命质量，也造成医疗资源的浪费。因此，以解除痛苦、提高生命质量为宗旨的适度治疗对临终病人来说是必要的也是适宜的。

第二节　死亡标准的演变及其伦理意义

医护人员负有为人们提供全生命周期健康服务和健康管理的神圣职责。现代医学不仅要深入探索人类生命的奥秘，也要进一步揭开人的死亡之谜。如何定义和确诊死亡，如何对待死亡，这不仅是十分重要的医学问题，也是十分重要的伦理学问题。

一、死亡的概念

（一）人的概念

人的概念与死亡是紧密相关的。"人"至少应具有三个层面的属性和意义：第一，生物学层面的意义。作为一个"人"，应拥有独特的遗传物质，以及与之相关的具有特定物质形态和机能、拥有发展意识和经验潜能的大脑，并具备与社会互动的潜能。第二，心理学层面的意义。"人"不仅要有感觉、知觉、认知、情绪、思维、人格、行为习惯等，还应具有自我意识和理性思考能力。第三，社会学层面的意义，是指"人"不仅具有自然属性的生命，而且还处于一定的社会生活中，"人"有精神、社会意识，在与他人交往过程中形成了社会关系。只有具有生物学、心理学和社会学三重属性的"人"，才是完整意义上的"人"。

（二）医学界对死亡的定义

人的概念说明，只有同时具备生物学、心理学和社会学三个方面的属性和意义，人才称得上真正的人；当以上三方面属性或意义完全和永久丧失时，即标志着一个人的死亡。医学上将死亡分为濒死期、临床死亡期和生物学死亡期三个阶段：第一阶段为濒死期。在此阶段，病人心、肺、脑、肝、肾等主要器官极度衰竭，功能逐渐趋向停止，但是细胞内代谢尚存在。第二阶段为临床死亡期。此期病人主要器官功能已丧失。宏观上，人的整个生命活动已终止，但微观上，其组织细胞内代谢过程仍未停止。第三阶段为生物学死亡期。此期又称"真正死亡期"，是指病人全身器官、组织和细胞生命活动完全停止，生命现象彻底消失。

二、心肺死亡标准

（一）心肺死亡的概念

心肺死亡即心脏停止搏动，呼吸终止，是生命结束的标志。多年来，医学一直把心肺功能作为人类生命最本质的特征。自古以来，心脏就被看作是人体的中心器官，我国古代有"心者，君主之官"的理论，古希腊亚里士多德也提出过心脏灵魂器官学说。1628 年，英国学者哈维发表《心血运动论》，在人类历史上第一次科学地揭示了心脏在血液循环中的功能和作用，这更加稳固了心肺死亡标准的权威地位。

（二）心肺死亡标准的伦理问题

以心跳、呼吸停止作为判定死亡的标准在人类历史上已沿用了几千年。随着生物医学的进步尤其是生命支持技术的发展，以及人类对自身的认识和理解不断加深，传统死亡标准受到前所未有的挑战。首先，有学者认为可能存在"假死"现象。研究发现，在某些心脏病发作、醉酒、溺水、触电、冷冻及服用中枢神经抑制剂自杀等情况下，有些病人虽然心跳、呼吸活动看似停止，但是经抢救后却得以"死而复生"。随着医学生物学的发展，人们逐渐认识到，人的死亡并不是一个时间点，而是在分子水平上逐渐发生、发展的一个动态过程，病人心肺功能虽然停止，但是细胞新陈代谢仍有活动。其次，心肺死亡的过程可能会因某些人为因素（如药物和先进设备的介入）而发生逆转。例如，在临床上，心脏移植术的开展使得心脏功能完全丧失的病人免于死亡威胁；人工呼吸机的应用，使停止呼吸的人也有可能再度恢复呼吸。由此可见，心跳和呼吸的停止在一定程度上已失去作为死亡标准的权威性。

三、脑死亡标准

（一）脑死亡概念

随着社会经济的发展和医学技术的进步，人类对预期寿命、生存质量和生存价值等问题的认识不断加深，对心肺死亡标准也有了新的理解，加上器官移植、医疗资源有效分配等社会需要，促进了脑死亡概念的出现和脑死亡标准的形成。2003 年，卫生部脑死亡判定标准起草小组制订了《脑死亡判定标准（成人）（征求意见稿）》和《脑死亡判定技术规范（成人）（征求意见稿）》。2012 年 3 月，卫生部批准首都医科大学宣武医院为卫生部脑损伤质量控制评价中心（以下简称中心）。2013 年，该中心在 10 年脑死亡判定临床实践与研究的基础上，对上述两个文件进行了修改与完善，并在《中华神经科杂志》《中华医学杂志（英文版）》上刊登了《脑死亡判定标准与技术规范（成人质控版）》。该标准指出："脑死亡是包括脑干在内的全脑功能丧失不可逆转的状态，即死亡"。在这个概念中，全脑功能丧失是指包括大脑、小脑、桥脑和延髓等所有脑组织的脑细胞广泛、永久地丧失全部功能。我国在判定脑死亡时更加严格谨慎，将"全脑死亡"定义为脑死亡，从而最大限度地保护个人的生命权。

（二）脑死亡的判定标准

《脑死亡判定标准与技术规范（成人质控版）》规定，成人脑死亡判定标准包括：①昏迷原因明确，排除各种原因的可逆性昏迷。这是判定的先决条件。②深昏迷，脑干反射消失，无自主呼吸三项临床判定标准必须全部具备。③在确认试验中，体感诱发电位 P14、N18 和 N20 波形消失，脑电图平直，经颅多普勒超声呈脑死亡图形，此三项判定标准中必须有两项阳性。④具备以上条件，首次确诊后观察 12 小时无变化，方可确认为脑死亡。

（三）脑死亡与植物人的区别

脑死亡是指全脑死亡，即脑皮层和脑干均死亡，虽由于生命维持技术的发展，能够利用呼吸器、药物、人工喂饲等手段使脑死亡病人维持呼吸、心跳、循环功能，但不会超过 14 天。所谓的"植物人"，是指病人大脑皮层死亡但脑干尚有活动，处于持续性或永久性植物状态（persistent vegetative state，PVS）。病人不需要呼吸器但需要人工喂饲，可以持续数年甚至数十年。也有媒体报道植物人出现昏迷逆转的情况。因此，脑死亡是一种死亡状态，但是植物人不是。

四、脑死亡的立法现状

（一）国外脑死亡立法现状

国外脑死亡立法主要有 3 种情况：①国家立法明文规定脑死亡可以作为死亡判断的标准，如美国、德国、日本、法国、芬兰、挪威、瑞典、加拿大、澳大利亚等国家。②脑死亡缺乏法律上的支持，但在临床实践中得到普遍承认和较广泛应用，如英国、瑞士、比利时、奥地利、新西兰、韩国、泰国等数十个国家。③脑死亡标准悬而未决，没有为社会所接受，传统心肺死亡标准仍然占据主导地位。其中，同时认可心肺死亡和脑死亡标准的国家包括美国、日本、奥地利、瑞士、芬兰等。例如，美国 1983 年在《统一死亡判定法案》中规定，只要一个人循环和呼吸功能不可逆停止或包括脑干在内的全脑功能不可逆丧失，就可以宣布死亡。

（二）我国脑死亡立法状况

我国的台湾地区和香港特别行政区分别在 1987 年和 1996 年完成脑死亡立法，我国大陆目前未出台脑死亡相关法律、法规，只是进行了相关的学术讨论。从 2003 年卫生部脑死亡判定标准起草小组制定《脑死亡判定标准（成人）（征求意见稿）》《脑死亡判定技术规范（成人）（征求意见稿）》，到 2013 年修改、完善并在权威医学期刊刊登《脑死亡判定标准与技术规范（成人质控版）》，十几年来，虽然国家未出台相关脑死亡法律、法规，但在对脑死亡的认识上已经前进了一大步。目前未进行脑死亡立法的主要原因：第一，从医学发展角度看，科学家未来有可能逆转脑死亡，即未来脑死亡或将不再等同于死亡。若承认脑死亡标准，病人将失去医治的机会，将扼杀医疗科技发展的希望。第二，中国传统文化暂时无法接受脑死亡标准。中国传统文化深受儒家思想的影响，在病人出现脑死亡后，人们仍无法接受呼吸、心跳犹存的人已死亡的事实。第三，脑死亡标准与部分宗教观点相悖，如佛教就明确规定："一个人只有在吸完了最后一口气时才算死亡"。因此，脑死亡立法有可能与宗教发生冲突。

五、脑死亡标准的伦理意义

（一）有利于科学地确定死亡

从生物学角度分析，执行心肺死亡标准可能存在"假死"现象，但处于脑死亡状态的病人，目前尚未有被救活的报道。中枢神经系统以脑为中心，是整个生命赖以维系的根本。由于神经细胞死亡的不可逆性，当作为生命系统控制中心的全脑功能因为神经细胞的死亡而陷入无法逆转的瘫痪时，也就意味着全部机体功能的丧失。虽然病人脑死亡之后，在机械辅助通气等医疗技术支持的情况下，其心脏仍可跳动，并维持全身的血液循环。但是，大量临床研究表明，对该类病人进行的抢救最终都归于失败。从社会学角度来看，人类作为有意识的生命个体，意识思维的存在是其价值产生的前提，当感觉、知觉、意识等大脑固有机能不可逆且永久性丧失的时候，个体已失去了人的本质特征，此即为哲学意义上的死亡。

（二）有利于维护个体尊严

如果将心、肺作为判断死亡的关键器官，那么在临床上，有些脑死亡病人的家属会要求医院继续给病人提供生命支持，直至其心脏停跳。而对病人进行气管插管、使用呼吸机等措施不仅不能使病人死而复生，还会造成病人后期出现浮肿、黄疸、压疮等情况，反而加重病人痛苦并影响其形象和尊严。如果将脑死亡标准作为判定死亡的标准之一，则可适时终止对脑死亡者无限制的、无意义的医疗护理支持，使其安详、有尊严地走向生命终点。

（三）有利于节约医疗资源

一项调查显示，ICU病人的费用是普通病房病人的4倍，其中，脑死亡病人的医疗护理费是其他重症病人的2倍。有学者曾做过计算：某三甲医院2008年一年共有脑死亡病例115例，每位脑死亡病人平均抢救时间为3天，人均医疗费每天近6000元，人均医疗总费用近2万，这所医院每年脑死亡病人的治疗护理费就达200多万元。此外，医院床位资源不足，供求矛盾突出，尤其大型三甲医院的ICU更是一床难求，因为脑死亡病人占用床位资源，一些值得抢救的病人因无法入住而没办法得到及时有效的治疗。因此，执行脑死亡标准有利于节约有限的医疗卫生资源。

（四）有利于器官移植的发展

在所有组织中，脑组织对缺血、缺氧最为敏感。当缺血、缺氧尚未引起其他器官、组织损害或坏死时，脑组织已开始出现死亡。若依照脑死亡标准对供体作出死亡诊断，就能及时为受体提供有用器官或组织，这将大大提高器官移植的成功率。这既对器官受体有益，又对器官供体无害，符合功利论的伦理观。脑死亡标准的建立虽然有利于器官移植的发展，但是它不能成为执行脑死亡标准的必要理由，这只是脑死亡带来的有利结果之一而已。

第三节　安乐死的伦理问题

西方国家较早提出了安乐死并倡导实施，但长期以来绝大部分国家都没有迈出立法的一步，安乐死立法工作至今依然步履维艰。我国在20世纪末引入安乐死的概念，安乐死是否合乎伦理及法律，一直是社会各界争论的热门话题。

一、安乐死的概念与分类

（一）安乐死的概念

安乐死（euthanasia）一词源于希腊文，原意为"快乐地死亡"或"有尊严地死亡"。一些权威词典对安乐死的解释包含两层含义：一是无痛苦的死亡，安然的去世；二是无痛苦的致死术，即为结束不治之症病人的痛苦而采取的措施。

现代意义的安乐死是指对患有不治之症、濒临死亡的病人，当其痛苦难以解除时，由病人或其家属提出，经过一定的法律、道德及科学程序，由医务人员采用药物或其他方式提前结束病人生命的临终处置方式。

安乐死的实施必须遵循下列操作原则：

1. 客观性原则

接受安乐死者必须是当时医学上公认已患绝症、濒临死亡且痛苦不堪的病人。一般认为，安乐死的对象可以归纳为以下几类：①晚期恶性肿瘤失去治愈机会者；②重要器官严重衰竭，并且不可逆转者；③因各种疾病或伤残导致大脑功能丧失的部分"植物人"状态的病人；④有严重缺陷的新生儿；⑤先天性智力丧失，无独立生活能力，并不可能恢复正常者。

2. 自主性原则

病人有请求安乐死以解脱痛苦之诚挚意愿，即使有亲属的意见也必须保证绝不违背病人的意愿。

3. 目的性原则

实行安乐死的目的必须是出于对病人的同情与帮助，出于对病人死亡权利和个人尊严的尊重，而非其他目的。

4. 专业化原则

安乐死必须由熟知相关法律、法规的资深医学专家、法学家、伦理学家及社会学专家组成的审批委员会审批。

5. 法制化原则

安乐死的申请、受理、审批和执行必须受法律的全程监控。

（二）安乐死的分类

根据安乐死实施中"作为"与"不作为"两种执行方式的不同，将其分为主动（积极）安乐死和被动（消极）安乐死。主动（积极）安乐死是指对符合安乐死条件的病人，医生使用药物等措施尽快结束病人痛苦的生命，让其安宁、舒适地死去。被动（消极）安乐死是指对符合安乐死条件的病人，停止或撤销其治疗和抢救措施，任其自然死亡。

根据病人是否"同意"安乐死，又将其分为自愿安乐死和非自愿安乐死。自愿安乐死是指病人请求或同意实施安乐死。非自愿安乐死是指已昏迷的临终病人，在清醒时没有表达安乐死的意愿而由其家属或其他有关人员提出建议实施安乐死。此种分类方法有不科学的一面，因为安乐死本身应是自愿主动要求的，除非病人已经丧失意识或独立人格，需要代理人、监护人提出要求。自愿安乐死很难与"委托杀人"区分，非自愿安乐死中的"非自愿"很容易让人产生误解，以为它"违背死者意愿"，而使安乐死成为"杀人"的代名词。

二、安乐死的历史发展

在史前时期就有原始安乐死的文献记载，如游牧部落在迁徙时常常把病人、老人留下来让其自生自灭；古希腊的斯巴达人就规定：对有缺陷的婴儿一律处死；也允许病人自己或由他人帮助其结束生命。

从 17 世纪开始，安乐死就被认为是由医生采取措施让病人死亡的方式，如培根在《新亚特兰提斯》一书中提出了"无痛苦致死术"。进入 19 世纪，安乐死被视为一种减轻临终病人痛苦的特殊医护措施并被运用于实践中。1870 年后，许多英国学者积极推动安乐死立法运动。在 20 世纪 30 年代，欧美各国都积极提倡安乐死，精神分析大师弗洛伊德就以自愿安乐死的方式结束了自己的生命。这一时期赞同安乐死的人越来越多，甚至发展成为一种特殊的人权运动——安乐死运动。但同时安乐死运动也被纳粹德国利用，变成了残杀人类的工具，杀害了数百万无辜者，从而使安乐死声名狼藉。

20 世纪六七十年代时，关于安乐死的讨论再度兴起，争取安乐死立法的活动在欧洲如火如荼地开展起来。1967 年，美国建立了安乐死教育学会。1969 年英国国会再度对自愿安乐死法案进行辩论。1973 年，荷兰成立自愿安乐死团体。1976 年在东京举行了第一届自愿安乐死国际会议，宣称要尊重人"有尊严地死亡"的权利。

三、安乐死的立法现状

安乐死问题事关人命，其实施必须得到法律的认可和监督。目前全世界各国安乐死立法进展不一。

（一）国外安乐死立法现状

1996 年，澳大利亚北部地区议会通过了《晚期病人权利法》，该地区法律允许安乐死。不过九个月后，澳大利亚参议院宣布废除"安乐死法"，安乐死在澳大利亚重新成为非法行为。荷兰是世界上第一个将安乐死合法化的国家。2001 年，荷兰议会上院通过安乐死法案，但其实施必须严格按照程序、规则进行，否则被认为是犯罪。据统计，荷兰全国每年实施安乐死的病人已达 5 000 人。其他国家或地区，如比利时、美国加利福尼亚州和俄勒冈州等也已将安乐死合法化。但目前绝大多数国家未从法律上支持安乐死。

（二）中国安乐死立法现状

在我国，有关安乐死的讨论和研究起步较晚，直到 20 世纪 80 年代初，在上海召开的全国第一届医学伦理学研讨会才开始介绍国外安乐死的发展情况，之后，安乐死在伦理界、医学界等领域的研讨逐渐增多。1986 年陕西省汉中市医生蒲某因为替他人实施安乐死，被病人的两位家属以"故意杀人罪"告上法庭，成为我国第一例安乐死案例。该事件也引起较广泛的社会反响，并引发有关安乐死问题的热烈讨论。1988 年，我国在上海举行了首次安乐死学术讨论会，探讨了安乐死在我国实行的可能性和可行性。进入 21 世纪，人们更关注自身权利和生命质量，安乐死的研究进入新的发展时期。

安乐死不仅是一个法律问题，也是一个伦理问题。关于安乐死能否合法化，法律上的争论主要集中在医护人员有无权力决定病人生死的问题上，一旦在法律上认可安乐死，是否会使之滑向犯罪的深渊。而道德上的争论主要集中在安乐死与医护人员救死扶伤的天职相悖方面。医学界、伦理学界和民众对于安乐死的态度不尽相同，有反对的，有支持的，也有持中立态度的，目前安乐死在我国合法化时机尚不成熟。

四、安乐死的伦理争议

（一）支持派

1. 安乐死符合生命质量论

生命质量论认为，生命价值不在于生命存在本身，而在于其存在的质量，人们不应单纯追求生存的时间，而应更关注生命的质量。对安乐死持支持态度者认为，若病人自己认为在生理、心理、社会等方面的健康指数明显低于他人，生命质量极其低下，自己的存在对于自身、他人及社会已无任何意义时，病人有选择终结生命的权利。面对一些临床已经没有治愈可能且长期承受巨大痛苦和心理煎熬的病人，单纯追求延长病人低质量的生命而忽视其承受的痛苦也是医学伦理规范所不支持的，也是一种不人道的行为。所以，从生命质量论角度看，当一个人的生命没有任何质量可言，亦无任何存在意义时，选择死亡是能够被理解和支持的。

2. 病人应该有死亡选择权

人有生的权利，也应有选择死亡方式的权利。安乐死反映了人类追求无痛苦、有尊严死亡的愿望，是人道主义的进一步升华，也标志着人类文明和社会进步。

3. 减轻家庭负担

对家庭整体利益的维护也是实施安乐死的意义之一。一个家庭如果有一个临终病人，为了延缓病人生命，将花费庞大的医疗费用，这无疑增加了病人及家属的经济负担。此时，安乐死不仅可以使病人自身得到解脱，也可以使家人得到解脱。

4. 节约卫生资源

在现实社会中，不断增长的医疗卫生需求同有限的卫生资源一直是一对难以妥善解决的矛盾。安乐死的实施或许能在一定程度上促进卫生资源的合理分配，但并不是说实施安乐死就可以解决卫生资源有限的问题。

（二）反对派

1. 安乐死违背生命神圣论

对安乐死持反对态度者，其反对的一大理由是生命神圣论。生命神圣论认为人的生命是最神圣与至高无上的，当生命遭受疾病侵袭或面临威胁时，应不惜一切代价维护和延长生命，任何终止生命的想法和行为都是不道德的。从生命神圣论的基本观点来看，任何情况下以任何方式执行安乐死都是绝对不能接受的。

2. 安乐死有违中国传统生死观

在对待生与死的问题上，我国传统文化一直"重生"而不喜谈论死亡。孟子指出"生亦我所欲""死亦我所恶",充分体现了其内心对于生命的珍爱和对美好生活追求的愿望。儒家思想对于"死"是非常忌讳的,非常珍惜生命。在道家观念中,人的生与死是一种自然规律,生死循环,生老病死均应该顺应自然规律。而安乐死是一种以人为方式加速死亡的过程,同儒家思想"重生""珍爱生命"以及道家的"超然生死观"均是相悖的。

3. 救死扶伤是护理人员的神圣职责

《护士守则》的第一条明文规定:"护士应当奉行救死扶伤的人道主义精神,履行保护生命的专业职责"。德国名医胡佛兰德指出"一个病人即便是已经无药可医,作为一个医者也必须尽到自己的职责去延续他的生命。"而凡是参与安乐死实施过程的医护人员最终是侵害了病人生命,违背了医护者的天职。

4. 安乐死不利于"绝症医学"的发展

有观点认为,实行安乐死必然会导致现代医学技术发展的停滞。因为如果患有"绝症"的病人放弃治疗,选择安乐死,那么医学就会失去大量的病例即实证研究对象,医学科技的突破将变得困难。另外,"绝症"是相对的,在不同时代,被界定为"绝症"的疾病是不同的,如在中世纪,在抗生素没有普遍应用于临床治疗之前,一些感染性疾病便被认为是"绝症"。科技的进步使得很多既往属于"绝症"的疾病也能够被治愈,现阶段即便是一些癌症晚期病人也会出现生命奇迹。

5. 实施安乐死的条件尚不成熟

从客观条件来讲,目前我国医学发展水平有明显的地域性差异,不同地区间医疗技术也存在较大不均衡性,这可能会导致在判定安乐死是否应该实施时出现差异甚至错误。从主观条件讲,在判定和执行安乐死方面,医护人员起关键性作用,而医护人员的专业知识、技术水平和实践经验直接影响结果判定。因此,目前主、客观条件决定了实施安乐死尚有难度。

6. 安乐死与传统家庭伦理"孝"的观念相冲突

安乐死的实施之所以得不到家庭伦理道德的支持,是因为实施安乐死与传统家庭观念中的孝道相背离。《论语》曰:"事父母能竭其力"。安乐死的实施被认为让家庭中应尽孝道义务的人失去了尽孝的机会。若病人子女同意对病人实施安乐死,其行为将被视为"不孝",从而遭受舆论谴责。因此,病人子女们往往会不惜一切代价救治病重的父母,尽最大的努力延长他们的生命时间。"不孝"会给家属带来精神压力,但是长时间不惜一切代价对治愈无望、生命质量低的家人照护也会给家属带来身体、精神和经济负担。

7. 安乐死有引起道德滑坡的风险

人们担心安乐死会演变为变相谋杀,从而引起社会的恐慌。如在第二次世界大战期间,纳粹德国先是允许对身体有严重缺陷的儿童实施安乐死,后将安乐死对象发展到精神病病人,最后以犹太人是劣等民族为由,将数百万的犹太人残忍杀害。安乐死在荷兰合法化之后,也引发了一些负面社会问题。据报道,荷兰每年有许多老年人因担心遭受被动安乐死而被迫离开自己的国家。避免安乐死被不道德或不法人士利用是倡导或实施安乐死过程中必须考虑的严重问题。

综上所述，安乐死所引发的伦理争议主要表现在：生命神圣论与生命质量论之争；救死扶伤原则与减轻痛苦原则之争；有限医疗资源浪费与医疗资源合理分配之争；尊重人的生存权利与死亡方式选择之争；传统"孝道"与现代亲情理念之争等。安乐死涉及不同的人或群体，如病人本人、医务人员、病人亲属、伦理委员会成员等，因所涉及个体或群体的社会角色、责任和义务不同，世界观、人生观、价值观不同，所以导致其对安乐死的观念不同，这是正常的。不管安乐死未来在我国是否合法化，尊重病人的权利和尊严始终是护理人员应遵循的伦理原则。

（邱贤云）

思 考 题

1．临终关怀的伦理意义有哪些?

2．临终关怀的伦理要求有哪些?

3．脑死亡的伦理意义有哪些?

4．安乐死的伦理争议表现在哪些方面?

5．案例分析

案例 9-2：某病人因严重交通事故致全身多处受伤，住进医院后被诊断为脑死亡。在人工呼吸机和药物等多种生命支持措施维持下，病人呼吸和心跳仍然存在。病人亲属坚决不同意放弃治疗，要求继续采取生命支持措施。病人最终在 2 周后因全身重要脏器衰竭而心肺死亡。住院期间病人所需医疗费用平均每天为 5000 元。请思考：

（1）脑死亡是真正的死亡吗？为什么？

（2）请阐述以脑死亡作为死亡标准的伦理意义。

6．实践活动主题："安乐死"辩论赛；活动目标：加深学生对安乐死伦理意义的理解。活动形式及步骤：①组织形式：将学生分组，10 人为一组。②人员分工：确定主持人、评委、正方和反方。总评委由教师担任。③确定辩论观点：正方辩题为"安乐死符合伦理规范"；反方辩题为"安乐死违反伦理规范"。④学生查找相关资料，课堂上开展辩论，课后以小组为单位写一份参加活动的心得体会。

第十章

护理科研伦理

学习目标

+ 识记

1. 人体实验的基本原则。

2. 科研行为不端的概念。

✦ 理解

1. 护理科研的道德要求。

2. 人体实验中的伦理矛盾。

※ 应用

1. 能正确辨别科研活动中的不端行为。

2. 能运用科研伦理的基本原则分析科研活动中的伦理现象。

案例 10-1

2018 年 10 月 15 日，美国哈佛大学医学院对外宣布，曾在该机构任职的皮艾罗·安维萨（Piero Anversa）有 31 篇论文因造假需要撤稿。这一消息震惊全球学术界，因为安维萨曾被认为开创了心肌细胞再生的新领域，已经享誉十多年。心肌细胞是心脏泵血的动力来源，如果能让心脏中长出新的心肌细胞，替换掉有问题的细胞，以此修复心脏，无疑是医学上的一大突破。2001 年，安维萨还在纽约医学院工作时，在著名学术期刊《自然》上发表一篇论文，说可以用来自骨髓的 c-Kit 干细胞使心肌再生。随后，他又在美国《细胞》杂志发文说不需要骨髓干细胞，使用成熟的心脏干细胞就能修复心肌。2007 年，安维萨陆续发表了多篇文章，被认为是心肌再生领域的开创者和"祖师爷"。但是，陆续有研究人员发现，安维萨所描述的结果不能被重复。2014 年，他发表在美国《循环》杂志的一篇论文被撤稿。

请思考：上述案例中存在哪些科研不端行为？可能会造成什么不良影响？该如何控制这种科研不端行为？

护理科研是现代护理活动的重要组成部分，是促进护理学发展的关键环节。护理科研道德是使护理科研工作沿着健康轨道发展的重要条件，也是护理科研成败的前提条件。护理科研要想达到预期的结果，科研人员除具备较好的专业技术水平外，还必须具备良好的护理科研道德。

第一节　护理研究伦理的意义和规范

护理研究对象大多是病人，在病人身上进行科研工作需特别注意研究过程是否给病人健康带来不良影响，是否增加了病人的痛苦和经济负担，以及是否延误了病人的治疗，因此在护理研究中必须注重科研道德和伦理要求，对待研究工作必须持有严谨的科学态度。

一、护理科研的特点及护理科研伦理的意义

（一）护理研究的特点

护理研究是用科学的方法反复地探索、回答和解决护理领域的问题，直接或间接地指导护理实践的过程。由于护理研究以人为主要研究对象，因而在研究过程中应注意以下几点：

1. 研究对象的复杂性

人与人本身存在个体差异，加上人具有生物和社会两重属性，这些都会增加科研的复杂性。因此，在研究过程中要充分考虑影响研究对象的因素，使获得的数据更真实，尽量减少误差，而不能仅凭几次科研结果就轻易下结论，特别是做心理研究时。

2. 测量指标的不稳定性

由于个体在生理、心理、社会、环境等多方面存在差异，故测量指标的结果变异性大，离散度大，特别是通过间接方法获取病人资料时，误差更大。例如，涉及人的社会属性的问题就很难用仪器设备来检验。

3. 研究内容的复杂性

护理研究既可以研究人的生物属性，又可研究人的社会属性；可以研究人的内部环境，也可研究人与环境的协调。护理研究围绕着人的健康展开，涉及的范围广泛，内容也十分复杂。

4. 实用性

随着医学模式的转变，诊疗技术的不断更新，治疗手段的日益先进，病人对健康的追求也越来越高，因此对护理工作提出了更多、更高的要求。单纯地用生物医学模式、规律和方法很难完整地阐述人的性质、规律和现象，必须结合医学心理学和社会医学的规律阐明人的性质、规律，这样才能使护理研究成果更好地服务于人类健康。

（二）护理科研伦理的意义

护理科研道德能保证科研成果的严谨性、科学性和实用性，能避免不必要的护理差错和护理纠纷，促进研究工作的深入。

1. 护理科研伦理能够促使护士正确认识自身的价值

护理科研道德是护理科研工作沿着健康轨道发展的重要保证。护理科研工作者只有具备良好的科研道德和精湛的科研技术，才能使科研工作收到预期的效果。

2. 护理科研伦理能促使护士最大限度地开发潜能

具有高尚护理科研道德的护理人员能自觉地把造福人类作为科研的根本宗旨和目的。研究动机纯正，目的正确，才能保证科研方向的正确。高尚的护理科研道德能激发护理人员的开拓精神和创新精神，不怕挫折，不畏艰难，乐于奉献。

3. 护理科研伦理能净化护士的心灵

高尚的护理科研伦理能引导护理人员在科学研究中坚持实事求是，尊重客观事实，保证科研工作的严肃性和科学性；可以促进护理人员与其他个人及集体的团结协作，净化科研人员的心灵。

二、护理科研的道德要求

1. 科研选题的道德要求

（1）科研动机端正，符合人类健康需要。护理科研的根本目的是认识人体生命的本质，寻求增进健康、预防疾病、恢复健康、减轻痛苦的途径和方法，提高人类健康水平和生活质量。护理人员从事科研工作必须从卫生事业和人民健康的需要出发，科研目的和动机都应以社会价值为出发点，着眼于广大人民的健康需求，努力促进人民的身心健康和社会文明进步。因此护理科研必须强调社会需要原则，以人类的健康利益为第一目标，以造福人类为根本目标。

（2）坚持实事求是，一切从实际出发。选题要符合客观规律，不能违背客观规律。尊重科学，实事求是，严谨治学，敢于坚持真理。科学研究是为了探求真理，因此科研人员必须严谨求实，勇于坚持真理和勇于修正错误。

2. 科研过程中的道德要求

（1）科学、合理地进行科研设计。要在坚实的业务知识和统计学知识基础上进行科研设计，坚持以科学的方法为指导，使之具有严格性、合理性和可行性。课题设计要按照统计学的"随机、对照、重复"三原则来进行。

（2）严肃、认真地开展科学试验。在医学科研实施阶段，要严格按照设计要求、试验步骤和操作规程进行试验，切实保证试验的数量和质量要求。要认真观察试验中的各种反应，真实地记载试验中的阴性、阳性结果，发现错误必须及时改正，以确保试验的准确性、可靠性和可重复性。

（3）客观、准确地进行数据分析。要客观分析综合实验所得的各种数据，既不能主观臆造，也不能随意去除实验中的任何阳性反应，要善于分析比较。伪造或擅自改动科研数据、资料，假报成果，抄袭剽窃他人成果等行为都是不道德的，都应受到道德舆论的谴责，严重者将受到法律制裁。

3. 对待科研结果的道德要求

（1）正确对待成功与失败。科学研究是无止境的，在成功面前要保持谦虚谨慎、戒骄戒躁的作风。同样，科研工作中的失败也是难免的，在失败面前不可灰心丧气，而是要认真总结经验教训，继续前进。应该看到，许多科学研究虽屡遭失败，但最终获得成功，不少科研成果的问世都历经磨难。一个献身科学的科研工作者，应该胜不骄，败不馁，永远保持高尚的医学科研情操。

（2）客观地评估他人和自己的劳动贡献。首先，应充分认识自己在研究过程中对前人或他人的成果做了哪些利用、吸收和借鉴，要以适当的方式予以充分的肯定。其次，要正确对待科研成果署名问题。一般说来，贡献大的署名在前。最后，要正确对待科研成果的鉴定和评价。应在专家的参与下，本着实事求是的原则，如实地鉴定科研成果。当事者要正确地对待别人对自己成果的鉴定和评价，要善于听取不同意见和批评，不应采取不正当的手段来索取别人对自己成果的肯定和赞扬。

（3）团结协作，相互支持。在科研工作中，团结协作和相互支持，既是社会主义科研职业道德的一种体现，也是医学科学技术发展的客观需要。随着医学诊疗技术的发展和医疗规模的扩大，分科越来越细，分工也更加具体，虽有利于学科的深入发展，但容易导致学科之间的相互脱节，这就要求科研人员必须相互协作、相互支持。在从事科研工作时应互通信息，对仪器设备、图书资料、信息等要共用或提供方便，按实际贡献的多少去分享科研成果和排列名次。

（4）正确对待保密问题。科学包括医学科学是人类共同事业和共有财富，没有国家、民族之分，不应保密。但是由于国家和社会制度不同，科研所追求的目的和目标也不同，科学技术往往伴随着国家和地区的竞争而发展，谁掌握的先进科学技术多，谁在竞争中获胜的可能性就大。因此，科学利益必须服从国家、民族、阶级利益。国家之间，不同社会制度的国家之间，医学科学研究工作和科研成果涉及在一定时间和一定范围保密的问题。在社会主义国家内部，一般情况下，科研单位之间和科研人员之间不应相互保密，但在商品经济环境中，由于各单位或个人都有维护自己经济权益的问题，所以有些科研工作和科研成果不仅需要在一定时间与一定范围内保密，还要依靠专利法保护国家、集体、个人的合法权益。在此情况下，合理的保密不违背医学科研道德，并有利于医学科研的发展和成果的推广与应用。

三、科研伦理审查

临床医疗和生物医学研究的最终目的是为了提高医疗技术水平，促进人类健康，保证社会安定与繁荣，因此，人体实验是必不可少的。目前我国的医学事业发展十分迅速，与国际先进水平的差距正在缩小。但我国在医学伦理审查制度方面的落后，已经成为制约我国医学发展和开展国际合作交流的瓶颈。相比发达国家，我国的生命伦理学科起步较晚，医学科研伦理审查更是处于起步阶段。

（一）科研伦理审查机构

1974 年，美国国会将审查涉及人体受试者研究项目的机构命名为伦理审查委员会（Institutional Review Board，IRB）。自此，伦理审查制度在西方已经运行了四十余年，成为保护人体研究受试者合法权益的重要措施。我们国家在 20 世纪 90 年代开始引进和学习伦理审查制度，距今也已有二十余年。伦理审查委员会是由来自生物医学领域和管理学、伦理学、法学、社会学等社会科学领域的专家组成。根据国家的相关法律、法规和有关政策，对项目进行伦理审查、评价、指导，并依据伦理原则审查、监督涉及人体的研究活动，使受试者的权益、健康与安全受到保护。2016 年 10 月 12 日，国家卫生和计划生育委员会颁布了《涉及人的生物医学研究伦理审查办法》。其中规定，从事涉及人的生物医学研究的医疗卫生机构是涉及人的生物医学研究伦理审查工作的管理责任主体，应当设立伦理审查委员会，并采取有效措施保障伦理审查委员会独立开展伦理审查工作。医疗卫生机构未设立伦理审查委员会的，不得开展涉及人的生物医学研究工作。《涉及人的生物医学研究伦理审查办法》还要求，伦理审查委员会的委员应当从生物医学领域和伦理学、法学、社会学等领域的专家和非本机构的社会人士中遴选产生，人数不得少于 7 人，并且应当有不同性别的委员，少数民族地区应当考虑少数民族委员。

（二）科研伦理审查的职责

伦理审查委员会的主要职责：对涉及人的生物医学研究项目的科学性、伦理合理性进行审查，旨在保护受试者的尊严、安全和合法权益，促进生物医学研究规范开展，并在本机构组织开展相关伦理审查培训。国际医学科学组织理事会（The Council for International Organizations of Medical Sciences，CIOMS）规定各级伦理审查委员会必须确保《赫尔辛基宣言》在所有涉及人类受试者的生物医学研究中得到贯彻实施。

通过审查，伦理审查委员会可以对研究项目作出批准、不批准或者修改后再审查的决定。通过伦理审查的研究项目，在研究进行期间，研究方案的任何修改均应在得到伦理审查委员会的批准后才能执行。研究中发生的任何不良事件，也必须及时向伦理审查委员会报告。申报项目未获得伦理审查委员会批准的，不得开展项目研究工作。

伦理审查委员会还要平衡两个方面的要求：即促进科学研究发展和约束与指导研究人员的研究行为以保护受试者的权利和福利。科学利益永远不应该凌驾于受试者利益之上，研究的目的虽然重要，但是绝不允许侵害受试者的健康、福利和保健权利。

除了要对涉及受试者的科学研究进行初始和持续审查外，IRB 还行使更多的职能，如提供伦理培训；全面质量控制（视察现场，监督知情同意等）；与研究者会商，为其申请项目的准备和审查提供帮助；或作为受试者的联系人，与受试者讨论他们关心或者投诉的问题等。

（三）科研伦理审查的主要内容

科研伦理审查的内容主要包括以下几方面：①试验方案的设计与实施。如试验设计是否科学合理，研究者的资质以及是否有试验过程的监查及稽查计划等。②试验的风险与受益比合适。应该将风险最小化，保证受试者安全和利益最大化。③受试者的招募。受试者的选择要公平，不能只为了研究者的便利，也不能仅考虑经济等因素。④知情同意书。记载告知受试者信息及其同意的过程。适当的知情同意过程还包括适当的同意文件。⑤隐私和保密。必须遵循所有适用的法律和政策，以保护受试者的隐私。⑥受试者的医疗和保护。⑦对涉及弱势群体和特殊疾病人群、特定地区人群／族群的试验要严格审查。

第二节　人体实验伦理

人体实验是医学研究中的一个重要方面，很多医学成果都是通过人体实验而取得的。但人体实验必须为人类健康服务，背离这一原则都是不道德和不允许的。

一、人体实验的意义

人体实验是指以人体为受试对象，科研人员对受试者进行观察和研究，以判断假说是否正确的行为过程。这里的人不仅指病人，也包括健康的受试者。在医学研究中，人体实验是在基础理论研究实验和动物实验之后、常规临床应用之前的中间研究环节。人与动物的差异性决定了任何一种新技术或新药物在经历动物实验等多种研究之后，必须经过一定的人体实验证实其无害或利大于害时，才能正式推广使用。人体实验是医学发展的基础和前提。没有人体实验就没有医学今天的成果。

二、人体实验的伦理分析

（一）人体实验的伦理矛盾

人体实验涉及实验者、受试者、医疗卫生单位和社会多方面的关系，并且有一定的风险，因此存在一些伦理矛盾，主要包括3种类型。

1. 社会公益与受试者利益的矛盾

人体实验可以推动医学科学和护理科学的发展，进而维护和促进人类健康，造福于人类，这其中也包含受试者未来的利益。因此，人体实验的社会公益性与受试者的个人利益从根本上讲是一致的。但是人体实验对受试者当时可能有益或无益，受试者要承担一定的风险，因此社会公益与受试者利益也存在一定的矛盾。

2. **实验者主动与受试者被动的矛盾**

在人体实验中，实验者对实验的目的、途径和方法是清楚的，对实验中可能发生的问题和后果也有充分预测，并有相应的急救措施，因此实验者是主动的。受试者接受实验，虽是在知情同意的前提下，然而由于受试者缺乏医学知识或文化水平偏低，这限制了他们对实验的理解程度，因而存在一定的被动性。因此，人体实验存在实验者主动和受试者被动的矛盾。

3. **实验者强迫和受试者自愿的矛盾**

在人体实验中，实验者虽不能明目张胆地强制人们接受实验，但在实践中，有些实验者为达到某种目的可能夸大实验对病人的益处，或声明除此之外别无他法，这其中含有强迫的因素；受试者为早治愈疾病或希望绝处逢生不得不接受试验，即含有被迫因素。因此人体实验中存在一定的实验者强迫和受试者自愿的矛盾。

（二）人体实验的伦理价值

人体实验的伦理价值判断可能会出现以下 4 种情况：

1. **有得无失**

一般天然实验或对受试者的某些心理实验，科研人员仅通过对客观现象的调查和分析获得研究结果，没有人为的干预因素存在。在此情况下，科研人员不承担实验的道德风险，可以认为是有得无失的。

2. **得大于失**

科研人员经过文献、资料的分析，在动物实验的基础上权衡利弊，然后按照制定出的切实可行的实验方案进行研究。在这种情况下，进行实验成功率是很高的，受试者往往是得大于失。

3. **得失不明**

有些实验性治疗一般是在紧急或难以确诊、无法治疗的情况下采取的措施，难以判断其对病人的最终利益是否有利，其道德代价也难以恰当评估，科研人员往往要承担一定的道德风险，因此应征得病人本人或家属的同意。

4. **失大于得或有失无得**

科研人员采取欺骗、强迫等方式，或是违背科学规律，盲目草率地开展实验，往往给受试者带来伤害或严重的损伤。这类实验违背了科学研究的行为准则，科研人员丧失了良知，应予以谴责。

三、人体实验的伦理原则

（一）人体实验伦理规范、法规

医学进步依赖多门相关科学的发展、医疗技术创新和临床研究。疾病诊断、治疗和预防手段是否安全有效，大都需经人体实验研究加以确认，这种研究必须在科学上可靠，在伦理上可以被接受。1964 年，世界医学会发表了《赫尔辛基宣言》，它成为国际伦理规范的重要里程碑，许多国家已将该宣言的精神纳入国家法规。在此基础上，世界卫生组织制定了伦理指导原则。在我国，人体实验的伦理问题已受到政府、医学家与媒体的关注，2007 年卫生部颁布了《涉及人的生物医学研究伦理审查办法（试行）》。该审查办法对宣传普及科研伦理原则，建立健全受试者保护机制，规范生物医学研究行为起到了积极的促进作用。但随着生物医学研究的快速发展和伦理审查工作的逐步深入，该审查办法作为规范性文件已不能满足发展需要，迫切需要根据当前临床研究管理工作要求，统筹规划制度建设，进一步细化伦理审查、知情同意内容和规程，加强涉及人的生物医学研究伦理审查工作的法制化建设，提高伦理审查制度的法律层级，从而进一步明确法律责任，更好地保障受试者的合法权益。因此，在借鉴国内外管理经验的基础上，我国卫生和计划生育委员会充分调研，听取各方面的意见，对该审查办法进行修订，按照规章制定程序形成了《涉及人的生物医学研究伦理审查办法》，并于 2016 年 12 月 1 日开始实施。

（二）人体实验的伦理原则

1. 目的性原则

在护理科研中，开展人体实验的目的是为了改进护理诊断、护理措施和护理技术操作方法等，以提高护理质量和促进护理科学的发展，最终为人类的健康服务。凡是符合这一目的的都是道德的，反之则是不道德的。

2. 尊重人原则

医学研究应当尊重人的生命权、健康权、隐私权与人格尊严。法律上有独立行为能力人的自主选择，统称为知情同意（informed consent）。此外，医学研究应保护脆弱人群，如幼儿、精神发育迟缓者和精神病病人。参与者有完全理解研究的权利，研究者要将研究目的、方法、资金来源、可能的利益冲突、预测益处、潜在风险、可能不适，如实地告知每位实验对象，他们有权同意，或拒绝，或中止参加，研究者不得施加威胁或报复。

3. 科学原则

在护理科研中，涉及人体实验的研究必须采取通行的科学做法，包括查阅完整文献、了解和掌握有关证据、信息和必要的实验基础知识。应在研究方案中清晰写明每步程序设计与操作，必要时按一定管理程序将研究方案提交给特设的伦理审查委员会审议、评论、指导与批准。伦理审查委员会应独立于研究者与赞助者之外，不受任何外在压力干扰。伦理审查委员会有权监督正在进行的实验，特别是监督实验是否会对受试者产生严重影响。在人体实验中，受试者要承担一定的风险，因此必须遵循动物实验→健康人实验→临床病人实验这一路径，以实现最大程度的安全性。医学论文和论著的作者与出版者承担伦理义务，出版物不应刊载违背国际通行伦理原则的人体实验报告。研究者有义务保障研究成果准确，不论是阳性或阴性结果均应披露。

4. 维护受试者利益的原则

应优先考虑研究参与者的利益而不是科学与社会利益。要最大限度地维护实验对象的健康利益和相关权利，将可预见的风险与给实验对象或他人可能带来的益处进行比较。权衡利弊，争取最大利益。将利益与负担进行公平分配；对经济条件与医疗条件差者，应予以特殊保护。

5. 对受试者隐私保密的原则

在护理科研中，人体实验的受试者都享有隐私的保密以及匿名权利。实验者对所收集的受试者资料，尤其是涉及个人隐私的部分应该予以保密，不能任意张扬或泄露。在公开发表的研究成果中，也不能将受试者的姓名公开，以免侵犯受试者的隐私权。

第三节 科研越轨行为的危害与社会控制

一般来说，科学是追求真理的社会活动，科学家应该严格在科学精神的指导下从事研究。科学不断发展，在人类社会中发挥越来越大的作用，科学家的队伍也逐渐扩大。科学家并不是生活在真空中，会受到各种因素的影响，社会活动的复杂性决定了科学家行为的差异，科学家的越轨行为时有发生，有时甚至连著名科学家也未能幸免。

一、科研越轨的概念

越轨行为是社会成员对社会普遍行为规范的偏离。科学家作为一个社会成员，必然像社会中其他成员一样，要遵守社会生活中法律、道德、意识形态等种种规定。科学是一种特殊的职业，科学家作为科学共同体中的一员，必然要遵守职业规范，遵守科学共同体的某些特殊的规范，不能违背科学研究精神。因此，广义的科学家越轨行为包括：①科学家在社会生活中对法律、道德、社会秩序的背叛（例如吸毒、赌博、实验室性骚扰或其他骚扰、用触犯法律的方式阻止与干扰其他科学家进行实验与观察、军事与企业科学研究中的泄密、挪用或者滥用科学基金等）；②科学家在从事科学研究工作时出现的种种背离科学方法和科学精神的行为；③科学研究活动的社会化（从申请立项到荣誉分配）过程中的违规行为；④发现和处理科研越轨过程中的违规行为。从越轨的道德属性来看，广义的越轨还可以分为非道德类越轨和道德类越轨。非道德类越轨包括思想方法类越轨和过失类越轨；道德类越轨也就是通常所说的科学家的越轨行为，即狭义的越轨，它包括伪造类越轨、剽窃类越轨和僭誉类越轨。

二、科研活动环节中的越轨行为

现代科学研究活动的社会化过程包括申请立项、实施研究、论文写作与发表、成果评估、成果宣传、荣誉的获得与分配、越轨行为的发现与纠正等，科学家在其中任何一个环节都有可能产生越轨行为。

1. 申请立项中的越轨

除了极少数人出于个人兴趣进行研究之外，现代科研总是从立项申请开始的。立项申请的目的在于获得经费资助，而只有通过同行评议被认可的项目才能获得资助。申请项目的新颖性和可行性以及申请者既往业绩都是评议的标准和依据。因此，为了增加立项通过的可能性，申报者可能会虚报其实际业绩（如虚构一些根本不存在的论文）或者窃取同行的申请方案。

2. 实施研究中的越轨

实施研究过程的越轨主要是伪造类越轨。越轨者通过对实验仪器、观测对象、工艺流程、实验纪录和观测结果等进行伪造，欺骗同行。

3. 论文写作中的越轨

主要指在文尾不能正确列出或者根本不列出引文目录或参考文献，对别人提供的有益的帮助未进行答谢，不承认别的科学家对论文的创造性贡献。

4. 论文发表中的越轨

将尚不成熟、可信性和可靠性不高的成果提前发表，以获取优先权；将同一次实验的方法或结果改头换面多次发表，以获取发表数量；剽窃别人的论文重新发表；借助权威的名声发表论文等。

5. 成果评议中的越轨

除了发表论文之外，一些科研成果还要通过同行的鉴定或者资助部门的验收，以便对成果的价值和完成情况做出评估。成果评议中常见的越轨行为包括只聘请关系亲近的、同自己观点一致的评议人，用各种手段收买评议人，不加思考和批判地仓促评议，评议人做出不切实际的评议结果（如随意加上"国内首创""国际领先""填补空白"等评语），评议中出具虚假的效益报告等行为。

6. 成果宣传中的越轨

主要是指未经严格检验和同行评议，立即通过新闻媒介对科研成果进行夸张的宣传，或者借助同行评议之外的手段对自己的工作作出过高的、不切实际的评价，以便快速地获取直接的经济利益或者荣誉。这类越轨多发生在具有商业潜力的发明成果中。

7. 荣誉获取与分配中的越轨

这个环节中出现的主要越轨类型是僭誉类越轨，如担任领导职务的科学家利用职权和地位之便谋取论文的署名权，老师把学生应得的荣誉全部据为己有，贬低合作者或者竞争对手的贡献。

8. 越轨发现与纠正过程中的越轨

当越轨行为被发现后，有些越轨者极力掩饰错误，报复检举者；某些越轨者甚至会在没有任何事实根据的基础上诬告其他科研人员越轨。

三、科研越轨行为的危害

虽然单个越轨行为或某一个人的越轨行为对社会可能不会造成巨大的影响，但是，科学家长期或广泛的越轨行为能从 5 个方面导致科学的社会功能失调。

1. 如果越轨行为普遍，它会弱化人们崇尚科学的精神

科学精神是一种群体规范，每个科学家都应自觉地遵守。如果科学家发生越轨行为而又没有受到惩罚，这实际上是在变相鼓励科学家的越轨行为，使科学研究的环境恶化。

2. 无法向当事人负责

过去，人们通常认为科学研究是没有当事人的，科学家只需要对自己负责，科学研究是完全靠自我约束、自我调节的封闭性活动。虽然科学研究的当事人不像律师与委托人、教师与学生、医生与病人那样具体，但是科学研究作为一项特殊职业，除了个别自由研究之外，大多数的科学研究也有自己的服务对象，那就是出资者（例如大型企业、政府部门）以及科学家同行（即由某一领域科学家团体本身组成的科学共同体）。企业和政府以合同方式将各种委托项目和计划项目（主要是应用研究和开发研究）委托给科学家，科学家以各种学术报告、科学论文、技术成果等形式完成项目合同规定的预期目标。科学共同体则往往通过科学家申请的方式，把科学基金项目（科学基金可以看成是政府、私人或者其他团体无偿捐资给科学共同体拥有和使用的经费，归科学共同体内部分配，主要用于基础研究）委托给某一科学家和研究小组，科学家则以各种学术报告、科学论文等形式完成项目申请时的承诺。科学成果必须通过由一系列专业人员组成的评审机构鉴定或同行评议，确认其研究活动的现实或者预期的价值。只有研究成果通过了鉴定或者得到了同行认可，某一科学项目才算是完成了任务。企业、政府作为科研项目委托人，对严重的越轨行为必然要进行管理。即使是基础研究，当某一领域的科学家出现越轨行为时，不仅会遭到其他科学家的批评，也会遭到那些无偿出资人的质疑。

3. 越轨行为会给其他科学家造成影响，特别是时间损失

这些时间损失主要体现在其他科学家对有越轨行为科研人员工作进行的仔细考察、重复实验的验证和各种调查与听证会中。更为严重的是，更多的时间将浪费在以此为基础的科学活动上。尽管科学家需要怀疑精神，但本质上他们更愿意相信科学家特别是有名望的科学家取得的阶段性成果，并在此成果上进行进一步的研究活动。

4. 越轨行为会降低社会对科学家的信任和对科学的信心

正如社会应该相信警察、医生一样，社会也应该相信科学家。如果科学家花了纳税

人的大量资金谎称有了科研成果，并为自己的越轨行为顽固辩护，等事情真相大白后会产生严重的后果。科学家希望科学共同体内部进行自我管理，要求社会减少对科学活动的干预，但越来越多的越轨行为正在毁坏科学家的职业声誉，社会干预必不可少。

5. 越轨行为有可能导致不可预知的风险

因为科学技术已经和人类生活密切相关，如果科学家不能遵守科学规范，社会生活就会产生问题并处于危险之中。这在医学领域、工程技术领域显得特别突出，一个不负责任的结论可能会导致成千上万人的伤亡或者数十亿财产的损失。

四、科研越轨行为的社会控制

科研诚信是科技创新的基石。近年来，我国科研诚信建设在工作机制、制度规范、教育引导、监督惩戒等方面取得了显著成效，但整体上仍存在短板和薄弱环节，违背科研诚信要求的行为时有发生。为了有效预防和严肃查处学术不端行为，维护学术诚信，促进学术创新和发展，国家各部委相继出台了各项规章制度，提出了加强科研活动全流程诚信管理等方面的相应措施。如教育部于 2016 年 6 月 16 日颁布了《高等学校预防与处理学术不端行为办法》，并自 2016 年 9 月 1 日起施行。《高等学校预防与处理学术不端行为办法》明确了政府和高校在预防和处理学术不端行为中的职责并建立了相关的保障与监督机制。2018 年 5 月，中共中央办公厅、国务院办公厅印发了《关于进一步加强科研诚信建设的若干意见》，要求各地区、各部门结合实际认真贯彻落实。《关于进一步加强科研诚信建设的若干意见》就完善科研诚信管理工作机制和责任体系，加强科研活动全流程诚信管理等提出了明确要求。

（一）科研越轨行为的社会控制

对科研越轨的社会控制是指通过社会力量使科学家遵从科学研究活动的规范、维持科学共同体秩序的过程。它既包括整个社会或科学共同体、科研组织对科学家个体行为的监督、约束和制裁，也包括社会互动中科学家之间、科学家与其他社会成员之间的相互影响、相互监督。在对越轨行为的控制过程中，应遵循以下原则：科学共同体的内部控制与社会广泛参与的外部控制相结合；科研活动过程中的积极控制与消极控制相结合；涉嫌具体指控前的被动控制与指控后的主动控制相结合；处理过程的原则性与处理方式的灵活性相结合。

（二）科研越轨行为控制的基本手段

面对越轨行为的不同性质和不同程度，其控制手段也不尽相同。归纳起来，对科研越轨控制的基本手段主要有道德与教育手段、行政手段、经济手段、法律手段和舆论手段，以及不同手段的组合。

1. 道德教育

道德教育是越轨控制的最基本手段，也是最常见的手段。对于某些轻微的或者潜在的越轨行为，行政管理人员、科研小组负责人或指导教师等可采取谈话方式，让越轨者认识科研越轨的危害性，重新端正科研思想，采取正确的科研方法纠正错误。教育手段主要是强调科学家的道德、价值和职业规范等，防止科研人员的不正确观念外化为越轨行为。但是道德和教育控制是一种内在的软控制，其威慑力有限。

2. 行政手段

行政处理是指大学、研究机构通过开除、撤职、降职等行政手段来惩罚性质恶劣、情节严重的越轨者，也包括通过间接手段使得其他类似领域的研究机构不再聘用越轨者。它类似于体育界处理服用兴奋剂的运动员。例如，规定剽窃论文者在 3 年内不允许在学术刊物上发表科研论文，伪造数据者在 3 年内不得在科研单位继续从事科研工作。通过行政处理迫使越轨者暂时或长期离开科学研究领域。

3. 经济手段

经济手段是指在经费来源、使用方面对越轨者采取的制裁手段。例如，对申报基金项目的越轨者不准其继续申报基金项目，无论其是个人独立申请还是和其他人共同申请。对于某些越轨行为，资助者不仅立即终止尚未进行的赞助，还有权要求越轨者进行经济补偿，退还未使用完的经费，或者偿还已经用过的研究经费。行政手段与经济手段都属于制度化的、规范化的硬控制，是防止越轨的有力手段。

4. 法律手段

严重的越轨行为必然受到法律的制约。例如，科学家与政府就政府赞助、委托的研究项目签订合约，合约规定了资金的合理使用范围、研究活动的目标等。如果科学家存在严重弄虚作假行为，会被认定为违背了合同或者协议，政府可以进行起诉，要求科学家承担民事责任。又如，科技人员涉嫌剽窃，可能违背了著作权法、专利权法，被侵权人也可以对侵权人提出诉讼。再如，对越轨行为的不实指控可能涉嫌诬告罪，对告密者的打击报复可能涉嫌故意伤害罪等刑事犯罪。当然，相对经济手段制裁，诉诸法律涉及公民的财产权、自由权和生命权等，法律手段是一种更严厉的手段。

5. 舆论控制

舆论是一种公众力量，舆论控制主要包括专业媒体曝光和大众媒体曝光。当今社会，科研越轨问题的严重性正越来越受到媒体的关注。通过媒体曝光越轨者和越轨事件，引发科学共同体和大众范围内对越轨行为的谴责，不仅使越轨者丧失个人尊严，更让越轨者在科学共同体中失去信任，因此舆论手段对科研越轨行为控制的作用并不亚于法律手段。然而，舆论控制也存在负面效应，大众媒体往往在未得出调查结论时就提早介入并渲染、夸大越轨行为，容易对无辜的当事人造成伤害。

在科学日益被社会关注的今天，积极和主动的社会控制是不可或缺的。在尊重科学共同体内部控制的同时，采取必要的外部社会控制有助于减少科研越轨行为，保持科学研究在正常的轨道上运行。

（杨　敏）

思 考 题

1. 哪些行为属于科研活动中的不端行为？在开展护理科研活动时应遵守哪些道德要求？

2. 案例分析

案例 10-2：病人孙某，女，40岁。因患溃疡性结肠炎入院治疗。住院后，医生告知有一种治疗溃疡性结肠炎的新药，需要一部分病人做临床疗效实验。医生还告诉孙某可以自愿参加，但希望溃疡性结肠炎病人能都参加。孙某原本不想参加这项实验，但经医生这么说，她就抱着试一试的态度参加了。用药一个星期之后，她自觉效果不好，便中途退出了实验。主管医生对她的做法很不满意。为此，她很苦恼，担心医生今后不会认真给她治病了。

（1）请从伦理角度分析孙某中途退出实验合理吗？

（2）本案例中主管医生的做法是否合适？其哪些行为有违《赫尔辛基宣言》的规定？

第十一章　护理伦理决策

学习目标

✚ **识记**

1. 护理伦理决策、护理伦理困境的定义。
2. 护理伦理决策的程序、注意事项及基本要求。

✚ **理解**

1. 伦理困境产生的原因。
2. 护理伦理决策心理偏差及护理伦理决策的影响因素。

※ **应用**

　　能遵循护理伦理原则，运用护理伦理决策程序相关知识，对情景案例进行模拟护理伦理决策。

案例 11-1

　　患者，男，78岁，中学退休教师，因胃部不适、体重明显下降入院。入院后经系列检查发现病人胃癌已全身多处转移，已无手术价值。病人本人知晓病情后，表现很冷静。住院第三天，病人把自己的主治医师和责任护士请到床前，当着其儿子和女儿的面说："我知道自己是晚期癌症，已广泛转移，我不愿做放疗、化疗，既增加痛苦又浪费钱财。我现在想出院，出院后我只想待在家里，哪里都不去。麻烦您让我出院。"但病人儿子和女儿坚决不同意办理出院手续。

　　请思考：上述案例中的医护人员是否面临伦理困境？如果您是当事人的护士，您将如何做决定？

　　随着人们对健康服务需求的增加及医学模式的发展，护理伦理道德实践作为医学实践的重要内容已纳入现代医学模式的理论体系中，这对护理人员的职业道德素质提出了更新、更高的要求。在健康服务实践中，护理人员会经常面临与伦理相关的有争议性的问题，因此，护理人员必须具备正确的护理伦理认知和决策能力，妥善解决相关问题。

第一节　护理伦理困境

一、护理伦理困境的概念与内涵

在护理决策中，护理人员和病人在多数情况下仅仅面对善与恶、是与非、对与错的选择，这种选择的答案非常明确。只要遵循伦理原则和规范就能轻易地作出符合伦理的正确决定，有时甚至凭直觉或经验就能得到适当的解决办法。但是，在某些特殊情况下，同一利益主体从不同的角色出发，或不同利益主体受不同的价值观念、宗教信仰、文化传统、生活习俗等因素影响，对某一特定护理情境下的道德现象进行道德判断或行为抉择时，可以合乎逻辑地得出 2 种及 2 种以上存在不同程度冲突的方案，即无法作出一个令人满意的决策。这种道德判断和行为抉择的难题称之为护理伦理困境（ethical decision dilemma in nursing）。随着生物—心理—社会医学模式的发展，护理工作的内涵逐渐深化，外延逐渐扩大，护理实践的新变化使得护理人员面临越来越多的伦理困境。

护理伦理困境会让护理人员受到道德伤害（moral distress），导致其产生挫折感、愤怒和焦虑等负面情绪，从而降低护理人员的职业满意度。因此，了解护理伦理困境产生的原因，可帮助护理人员克服困境，做出最恰当的伦理决策。

二、护理伦理困境产生的原因

在日常工作中，人们经常会面对三类道德问题：第一，所依循的道德规范或伦理问题本身不确定；第二，所要采取的行动与道德的原则有冲突；第三，所要采取的行动可能是对的，但却受限于机构的规定而无法执行。护理伦理困境常见于以下几种情况：

（一）专业职责与个人价值观冲突

价值观形成于人的认知发展全过程，并随着人们认知的成熟、受教育程度的提高、经历和环境的变化而不断发展。个人价值观的形成是一个复杂的过程，受家庭、学校、社会环境、社会文化、风俗习惯等因素影响。个人价值观及信仰直接影响人们对事物的判断。当作出的伦理决策与个人价值观或信仰发生冲突时，伦理困境便会产生。护理人员面临的护理困境常缘于其专业职责与个人价值观发生冲突。在临床护理实践中，当护理人员的工作内容与其个人价值理念产生冲突时，就会出现伦理困境。例如，当护理人员需要协助医师为病人实施堕胎手术时，虽然工作职责要求护理人员应为病人提供良好的照护，以满足治疗和病人的需要，但是，当护理人员的个人修养、主观想法或宗教信仰并不赞同堕胎手术时，此时就产生是应该遵从医嘱、履行专业职责，还是坚守个人信仰或主观想法拒绝为要堕胎的病人服务的伦理困境。

（二）护理措施对病人存在利弊两重性

在临床护理工作中，因护理措施的利弊两重性引发的护理伦理困境较为普遍。某些情况下采取的护理措施既可能对病人有利，但同时也可能存在损害病人利益的风险，此时护理人员就会面临做与不做的两难困境。例如，为保证某位不能经口进食病人的营养平衡，护理人员遵医嘱为其鼻饲，但是，病人因种种原因不愿继续治疗，在神志清醒的情况下自行拔除鼻胃管。从维持病人正常营养状况角度看，护理人员需对病人进行约束，但约束会限制病人的自由，违背了病人的个人意愿及自主要求。此时护理人员是违背病人的主观愿望，让病人忍受约束之苦，还是尊重病人的意愿，让他拔掉鼻胃管呢？

（三）执行护理措施后效果不理想

在治疗、护理病人的过程中，经常会产生一些医护人员无法控制的不良后果，也会让护理人员面临两难的伦理问题。例如，一位孕妇因患病住院治疗，必须服用大量药物，可是，药物可能会影响胎儿的正常生长或导致畸形，此时护理人员就会面临两难选择：是让孕妇冒着胎儿可能出现畸形的危险继续服药，还是冒着自己的生命可能出现不测的危险停止服药呢？

（四）专业伦理与专业角色的要求相冲突

当护理专业角色与护理专业的伦理要求发生冲突时，护理人员就会面临伦理困境。例如，当医师决定对一个心理脆弱、病情预后极差的病人的病情进行保密，在此情况下，护理人员在专业角色上应该配合医师对病人的病情实施保密，但从护理伦理的角度看，病人有知情权，护理人员又有告知实情的义务，这就使得护理人员处于专业职责和专业伦理间的两难困境。

（五）病人要求的医护措施没有明确的规定可遵循

在临床护理实践中，有时病人提出的要求不符合医疗护理的规定或无明确的规定可遵循。例如，一个痛苦无望的晚期癌症病人要求实施安乐死，虽然护理人员同情并理解病人的感受，认为此时一味地延长病人的生命，只是徒增其痛苦和浪费有限的医疗资源，但基于对病人生命权益的保护，又不能放弃对病人的救治。况且目前我国尚未出台有关安乐死的相关法规，病人的要求与相关法规空缺之间的矛盾使护理人员面临了伦理困境。

（六）两种以上的护理伦理原则发生冲突

现代护理伦理学体系包含多个伦理原则，每一个伦理原则都针对某一特定领域发挥作用。例如，公正原则是用来调整医疗资源的合理使用和分配的；知情同意原则是用来保证病人了解病情和认可自己的治疗方案的；不伤害原则为护理伦理学的核心原则，它明确了医护人员的道德义务；等等。在某些特定的情况下，这些伦理原则之间也会发生冲突。例如，一胃痛病人入院后经胃镜、活组织病理检查确诊为胃癌晚期，已错过手术时机。其女儿要求医护人员对病人保密，而病人则向责任护士询问其诊断、治疗及预后情况，并宣称自己有权知道实情。责任护士由此陷入是对病人保密还是告知其实情的伦理困境。

（七）专业职责、职业暴露与自身安全的伦理冲突

医疗工作环境中的某些生物、物理、化学及社会、心理因素对医务人员的身心健康有不同程度的影响。在工作过程中，护理人员有暴露于病人的血液、体液、排泄物或各种理化损伤因子等职业性有害因素的风险，一旦职业防护措施不当，护理人员将成为某些职业性损伤的高危人群。按照伦理原则，人人都享有同等生命权。但在履行专业职责时，在某些情况下，护理人员需不顾个人安危对病人实施救治，此时，护理人员会遭遇自身利益与专业职责冲突的困境。例如，在交通事故现场，一名艾滋病病人需实施紧急止血，而此时防护条件有限，职业暴露危险大，专业职责要求护理人员应对病人进行止血，但止血操作会使护士面临感染艾滋病的危险。这种冲突容易使护理人员陷入伦理困境。

护理人员的伦理决策对护患关系会产生较大影响。如上述的护理伦理困境若能得到妥善处理，护患之间就会形成彼此信任关系；反之，将可能导致护患之间的矛盾与冲突。如果伦理困境不能得到较好解决，护理人员的职业热情会在一定程度上受挫。护理人员会因为自己的工作没有达到最佳护理效果而对自我产生不满，从而影响护理人员日后工作积极性。

第二节　护理伦理决策概述

在护理工作中，护理人员每天要解决许多护理问题，其中某些问题是伦理问题，甚至是伦理两难问题，需要护理人员进行较深入和客观的评估，依据伦理原则正确抉择，妥善解决。合理的护理伦理决策不仅是建立和谐护患关系的前提，也有助于提升护理质量，同时对护理人员减少职业压力、体验职业价值感和成就感有重要意义。

一、决策与伦理决策的概念

决策（decision-making）：《韦伯斯特字典》对"决策"的解释是：人们对一种意见或者行动路线的抉择行为。决策又称"抉择"（choice），是指根据问题或目标拟定多种可行的方案，然后从一系列被选方案中选出最佳方案。决策的核心是对未来行动的谋划和决断。在日常生活中，我们每天都要做大大小小的决策，例如，家庭主妇要决定给家人准备什么样的晚餐，保证晚餐既营养又可口；职员面对大量的工作时，要根据工作的轻重缓急

决定工作的优先次序；护理癌症病人的护理人员，可能就要面对是否要告诉病人实情的抉择。以上各种情况都需要人们寻求答案并作出决定，此过程就是决策的过程。

　　任何决策都基于一定的伦理思考和价值选择，决策与伦理具有内在统一性和内在关联性。因为决策的主体和客体都是人，而人是具有情感、意志、精神、主观能动性和创造性的，所以，决策主体在关注物质因素的同时，也必须关注人的精神因素。这样才能使决策科学化，才能最大限度地减少决策的失误。

　　伦理决策（ethical decision-making），简言之就是"做伦理上的决定"，是指人们根据一定文化背景下的道德标准和价值观，通过分析伦理问题所涉及的伦理原则和当事人各方的利益，拟定多种解决方案，并对这些方案的结果进行伦理分析、判断，然后从中选出最佳方案来进行道德实践。因此，伦理决策的本质是解决道德争议和冲突，实现道德共识的道德实践过程。

　　伦理决策过程包括伦理知觉、伦理判断和伦理意图三个步骤。伦理知觉是指个体感知自身行为伦理性的程度；伦理判断是指个体对感知的伦理问题进行道德和价值判断；伦理意图是指个体按照伦理判断来决定自身行动。为帮助人们作出正确的伦理决策，众多学者以伦理决策的三步骤为基础，进行了伦理决策模式研究。例如，席尔瓦（Silva）的伦理决策模式将解决伦理问题的整个过程分为收集及评估资料、确立问题、考虑可能的行动、选择及决定行动的方案、检查和评价所作出的决定及采取行动5个步骤；阿洛斯卡（Aroskar）认为基本资料、决策理论和伦理理论是解决伦理问题和伦理困境的基本要素。因此，在做伦理决策时，必须在有效的时间内，在现有的价值系统中，在了解真实的情况下，根据伦理学相关理论作出决定。

　　做出伦理决策必须满足三个条件：首先，决策的对象涉及伦理问题，即该问题具有伦理内涵，受人类基本伦理规范制约；其次，决策者是具有自由意志的伦理主体，能意识到伦理问题的存在，能够做出判断和实施行动；最后，决策者能够对结果作出是否符合伦理规范的判断。

　　伦理决策是一个多维度的复杂的过程，做伦理决策既与个人的价值观和信念有关，同时也受社会文化、宗教信仰、法律法规、环境以及决策者当时的情绪等诸多因素的影响。所以，对于伦理问题的处理，并没有标准答案，也没有绝对的正确与错误之分。决策者或参与决策者的道德水准、知识广度与深度、对伦理理论与原则的理解与应用等都会影响其采取的道德行为的正确性。

二、护理伦理决策方式

　　护理伦理决策（ethical decision-making in nursing），即护理工作中的伦理抉择，是护理人员根据职业道德标准和价值观，应用护理伦理学的基本理论、原理和原则，分析问题并作出最符合伦理规范的决定。护理伦理决策过程蕴含人文因素，反映伦理精神，是护理伦理理论、原则和规范在护理工作中的具体运用和贯彻。作为护理人员，必须了解自己的专业规范、病人的权利和相关的伦理理论及原则，只有这样才能在面对伦理问题时作出理性和公正的决定，在解决伦理问题时最大限度地维护病人的利益。

护理伦理决策包括个人决策（individual decision-making）和团体决策（group decision-making）两种方式。

1. 个人决策

个人决策是指由个人独立做出伦理决策，是护理人员最常用的伦理决策方式。在护理实践中，需要由个人做出决策的情况随处可见。例如，当遇到两个甚至更多病人同时拉响床旁呼叫铃寻求帮助时，应该优先为谁提供照护？对于癌症晚期病人，是否应将病情如实告知病人本人？如果需要告知，则应该于何时、何地以何种方式告知更为妥当？如果不能告知，原因是什么？当情况简明或者是在紧急情况下，护理人员来不及找人商量时，大多采取个人决策方式。

2. 团体决策

团体决策是指由团队或组织通过集体共同协商讨论之后作出的伦理决策。临床上有很多比较复杂的问题，涉及面广，影响大，这样的问题，如果由护理人员一人决策，不仅会给护理人员带来巨大压力，而且也会影响决策质量和效果，这种情况就需要进行团体决策。当情况比较复杂，需要各方面专家共同商议或者牵涉多方利益时，则应该由团体来做决定。团体决策的常见形式是由伦理委员会决策。委员会的组成和一切活动不应受临床试验组织和实施者的干扰或影响。伦理委员会做出的决定原则上应得到至少 2/3 委员同意。

第三节　护理伦理决策过程

在护理实践过程中，护理人员面对伦理困境需要作出决策时，常会受到一些相互矛盾的道德观念及不同伦理理论的影响，这就要求护理人员不仅要掌握伦理学的基本理论知识，还要具备选择和应用伦理决策模式的能力。护理人员所持的个人价值观以及对相关法律、法规的熟知程度等对于其是否能作出相对合理的、最有利于病人利益的判断和决定具有重要影响。护理人员在进行伦理决策时，需结合护理实践活动的特点，选择科学、规范、操作性强的伦理决策模式。

一、护理伦理决策过程概述

根据席尔瓦（Silva）的伦理决策模式，护理伦理决策过程包含以下五个环节：

（一）收集、评估资料

收集、评估资料是整个决策过程的基础。在护理实践中，当遇到伦理两难问题时，要不断地收集资料并进行评估。在收集资料时，应该注意思考以下三个方面的问题：

1. 评估事件的基本情况

当某一事件出现时，首先应思考这一事件是否属于伦理问题。如果是伦理问题，那么引起该伦理问题的原因有哪些；引起伦理争议的具体情境是什么；这些情境是如何引起伦理争议的。

2. 健康小组的评估

应思考哪些人受到该事件的影响；有关人员的背景情况（如受教育程度、宗教信仰、价值观等）如何；哪些人会受到伦理决策的影响，结果会是怎样的。

3. 组织的评估

应考虑机构（或医院）的性质、任务、价值观、政策及其行政程序。

（二）确立问题

确立问题是指对所收集的资料进行分析，经过理性判断后确立伦理问题的过程。应分析道德难题所涉及的道德原则，分析各伦理关系之间的利益，并将各伦理原则和各方利益进行排序，这是设计行动方案的前提。在确立问题时，应该考虑以下情况：

1. 伦理的考量

确立问题的第一步是考虑哪些问题是与伦理有关的，即事件中哪些是伦理问题；其次，应该确定这些伦理问题的优先次序，有利于解决问题。

2. 非伦理的考量

事件还应从非伦理方面考虑，确定哪些问题不属于伦理问题，将一些非伦理问题与伦理问题区分开。非伦理问题可能是护理问题、法律问题或其他问题。此外，还应考虑这些非伦理问题与伦理问题之间有何关系。

（三）设计伦理决策方案与制定计划

设计可行的伦理决策方案的过程就是对所涉及的伦理原则和各方面的利益进行综合考虑的过程，不同的方案在伦理原则的取舍和各方利益的侧重上会有差异。

计划是依据确立的伦理问题制定行动方案的过程，是实施行动方案的指南。制定一份完整、合理的决策计划，需要从多方面和多角度分析、考虑问题。例如，个人价值观、法律、法规、照护病人的基本伦理原则等。此外，生物医学伦理中的道义论和功利论在计划的制定中也起到十分重要作用。

1. 依据道义论设计伦理决策方案与制定计划应考虑的问题

道义论强调按照道义原则做事，强调不以行为所产生的结果好坏来判断行动的对与错。例如，当一位终末肾病病人接受血液透析治疗后，就应一直接受该治疗直到生命的终点，而不会因为新病人的需要，或新病人的权势大而停止对该病人的治疗。道义论反对不择手段以达到目的的做法，因为许多行为的结果是难以控制和预测的。例如，癌症病人的家属一般要求对病人隐瞒病情，认为这样做可以减少病人知情后因过度悲伤而产生抑郁情绪，但许多研究证实，病人希望知道自己的病情，以便为未来的日子做好准备；或在悲伤后激起更大的求生欲望，而更好地配合治疗。

道义论要求护理人员遵守道德原则，尤其是平等原则、不伤害原则、诚信原则等。

依据道义论设计伦理决策方案与制定计划应考虑以下几个方面的问题：

（1）有哪些道德的规范及原则是相互冲突的？

（2）这些道德规范和原则会衍生哪些相应的义务？

（3）这些义务是否与某些更大的义务相冲突？

（4）如果有冲突存在，哪些义务是由道德规范及原则中衍生的义务？在权衡利弊之后，哪些义务是较正确而且是应该优先被考虑的？

2. 依据功利论设计伦理决策方案与制定计划应考虑的问题

功利论认为行为的价值取决于其目的和结果，功利论认为行为必须是有实利的、有用的或者能使人快乐和幸福的。功利论认为使最大多数人获得最大幸福的行为就是正确的行为。但功利论常常忽视少数人的利益和自由，因而被批评对少数人不公平。例如，为了找到某种疾病的治疗方法，进行人体试验，在功利论上是被允许的。功利论着重评估行为对现在和未来的影响。例如，在医院呼吸机不足时，一位癌症晚期病人已使用呼吸机数日，此时，有一位年轻大学生因车祸急需使用此呼吸机，此时，功利论者认为应将呼吸机转给年轻大学生使用，而癌症病人改用其他辅助呼吸的方法。

依据功利论设计伦理决策方案与制定计划应该考虑以下几个方面的问题：

（1）在具体案例中，应该如何界定功利？界定功利的原则是什么？例如，什么样的决策是有利于健康的？什么样的决策是令人快乐的？

（2）针对具体问题可能采取何种行动？

（3）受到决策影响的人们，在采取行动后，可能出现的后果是什么？

（4）每项行动的结果所产生的内在价值有哪些？

（5）哪些行动方案对所受到影响的人有最大的益处和最小的不良后果？

总之，在决定行动时，如果以道义论为指导，则需要以遵守道德规范为原则，应该做的就去做，而不论行动的后果；如果以功利论为指导，就以产生的后果对最大多数人产生最大利益为目标。

（四）选择及决定行动方案

在决定行动之前，应该考虑如下因素：

1. 内在的或团体的影响因素

（1）为谁做决定？

（2）应该由谁来做决定？

（3）该决定会牵涉哪些有关人员？有哪些偏见或价值观念会影响决定？

2. 外在的影响因素

（1）组织机构中有哪些因素会影响决定？

（2）法律上有哪些因素会影响决定？

（3）社会上有哪些因素会影响决定？

　　3．所做的决定及采取行动的品质

（1）做出什么决定？

（2）决定采取哪些行动？

（3）所做的决定以及要采取的行动是否符合伦理道德要求？

（4）如果不符合伦理道德要求，应该做怎样的修正？

（5）所采取的行动是否是根据所做的决定来执行的？

经过比较后，选择出最优化的行动方案，并采取行动。其实，方案之间的比较也是一个重要的问题，在比较中，努力做到既不违反道德原则，又尽可能地实现病人的最大利益。

（五）评价

评价制定计划的过程和计划内容、伦理决定、行动方案及所采取的具体行动是否符合伦理原则，是否可行。评价的内容包括以下几个方面：

　　1．评价所做的伦理决定

（1）是否是根据所做的计划而采取的伦理决定？如果不是，原因是什么？

（2）所做的伦理决定是否达到了预期的目的？如果没有达到，原因有哪些？主要原因是什么？

（3）所做的伦理决定是否符合道德要求？其理由是什么？

　　2．评价所采取的行动方案

（1）是否是根据所做的伦理决定来制定行动方案？如果不是，原因是什么？

（2）所采取的行动方案是否达到了既定的目的？如果没有达到，原因有哪些？主要原因是什么？

（3）所采取的伦理决定是否符合道德要求？其理由是什么？

护理人员在解决伦理问题时，应该知道，无论决策时考虑得如何周全，它并不会自动引发一个正确的、合乎道德的行动。一个问题可能有多种解决方法，但依赖决策者本身的道德思考作出判断才是决定的关键。

二、护理伦理决策的影响因素

在护理实践中，当护理人员面对伦理困境必须作出谨慎的伦理决策时，通常需要进行伦理决策的判断和选择。判断和选择的过程会受到许多因素的影响，如个人价值观、文化背景、法律、法规等。所以，护理人员在进行伦理决策时应考虑多方面的因素。

　　1．个人价值观

个人价值观是主体以自身的需要为标准，对外在于自身的事物或现象所蕴含意义的认知和评价，个人价值观可体现为信念、理想、信仰、追求等形态。

个人价值观反映其人格、信念或理想，影响并指引个人的行为方向。一个人的价值观在很大程度上决定了他会作出什么样的伦理决策及采取何种行动。不同的人因文化背景、成长环境、生活经历等不同会形成不同的价值观。作为护理伦理决策者，护理人员首先应清楚自己的价值观，这样在处理伦理问题时，才能采取一种客观的立场和观点来认识问题、决策和解决问题。同时，护理人员还要了解病人及其相关人员的价值观，这是伦理决策的基础。只有很好地了解自己和护理对象的价值观，才能作出符合道德标准的适宜的伦理决策。

价值观有非道德性价值观和道德性价值观之分。非道德性价值观与一个人的兴趣、爱好等因素有关；而道德性价值观则与人们的行为或性格特质等因素有关。例如，维持病人的整洁很重要，这属于非道德性价值观；而维护病人的尊严，尊重病人的自主权更重要，这属于道德性价值观。

2. 社会价值观

复杂多样的个人价值观经长期反复的融合和消解，最终形成了体现整个社会价值理念的价值体系。社会价值观由社会发展的客观现实决定，是各种客观存在的经济、社会、政治结构和发展状况的反映。社会的发展与进步会影响社会价值观以及人们对疾病的认识。例如，随着医学高新技术的发展、大量高新科技设备和技术的应用，传统生命神圣论观念有一定改变，相关的伦理决策也可能会受到一定影响。

3. 专业价值观

专业价值观是专业团体所认同的、专业应具有的特殊性要求与规定。护理专业的价值观源于护理伦理规范和护理实践中护理执业的相关规定。

在进行伦理决策时，护理人员需要将专业价值观放在首要位置考虑，要向病人提供安全及人性化的照顾与服务。为此，护理人员需要建立良好的专业价值观，以便在护理照顾过程中，加强对伦理问题的判断及决策能力。

综上所述，个人价值观、社会价值观和专业价值观是影响护理伦理决策的主要因素。在伦理决策过程中，应首先做好价值观的考量。在护理实践中，面对伦理困境抉择时可参考两个方面的建议：①应优先考虑符合专业伦理及病人福利的价值观。②要选择最有利于专业伦理执行及病人福利实施的价值观。

4. 文化背景

一个人所处的社会文化背景会影响其价值观的形成。不同的价值观则会影响人们对于健康、疾病、生死等问题的认识和态度。一般来说，无论什么文化背景的人都会对健康非常重视，但对于增进健康的生活方式则有不同的认识和习惯。所以，护理人员在护理不同文化背景的病人时，尤其在进行有关伦理问题的讨论时，要深入思考不同病人的文化背景及其价值观，了解并理解病人的行为和想法，只有这样，才能客观、理性地做出伦理判断和决策。

5. 法律

在临床护理实践中，护理人员的绝大部分行为既合法又符合伦理规范，然而法律认定的有效的权利有时与根据伦理原则衍生的伦理权利不一样，有时还可能会引发法律权利与伦理权利的相互冲突。合法的事可能符合伦理原则，也可能不符合伦理原则；而合乎伦理的事，可能是合法的，但也有可能是不合法的。例如，某救助无望而又非常痛苦的绝症病人要求医护人员对其实施安乐死，如果医护人员为其实施安乐死，则是违法的，但有人认为实施安乐死尊重了病人的意志及其对生命质量的选择，是合乎伦理的。又比如，对于有些宗教而言，实施人工流产是违背宗教的教义的，是不符合伦理道德的，但在实行计划生育的国家，这样的手术是合法的。

病人在法律上享有绝对的权利与保障，病人有接受医疗服务的权利，也有拒绝医疗服务的权利，医疗机构在法律上有责任、有义务为病人提供合乎标准的医疗服务。所以，护理人员在处理与病人有关的伦理道德问题时，必须遵守法律的相应规定，千万不能为了一味地满足病人及其他人的需要而贸然做出决定，做出违法的事，这也是不符合专业规范要求的。

三、护理伦理决策的注意事项

伦理决策的意义在于提供一种道德思维模式，通过这种方式来规范思路，解决行动上遇到的困难，有助于护理人员清楚地理解伦理决策的过程，做出合理、恰当的伦理决策。在伦理决策中，护理人员应该注意以下七个方面的伦理原则：

（一）尊重科学事实

医学科学、护理科学是医护人员进行道德判断的基础。无论是病人的道德要求还是医护人员的道德愿望都不能脱离医学科学及护理科学的实际，任何只为满足道德理想而不顾科学原理与事实的行为最终只会给病人带来更大的危害。

（二）尽量避免个人价值观与病人价值观的不必要冲突

由于病人缺乏医学知识、护理知识以及受其他社会性因素限制，在看待具体护理方案上，病人往往与护理人员的看法不一致。在这种情况下，护理人员一方面要尊重病人的自主权；另一方面，在不违反科学原则的情况下，护理人员应尽量理解病人价值观和需求，因为在现代社会价值观多元化的背景下，面对相同的疾病，不同的病人在经济取向、政治取向、审美取向、宗教取向等方面会有不同的价值标准。了解不同价值观，有助于护理人员与病人及其家属间相互理解，达成一致，避免不必要的冲突与纠纷。

（三）理解并合理运用护理伦理原则

护理伦理原则是在长期实践中形成的具有普遍指导意义的护理行为规范，护理人员应当深刻理解各伦理原则的内涵和整个伦理原则体系的层次结构。护理伦理原则是一种抽象的表达，当面对具体问题时，护理人员要能够灵活运用。同时，当各伦理原则之间发生冲突时，护理人员应懂得以高层次的伦理原则统领较低层次的伦理原则，这有助于护理人员分清个人价值观和普遍伦理要求冲突时的主次关系。灵活运用伦理原则的另一重要意义是护理人员在面对新出现的伦理难题时，有能力依据现有的伦理原则进行逻辑推导，从而最终妥善解决伦理难题。

（四）寻求最优化结果

护理的目的是促进健康、预防疾病、恢复健康和减轻痛苦。护理人员在各种可行的护理方案间进行选择时，一定要寻求最优化方案。最优化方案以保障病人的健康为核心，努力实现病人利益最大化。当然，在保障病人利益时，同时应考虑其他利益，如社会利益、医院利益以及护理人员个人利益等，以实现各方利益的最佳平衡。

（五）动态调整伦理决策方案

护理过程是一个复杂的、动态的过程，预设的行动决策方案可能由于突发情况而变得不再适宜。在这种情况下，护理人员应当调整伦理决策方案。如果新的情况没有产生伦理困境，护理人员可依据护理实践的惯例行动；如果出现伦理困境，则应依据新情况进行新的伦理决策。

（六）坚持审慎、理性的道德思维方式

护理伦理决策是一个复杂的过程，针对不同情况，伦理决策的内容和程序会存在差异。有些问题护理人员依据专业价值观即可在短时间内解决，有些问题则需要经过伦理委员会的慎重考虑。无论哪种情况，在进行伦理决策时，护理人员的理性思维都是不可或缺的。只有经过理性、审慎的伦理判断，才能做出合适的伦理决策。护理人员应不断加强专业知识和技能的学习，并认真学习护理伦理学、社会学等方面知识，加强相关知识和经验的积累，以提高护理伦理决策能力。

（七）避免决策心理偏差

通常情况下，人们在对事情作出判断或决定时，常表现出自己固有的思维习惯和心理定势，在处理问题时难免会出现心理偏差，影响对事实真相的判断，或作出不妥的决定。护理人员在处理伦理问题时，如果被心理偏差影响，有可能引发伦理冲突事件。在护理实践中，护理人员应注意避免以下常见的决策心理偏差：

1. 基本信息偏差（basic information bias）

人们偏好关注和认可最初收集到的、自认为正确的信息，即使后来的事实质疑了这些信息的真实可靠性，人们也不太情愿放弃。

2. 证真偏差（confirmation bias）

人们倾向于收集那些能支持自己决策的信息，而忽视有价值但可能对决策有否定作用的那些信息。

3. 随机偏差（randomness bias）

人们喜欢牵强附会地寻找事件的因果关系，但有些事件的发生并无真正的因果关系。

4. 基本归因谬误（fundamental attibution error）

人们在判断别人的行为时，往往低估外在因素的作用，而高估个人内在因素的影响。例如，病人不遵医嘱服药，护理人员则认为是病人自我控制能力不强，而很少考虑有可能是因为自己解释不够而影响了病人对服药知识的认知。

5. 刻板印象（stereotype）

人们往往根据事件所属的类型、归类来进行判断。例如，一盗窃犯监外就医住院治疗，护理人员认为该病人有盗窃习惯，对其格外警惕，甚至不太愿意为其服务。

总之，面对护理决策的伦理困境，既没有标准答案，也没有规范可遵循，护理人员应加强学习，不断提升自身道德素养和伦理决策能力，作出符合社会主义核心价值观及伦理道德的正确决策，妥善地化解伦理困境。

（莫文娟）

思 考 题

案例分析

案例 11-2：患者，女，62 岁，阵发性胸闷、胸痛伴夜间阵发性呼吸困难 17 年，因症状加重 3 天就诊。门诊以"扩张型心肌病，心功能 V 级；心律失常，频发室性期前收缩"收住于心血管内科。入院后医嘱给予吸氧、心电监护、调脂、利尿、减缓心率、改善循环等治疗，绝对卧床休息。入院第二天，病人想下床到卫生间解大便，责任护士向病人及其家属解释因其病情严重需绝对卧床，不宜上卫生间，并准备协助其在床上大便。病人以不习惯在床上解大便为由坚决不同意，家属也表示不理解。病人说自己已患病 17 年，自己的身体自己最清楚，护理人员这么做是限制她的人身自由，并说若出问题自己会负责。

请思考：如果您是该患者的责任护士，您将如何处理该事件？为什么？

案例 11-3：患者，女，63 岁，因胃癌根治术后半年并发肠梗阻入院，体型消瘦。医嘱给予肠外静脉营养支持、心电监护、鼻导管吸氧等治疗。入院第 3 天晚上 22 点，值班护士发现病人躁动，呼吸困难，体温 38.6℃，心率 94 次/分，呼吸频率 26 次/分，血压 57/38mmHg，血氧饱和度 83%。护士立即通知值班医生，之后遵值班医生医嘱给予维持血压、兴奋呼吸及利尿药静脉滴注；面罩吸氧；停用全营养混合液；40 分钟后病人生命体征逐渐平稳。23 点 40 分，值班护士接到病人主治医生的电话，当主治医师得知病人的病情及值班医师的处理措施后，立即命令值班护士马上给病人恢复输注全营养混合液。值班护士向值班医生汇报主治医生的医嘱，值班医师说："病人目前有心力衰竭，不宜输入大量液体，今天我值班，听我的"。

请思考并讨论：本案例中的护士是否面临伦理困境？如果您是案例中的护士，将如何决策？为什么？

学习目标

✛ 识记

1. 护理道德教育的概念和原则。

2. 护理道德评价的概念和标准。

3. 护理道德修养的概念和标准。

✦ 理解

1. 护理道德教育的过程。

2. 护理道德评价的作用和方式。

3. 护理道德修养的作用。

※ 应用

1. 能将护理道德教育方法应用于实践，加强个人护理道德修养。

2. 能运用护理伦理学相关理论对护理实践中遇到的问题进行正确评价。

3. 能将护理道德修养的方法运用到护理实践中，自觉提升自身护理道德修养水平。

案例 12-1

　　2003 年，一种病因未明的非典型肺炎在广州爆发。为战胜无形的病魔，医护人员开展了超负荷、紧张的防治工作。其中，广东省中医院二沙分院急诊科护士长叶欣身先士卒，周密筹划，冷静部署，始终奋战在最前线。这是一场艰难的阻击战，一位"非典"重症病人的抢救往往伴随多名医护人员的倒下。面对肆虐的非典型肺炎，危险和死亡那么真切地走向医务人员，叶欣心急如焚。每天上班，她第一件事就是亲自打来开水，拿来预防药，亲眼看着同事吃下去。她一遍又一遍地提醒大家严格落实各项消毒隔离措施，从医生到护工，一个也不落下，其检查的严谨和认真几乎到了相对苛刻的地步。在护理感染病人过程中，为了保持病人呼吸道通畅，必须随时将堵塞病人呼吸道的大量痰液清理出来，而这又是最具传染性的操作。为了避免科室其他的同事被感染，叶欣护士长与科主任张忠德总是尽量包揽病人的检查、抢救、治疗、护理等工作，有时甚至把自己的同事关在门外。"这里危险，让我来吧！"这是她默默作出的真情无悔的选择，把风险留给自己，把安全留给病人。她像一台永不疲倦的机器全速运转着，把一个又一个病人从死神手中夺了回来。可谁能想到，肆虐的病毒已经将可怕的触角伸向了她。3月24日，因护理非典型肺炎病人而不幸感染的叶欣护士长光荣殉职。一位熟悉叶欣的医学专家说："叶欣是一本书，每一页都燃烧着生命的激情和热烈的追求。"叶欣用她的生命践行了南丁格尔的名言："在可怕的疾病与死亡中，我看到人性神圣英勇的升华。"

　　请思考：上述案例对您有何启示？我们应学习叶欣护士长的哪些道德品质？

护理道德教育、评价与修养是护理道德活动的重要组成部分，它既是护理伦理学的重要研究内容，也是培育护理人员高尚职业道德不可或缺的护理道德实践活动。护理道德教育是提高护理人员道德认识、陶冶道德情感、培养良好职业道德行为习惯的重要基础，它是使职业道德要求转化为护理人员内在道德品质的重要条件；护理道德评价是对护理道德实践活动善恶是非的道德评价，它影响护理人员的行为选择；护理道德修养是护理道德实践活动的内在表现，它以护理道德行为为载体，体现在护理道德实践活动的全过程。护理道德教育、评价与修养对护理人员道德水平的提高，对促进护理科学的发展起着十分重要作用。

第一节　护理道德教育

护理道德教育是指教育者根据护理道德原则、规范的要求，有目的、有计划、有组织地对护理人员施以系统的道德影响的活动。护理道德教育是护理道德实践活动的一种重要形式，是护理道德实践的基础和先决条件。护理道德教育是极为重要的道德活动，它使护理道德原则和规范得以转化为护理人员的道德品质，是形成或改变护理道德风尚所不可缺少的重要环节。护理人员每天要面对大量的临床护理工作，繁忙、琐碎、劳累，单调而平凡，难免会产生失望、厌倦情绪甚至思想动摇。因此，加强护理道德教育，激发护理人员热爱本职工作，刻苦钻研业务，保持饱满的工作热情，强化职业价值观念，营造实现自我价值的专业环境，对提高护理质量具有十分重要的意义。

一、护理道德教育的意义与特征

（一）护理道德教育的意义

护理道德教育是有目的、有计划地提高受教育者的道德认识，培养道德情感、道德意志、道德信念和道德行为习惯，使之逐步形成护理道德品质的过程。护理道德教育的作用如下：

1. 提高护理道德认识

道德认识，是指对道德现象、道德关系、道德原则和规范的认识。包括道德经验的积累、道德价值概念的形成、道德理论知识的学习、道德判断力的提高等。护理道德认识是指护理人员对护理道德现象、道德关系、基本道德原则和规范的理解和掌握，并能据此来判断自我和他人的思想、言行的是非、善恶、美丑、荣辱。所以，道德认识过程也是道德观念形成、道德判断能力的提高和道德信念建立的过程。在护理道德教育过程中，有意识地提高护理人员的道德认识水平十分重要。护理人员道德认识水平的高低与其人生观、道德观、个体的现代科学文化知识以及护理专业知识掌握程度有密切相关。因为，较高的道德认识水平能使人扩大视野，开阔胸怀，认识人类社会与护理科学发展规律，更深入地理解和掌握护理道德理论、原则和规范，形成科学的世界观。护理道德认识是护理道德品质形成的重要基础，是护理道德行为的先导。

2. 培养护理道德情感

护理道德情感是指护理人员根据护理道德要求，在临床实践中处理以护患关系为主体的各科关系中，评价某种行为时所产生的爱慕、憎恨、喜好、欣慰、厌恶、痛苦等情感。它是护理人员在护理道德认识的基础上产生和发展的一种高级情感。当护理人员只有护理道德认识而无道德情感体验时，并不能实践道德义务和自动转化为相应的行为习惯。只有丰富的道德认识与道德情感体验产生共鸣时，才能使知识转化成行为。护理道德情感是实现护理道德行为的巨大精神力量。但是护理道德情感并不能自发的产生，也就是说，不是有了某种道德认识，就一定会有相应的道德情感，因此，培养道德情感是道德教育过程的重要环节。

护理道德情感属于职业情感范畴，包括对护理职业的荣誉感、对工作的责任心、对病人的同理心等。情感是行为的内在动力，护理道德情感直接影响护理人员对工作的态度与履职行为。道德情感有积极情感和消极情感之分。积极的道德情感如爱心、同情心、耐心、积极、希望等，能促使护理人员加深对护理专业的认识，不计较个人得失，满怀热忱和爱心，出色完成护理工作。消极的道德情感如厌恶、冷漠、职业倦怠等，会在一定程度上影响护理人员的执业热情，甚至导致护理人员职业责任感和职业成就感的缺乏，从而影响护理质量。因此，在护理道德教育过程中，应特别注意引导护理人员发展积极的护理道德情感，增强与所获得的道德认识相一致的道德情感，同时改变那种与应有的道德认识相抵触的道德情感，形成健康、正当的护理道德情感。

3. 锻炼护理道德意志

护理道德意志是指护理人员在履行护理道德义务过程中自觉克服困难和障碍所表现出来的坚强毅力。坚定的意志是一种巨大的精神力量，也是一种约束、激励自己的内在动力。在护理实践中，由于服务对象和工作环境的特殊性，护理人员经常会遇到许多意想不到的困难和挫折，如果没有坚强的毅力，就不可能做到不畏艰险，知难而进。通过护理道德教育，能帮助护理人员认识护理道德意志在护理行为中的作用，增强护理道德意志锻炼的自觉性，增强承受挫折和战胜困难的能力。伟大的护理先驱弗洛伦斯·南丁格尔正是靠着这种道德意志，开创了近代护理事业，使"燃烧自己，照亮别人"的崇高人道主义精神在全世界得到广泛弘扬。

4. 树立护理道德信念

护理道德信念是指护理人员根据护理道德认识、护理道德情感、护理道德意志而确立起来的对护理理想、目标坚定不移的信念和追求，是护理道德品质的核心。护理道德信念影响着护理道德行为，有什么样的护理道德信念就有可能产生什么样的护理道德行为，它是护理人员产生护理道德行为的动力，是护理道德认识转化为护理道德行为的中间环节。护理道德信念一经确立，就具有稳定性、持久性和坚韧性。护理道德信念是护理人员的精神支柱，只有具备坚定的护理道德信念的护理人员，才能坚定地依照信念的要求自觉履行护理道德义务。护理道德信念的形成是可以通过护理道德教育来实现的，通过护理道德教育，帮助护理人员树立正确的护理道德信念，并付诸护理道德行为之中。

5. 养成良好的护理道德行为和习惯

护理道德行为和习惯是指在护理道德认识、护理道德情感、护理道德意志和护理道德信念的支配下形成的一种经常的、持续的、自然而然的行为和习惯。这种行为和习惯表现在护理工作中的各个方面，包括护理工作过程中个人的行为表现，护理操作技能的展示，护理沟通能力和人际交往能力的展示等。良好的护理道德行为和习惯是护理道德教育的目的，是护理道德意识的外在表现，是实现护理道德动机的手段，是衡量护理道德品质优劣、高低的标志，是护理道德教育的最终要求。

总之，在护理道德教育过程中，护理道德认识、情感、意志、信念、行为和习惯各个环节相互联系相互影响。提高道德认识，获得护理道德观念，是护理道德意识形成的感性阶段。在护理道德行为中，经过反复体验，护理道德认识逐步加深，护理人员就会逐步形成护理道德情感。锻炼护理道德意志，确立护理道德信念，使之成为人生观、世界观的重要组成部分，这是护理道德意识形成的理性阶段。将护理道德意志付诸护理活动实践，养成良好的护理道德行为和习惯，是理论与实践、知与行统一的结果。护理道德认识、情感、意志、信念、行为和习惯不断相互作用，使良好的护理道德品质最终得以形成。

（二）护理道德教育的特性

护理道德教育是一个十分复杂的过程，在护理道德教育过程中，护理道德认识、情感、意志、信念、行为和习惯呈现出以下六个特性：

1. 无序性

无序性是指护理道德教育过程是无序的，没有先后之分。护理道德教育可以从护理道德认识、情感、意志、信念、行为习惯的任何一个方面开始，也可以同时进行。

2. 兼顾性

兼顾性是指在培养护理人员道德品质时，必须同时兼顾各要素的共同发展，而不是顾此失彼。

3. 社会性

社会性是指护理人员道德品质的形成，受社会多方面因素的影响，它不仅受学校教育的影响，也受社会关系中的家庭成员、同事、同学、朋友的影响，同时受社会政治、经济、文化等因素的影响。

4. 实践性

实践性是指护理道德教育必须适应护理实践的客观需要，引导护理人员通过道德实践遵守护理道德原则、规范，履行护理道德义务。另外，任何道德教育内容都要通过道德实践的检验，通过实践检验达到去伪存真，实现道德行为的臻于至善。

5. 渐进性

渐进性是指护理道德教育是一个长期的、循序渐进的过程。提高护理人员道德认识要有一个过程，由道德认识转化为道德行为更需要一定时间，因此，护理道德品质的形成和完善，需经历由浅入深、循序渐进、日积月累、量变到质变的过程。

6. 反复性

反复性是指护理人员在接受护理道德教育的过程中，不可能直线提升，在提升过程中必然会出现反复和曲折，是一个认识—实践—再认识—再实践循环往复的过程。特别是当今社会，护理人员在复杂的社会环境中会受到来自各方面的影响，因此，教育者要根据新情况，结合护理工作实际进行教育，使护理人员得到反复的教育、陶冶和磨炼，从而收到理想的教育效果。

二、护理道德教育方法

护理道德教育，不仅要求遵循护理道德教育规律，而且要求教育方法科学、灵活、多样，使护理人员得到全方位、多角度、多种形式的教育。护理道德教育通常情况下有以下几种方法：

（一）言传身教法

所谓言传，就是通过语言向护理人员传授护理道德基础理论和基本知识。言传是护理专业学生获得系统的护理道德理论知识的主要方法，也是护理道德实践教育的主要方式。

所谓身教，就是通过护理道德行为向护理人员传授护理道德行为规范。身教是护理专业学生获得良好护理道德行为的主要方式，其作用主要包括两个方面：一是护理专业教师和临床指导教师通过他们的一言一行、一举一动给学生做出表率和示范；二是在临床见习和实习阶段，结合护理实践进行教育，可以检验护理道德的理论价值。

（二）榜样教育与案例教育法

所谓榜样教育，就是引导护理人员模仿、学习护理道德高尚者的道德教育方法。要根据人的模仿的天性，以一些护理道德高尚的代表人物为榜样，让受教育者去模仿、学习这些榜样的护理品德，使护理人员的品德逐渐与榜样的品德趋同。

所谓案例教育，就是运用发生在我们身边的真人真事，用所学的护理道德和规范的相关理论，对这些人的思想和行为以及事情进行是非、善恶、美丑的护理道德判断，并展开评论。选择案例时要注意案例的典型性、现实性和深刻的教育性。典型性是指选取的案例要有很强的说服作用，容易让受教育者接受并留下深刻的记忆。现实性是指在案例的选择上，尽量选择与被教育者现实接近的案例，以提高其真实感受性。应多选择正面案例，如果选择正面案例，应选择通过努力就可以模仿和实践的案例；如果选择反面案例，应选择可以起警示作用的案例。深刻的教育性是指案例对受教育者的教育作用要深刻，案例要使受教育者形成深刻记忆并成为内省的风向标。

（三）情境教育法

所谓情境教育法，就是根据不同的教育环境创设不同的护理道德教育情境，使学生处处都能感受到护理道德教育。营造与医院文化相似的教育氛围，建立医学模拟实验室和实训室，树立南丁格尔雕像或在教室和实验室、实训室悬挂南丁格尔肖像，举行护士授帽仪式，张贴与护理事业有关的宣传标语，如爱岗、敬业、奉献等，这些都是情境教育的好方法。

（四）法制教育法

所谓法制教育，就是通过国家制定的相关法律、法规和规章制度对护理人员进行教育，使护理人员认识到工作中的一言一行都应受法律约束，并在法律允许的范围内进行。通过法制教育使护理人员达到知法、懂法、守法的目的。

三、护理道德教育原则

护理道德教育原则是实施护理道德教育需遵循的基本要求和依据，主要有目标明确原则、知行合一原则、正面引导原则和因材施教原则等。

（一）目标明确原则

护理道德教育以培养合格护理人员为总目标，它是关系到培养什么样的护理人员、怎样培养护理人员、为谁培养护理人员的根本性问题，它是护理道德教育实践活动的出发点。新时代护理道德教育的目的是培养德智体美劳全面发展的，具有现代护理理念、知识和技能以及良好职业道德修养，能满足人民健康需要的护理人员。在护理道德教育过程中，无论采取什么样的教育手段和教育方法，要始终坚持这一目标，围绕这个目标开展护理道德教育活动。

（二）知行合一原则

知行合一即认知和实践的统一。在道德教育过程中，"知"，主要是指人的道德意识和道德观念；"行"，主要是指人的道德实践和实际行动。因此，知行关系，也就是道德意识、道德观念和道德实践的关系。在护理道德教育过程中，既要培育护理人员具有较高的道德意识水平，引导其形成正确的道德观念、道德情感、道德意志和道德信念，不断提高其护理道德理论水平，又要重视引导其践行护理道德行为，把提高护理人员道德意识水平和践行护理道德行为有机结合起来，使护理人员成为言行一致、表里如一的人。

（三）正面引导原则

护理人员在护理道德品质形成过程中，既存在积极影响因素也存在消极影响因素。在进行护理道德教育时，必须坚持正面引导，依靠积极因素，克服消极因素，启发护理人员的自觉性。以理服人，情理结合，充分调动护理人员自身积极因素，使护理道德原则和规范内化为护理道德行为。通过积极引导和循循善诱，对护理人员晓之以理，动之以情，使其在思想上产生共鸣，并从内心认同与接受护理人员应具备的道德品质。

（四）因材施教原则

护理道德品质的形成与护理人员的心理发展水平、道德水平密切相关。只有根据护理人员的个性心理特征，采取与之相适应的教育方法和手段，才能取得良好的教育效果。因此，护理道德教育应从每个护理人员的个体实际出发，分层次地施教，做到因人施教、因事施教，以取得护理道德教育的最佳效果。

第二节　护理道德评价

护理道德评价是指人们依据护理道德原则和规范，通过社会舆论或个人内省活动，在他人或自己履行道德规范和展现道德品质之后，对其行为进行善与恶、是与非的判断，表明褒贬态度。道德评价贯穿道德认识发展的始终，它有助于道德信念的形成，对道德行为有正向的强化作用。

一、护理道德评价的作用

（一）权威性作用

护理道德评价具有维护护理道德原则和规范的权威性作用。在护理实践中，护理人员将对其行为本身和行为结果进行道德价值判断，以确认是否符合护理道德原则和规范。对符合护理道德原则和规范的行为给予表扬和鼓励；对违背护理道德原则和规范的行为给予批评和谴责，从而维护护理道德原则和规范的权威性。

（二）导向性作用

护理道德评价决定着护理道德行为的选择，它约束着护理人员，使其只能选择合乎护理道德评价标准的护理行为。在选择过程中，护理道德评价起着重要的导向作用。

（三）教育性作用

护理道德评价过程本身就是护理道德教育过程。护理人员通过护理道德评价，能够明辨善与恶、是与非。实践证明，护理道德评价的形成和完善，可以有效促使医疗卫生行业形成良好的医德医风。

护理道德评价对护理人员具有外在教育作用。护理道德评价的依据是护理道德原则和规范。对正当的、美好的、高尚的护理行为给予表扬和鼓励，对不正当的、丑恶的、卑劣的护理行为予以贬斥。护理人员通过护理道德评价，能正确理解护理道德原则和规范，形成正确的职业道德观念，提高职业道德意识水平，并将道德观念和道德意识转化为道德行为。

护理道德评价同时对护理人员具有内在教育作用。内在道德教育作用即自我道德教育作用，是通过深刻的自省和自我道德评价来完成的。这种自我道德评价较外在评价更能作用于护理人员的道德情感，它不仅激励护理人员坚持道德原则，多做符合道德规范的事，并且当护理人员一旦有不道德护理行为苗头的时候，能通过内心反省，来达到自我控制和自我调整，从而纠正自己的护理行为，使之符合道德规范。

（四）调节性作用

护理道德评价对护理活动中的各种人际关系起到调节作用。护理道德规范的基本功能是指导、规范和调节护理人员的行为，使其按照护理职业道德要求，正确处理护理实践中的各种人际关系，从而顺利地开展护理实践活动，满足人们的健康需求。这种指导、规范和调节作用主要是通过道德评价来实现的。在护理实践中，通过护理道德评价，对个体之间、个体与集体、个体与社会、集体之间、集体与社会之间的行为，做出善与恶、是与非、应当与不应当的道德判断，从而达到调节护理人员与护理对象，以及护理人员与其他专业技术人员关系的目的，使护理活动中的各种人际关系更加和谐。

二、护理道德评价的标准

护理道德评价的标准，是指在护理道德评价过程中所采用的参照系统或价值尺度。合乎道德标准的人或其言行，被称为好人或善行；反之，不合乎道德尺度的人或其言行，则被称为坏人或恶行。

（一）有利

1. 有利于病人健康

有利于病人健康是护理行为的首要选择，是护理道德评价的根本标准。有利于促进或恢复病人健康的行为则是道德的，反之便是不道德的。这就要求护理人员一切为病人的利益着想，尽力做对病人有益的事情，同时也要尽量避免或减少对病人的伤害。

2. 有利于护理事业发展

任何有利于护理学科和护理事业发展的护理行为都是道德的行为，护理科学的发展需要护理人员积极开展护理科学研究工作，护理人员应该积极运用新技术、新方法，摒弃陈旧的护理观念，用实际行动推动护理事业的发展和社会的进步。

3. 有利于生态环境的保护和改善

护理实践活动是社会活动的重要组成部分，护理科学与社会发展密切相关。凡有利于人类生存环境的保护和改善，有利于促进人类健康水平提高的护理活动都是道德的。

（二）自主

人是护理实践活动的中心，自主权是病人的重要权利之一。在护理实践活动中，护理人员应充分尊重有自主能力的病人选择医疗单位、护理方案及医护人员的权利。自主权强调病人有权知晓自己的诊断、病情及预后等信息，并根据自身情况对治疗方案等相关问题做出理性决定和选择。是否尊重病人的自主权是评价和衡量护理人员道德行为的重要标准之一。

（三）公正

公正不仅是社会生活中重要的道德原则，也是护理道德评价的重要标准。公正是指在社会人际交往中待人处事公道平等。它包括两层含义：一是指"收益"和"负担"的公正合理分配，又称"分配公正"；二是指平等待人，一视同仁。护理实践中的公正标准一方面是指医疗卫生资源分配的公正，另一方面是指护理人员公正、平等地对待每一位病人。

（四）互助

护理实践活动本身就是团队工作，随着护理学科的发展，尤其是专科护理的迅速发展，团队协作变得越来越重要。护理实践中的互助标准是指多科室、多部门密切配合，其共同的目标是维护病人的健康利益，促进护理事业的发展。因此，医疗单位之间、科室之间、医护工作者之间均需要相互支持，团结互助，资源共享。支持、互助、资源共享的程度和水平已成为评价护理道德行为的又一个重要标准。

三、护理道德评价的方式

护理道德评价主体不同，护理道德评价的方式也不同，主要有社会评价和自我评价。

（一）社会评价

1. 社会舆论

社会舆论是社会意识形态的特殊表现形式，是社会大众依据一定的道德观念对某些社会现象、事件或行为所发表的议论、看法、态度和评价。社会舆论分为正式的社会舆论和非正式的社会舆论。正式的社会舆论是国家机关和社会团体通过报纸、电台、电视、网络等各种方式发布的信息。正式的社会舆论代表舆论的方向，是社会舆论的主流，它借助社会力量制约护理行为，对护理道德行为的影响也最大。非正式的社会舆论是人们依据一定的道德观念、道德原则或传统习惯而自发形成的舆论，是非官方的、无组织的，对护理道德行为也有不同程度的影响。各种非正式的社会舆论有一定的差异性，它可能是正确的，也可能是错误的；可能是集中的，也可能是分散的；有些起积极作用，而有些起消极作用。这就要求护理人员在护理道德实践活动中要认真分析，正确对待。

2. 传统习俗

传统习俗是指人们在社会生活中逐渐形成的、稳定的、习以为常的行为倾向、行为规范和生活方式，具有区域性、稳定性等特点。由于传统习俗的形成是以一定社会历史条件为背景的，具有新与旧、进步与落后、积极与消极的对立的两面性，并不是所有的传统习俗都是优秀的美德，有些具有不同程度的历史局限性。因此，对传统习俗在护理道德评价中的作用要进行客观分析，要区别对待，有所扬弃，取其精华，弃其糟粕。

（二）自我评价

自我评价是护理人员通过内心信念对自己的行为进行的道德评价。护理人员的内心信念是指护理人员发自内心的对护理道德义务的真诚信仰和强烈责任感，是对自己行为进行善恶价值评价的精神力量，是护理人员进行道德行为选择的内在动机和道德品质形成的基本要素。内心信念在道德评价中的作用是通过良心来发挥的。在一定的内心信念影响下，护理人员为自己履行了某种道德义务而感到精神愉悦、心安理得或问心无愧；当自己做了不符合道德规范的行为时，会感到内心谴责、羞愧不安。由于内心信念是发自内心的自我评价的动力，它以理智为前提，不仅具有自觉性特点，而且对自己的行为具有道德的内控作用。

总之，无论是社会评价还是自我评价都不是独立存在的，它们相互补充，相互制约，互为依据，相辅相成。没有社会舆论和传统习俗的外部条件的长期影响，内心信念是不可能形成的。内心信念的形成与增强，对社会舆论和传统习俗又有促进作用。内心信念是社会舆论的基础，社会舆论通过内心信念发挥作用。社会评价和自我评价共为护理道德评价方式，共同促进护理道德水平的提高。

第三节 护理道德修养

修养的含义广泛，"修"含有修明、整治、提高的意思；"养"含有养成、涵养、培育的意思。道德修养是道德活动的一种重要形式，是一定道德原则、规范转化为个人的道德认识、道德意志、道德信念、道德情感和行为习惯的过程。护理道德修养是指在护理职业活动中，护理人员在思想意识和道德品质方面的自我锻炼和自我改造过程，是护理人员对照社会主义护理道德基本原则、规范和范畴，进行反省、检查、自我批评和自我剖析，在实践中不断提高自己的道德水平，形成的护理道德品质、道德情操和达到的道德境界。

一、护理道德修养的作用

护理道德修养和品质在医疗道德体系中具有重要的地位和作用。护理人员的道德修养水平影响着其自身的护理行为和护理质量，良好的护理职业道德修养是提高护理质量的前提。护理道德修养主要有以下作用：

（一）动力作用

护理道德修养在护理工作中的动力作用，主要表现在两个方面：一是精神动力作用。通过护理道德教育，以护理道德理论武装护理人员的头脑，从理论层面和实践层面认识护理工作的重要性及道德修养意义，从而调动护理人员的积极性和创造性，全心全意为病人身心健康服务。二是物质动力作用。护理道德观念的养成有利于护理人员参与医院管理，关心医院建设，积极推动卫生事业发展。

（二）保证作用

护理道德修养对约束护理人员思想道德和行为具有保证作用。加强护理道德修养有助于规范护理人员行为，促使护理人员在长期职业生涯中形成道德信念并将之转化为内心信念和行为习惯。具有良好护理道德修养的护理人员，能自觉地对病人认真负责，主动观察病情变化，细致耐心处理护理问题，为病人提供优质护理服务，从而使病人产生安全感和信赖感，有利于病人的康复。因此，良好的护理道德修养是护理质量的有力保证。

（三）调节作用

护理道德修养对处理护际关系具有调节作用。护理人员在工作中面临多种复杂的人际关系，如护理人员与病人、护理人员与医师、护理人员与医学技术人员等。由于文化背景的差异和专业不同等各种原因，个体认知事物有差异，甚至产生矛盾和冲突，严重影响护际关系的和谐。而和谐的护际关系是优质护理的前提和保证，加强护理道德修养有助于护理人员正确认识这些差异，认识自己对病人、对社会的责任，帮助护理人员积极主动协调各方面关系，妥善处理各种矛盾，为病人提供满意的护理服务。

二、提高护理道德修养的策略

在护理道德品质形成的过程中，不仅要重视护理道德修养的作用，还要不断探寻提高护理道德修养的方法。提高护理道德修养的策略主要包括以下几方面：

（一）明确护理道德修养目标

护理道德修养是一种理性的、自觉的道德活动，它以科学文化知识为基础，以护理专业理论、技术和护理道德理论为指导。随着社会的发展和人民生活水平的不断提高，人民群众对健康的需求日益增长，这要求护理人员首先要具有高尚护理道德情操和道德境界。为此，护理人员要不断巩固专业知识，强化专业技能，提升思想道德素养，使自己的专业水平和思想道德水平均能符合社会发展的要求。

（二）在护理实践中加强护理道德修养

护理道德修养来源于护理工作实践，深入护理工作实践是加强护理人员道德修养的主要途径。护理人员只有在护理实践活动中，才能把所学的护理伦理理论与实际工作结合起来，用实践来检验自己对理论的掌握程度和护理道德行为的正确程度，进一步提高自身护理道德理论水平和护理道德修养水平。在此基础上，护理人员还可通过护理实践进行自我护理道德教育，以护理道德的基本原则和行为规范为标准，对照自身，不断进行反思，及时发现和弥补自己的不足，通过内省不断进行自我教育，使自己的护理行为不断得到修正。

（三）在护理实践中加强"慎独"修养

"慎独"是道德修养的最高境界，是指在自己独处，无人监督的情况下，仍然按照道德规范的要求行事。护理人员的"慎独"就是指护理人员在道德行为上具有高度的自觉性、一贯性、坚定性，始终保持自己正直、高尚的人格，在任何情况下都忠实于病人的健康利益，不做有损于病人健康的事。护理人员的"慎独"修养直接关系到护理质量。护理事业心是护理人员"慎独"的前提，责任心是"慎独"的思想基础，同情心是"慎独"的道德来源，持之以恒是培养"慎独"的必备要素。

（四）加强外在道德修养

护理人员除加强上述内在道德修养外，还要加强外在道德修养，内在的道德修养往往通过外在的仪表和言行等来展现。如护理人员应加强仪表修养，着装整洁、得体，给人以端庄、稳重之感；加强语言修养，声音温和，语调平缓，尊重病人。此外，护理人员还应加强行为修养，举止端庄稳重，不卑不亢，动作轻柔灵活，时刻爱护、关心病人。

　　总之，护理人员的外在道德修养是护理道德修养的重要组成部分。护理人员要不断完善自身，将护理道德修养内化于心，外化于行，从而达到至善至美。

（刘骎骎）

思 考 题

　　1. 请谈一下作为一名护理专业学生，应从哪些方面提高自己的护理道德修养？

　　2. 简述护理道德教育的原则和方法。

　　3. 案例分析

　　案例 12-2：某医院消化内科一肝硬化病人突发上消化道出血，病情危急，需要紧急处理。时值晚班护士和夜班护士交接班时间，晚班护士小高认为，自己已到下班时间，夜班护士已到达科室，应该由夜班护士处理，且该病人有乙型肝炎病史，参与救治可能对自己不利。于是小高视抢救现场于不顾，离开了科室。请分析：

　　（1）护士小高的行为是否符合护理道德规范？为什么？

　　（2）对于护士小高的行为，应如何进行评价？

参 考 文 献

[1]　杜治政. 美德：医学伦理学的重要基础［J］. 医学与哲学，2015，36（9）：1-5.

[2]　李瑞全，金美华. 生命神圣、敬畏生命与尊重生命：中、西生命伦理学共论［J］. 科学与社会，2017，7（4）：48-59.

[3]　李振良，孟建伟. 技术与美德之间：西方医学人道主义思想渊源［J］. 医学与哲学，2013，34（10）：14-18.

[4]　张艳梅. 医疗保健领域的功利主义理论［J］. 医学与哲学，2008，29（9）：29-31.

[5]　王东营. 传统的生命神圣观、义务论和医学人道主义述评［J］. 山东医科大学学报，1991，29（4）：12-15.

[6]　刘月树. 南丁格尔护理伦理思想研究［J］. 医学与社会，2013，26（8）：39-41.

[7]　KEARNS A J. A duty-based approach for nursing ethics & practice［C］//SCOTT A. Key concepts and issues in nursing ethics. Berlin: Springer International Publishing, 2017: 15-27.

[8]　FELZMANN H. Utilitarianism as an approach to ethical decision making in health care［C］//SCOTT A. Key concepts and issues in nursing ethics. Berlin: Springer International Publishing, 2017: 29-41.

[9]　SELLMAN D. Virtue ethics and nursing practice［C］//SCOTT A. Key concepts and issues in nursing ethics. Berlin: Springer International Publishing, 2017: 43-54.

[10]　孙宏玉，唐启群. 护理伦理学［M］. 2 版. 北京：北京大学医学出版社，2015.

[11]　伍永慧，段霞，施雁. 临床护士护理伦理认知及教育情况调查分析［J］. 中国护理管理，2011，11（3）：71-73.

[12]　WHO. 导致埃博拉病毒未被发现而传播以及阻碍快速抑制工作的因素［EB/OL］.（2015-01-14）［2019-06-25］. https://www.who.int/csr/disease/ebola/one-year-report/factors/zh/.

[13]　中国疾病预防控制中心. 突发急性传染病防治"十三五"规划（2016—2020 年）［EB/OL］.［2019-06-25］. http://www.chinacdc.cn/jkzt/tfggwssj/.

[14]　中华人民共和国中央人民政府. 中共中央国务院印发《"健康中国 2030"规划纲要》［EB/OL］.（2016-10-25）［2019-06-25］. http://www.gov.cn/xinwen/2016-10-25/content_5124174.htm.

[15]　包家明. 护理健康教育与健康促进［M］. 杭州：浙江大学出版社，2008.

[16]　张晓玲. 突发公共卫生事件的应对及管理［M］. 成都：四川大学出版社，2017.

[17]　孙慕义. 医学伦理学［M］. 3 版. 北京：高等教育出版社，2015.

[18]　G E 摩尔. 伦理学原理［M］. 陈德中，译. 北京：商务印书馆，2018.

[19]　李勇. 医学伦理学［M］. 2 版. 北京：科学出版社，2010.

[20]　曹志平. 护理伦理学［M］. 北京：人民卫生出版社，2011.

[21]　郭楠，刘艳英. 医学伦理学案例教程［M］. 北京：人民军医出版社，2013.

[22]　吴能表. 生命伦理学［M］. 重庆：西南师范大学出版社，2008.

[23]　郑文清，胡慧远. 现代医学伦理学概论［M］. 2 版. 武汉：武汉大学出版社，2010.

［24］齐凤. 浅谈体外受精-胚胎移植技术应用中的伦理问题［J］. 中国城乡企业卫生, 2018, 33（10）: 62-63.

［25］王国英. 人类辅助生殖技术应用中的伦理问题分析［J］. 临床医药文献电子杂志, 2018, 5（20）: 191-192.

［26］沈朗, 全松. 如何应对辅助生殖技术中突发的伦理问题［J］. 生殖医学杂志, 2017, 26（4）: 320-323.

［27］黄伟, 叶啟发, 曾承. 中国器官移植伦理学问题现状及研究进展［J］. 武汉大学学报（医学版）, 2017, 38（6）: 939-942.

［28］刘永锋, 郑树森. 器官移植学［M］. 北京: 人民卫生出版社, 2014.

［29］ALEXANDER M C, 孙彤阳. 尸体器官捐献中的伦理原则及其实践应用［J］. 中国医学伦理学, 2017, 30（3）: 398-399.

［30］蒋宇飞, 袁蕙芸. 我国活体器官捐献来源及其主要问题研究［J］. 中国医学伦理学, 2019, 32（4）: 469-473＋478.

［31］姜帆. 我国人体器官移植的伦理思考［D］. 沈阳: 沈阳师范大学, 2017.

［32］严佳垒, 袁蕙芸. 我国活体器官捐献的伦理问题研究［J］. 中国医学伦理学, 2017, 30（5）: 589-593.

［33］刘玥. 器官移植伦理问题研究进展［J］. 东南国防医药, 2016, 18（2）: 219-221.

［34］ANONYMOUS. Ethics and organ transplantation［J］. Lancet, 2011, 378 (9800): 1356.

［35］ABBASI M, KIANI M, AHMADI M, et al. Knowledge and ethical issues in organ transplantation and organ donation: perspectives from iranian health personnel［J］. Annals of transplantation, 2018, 23 (40): 292.

［36］姜小鹰. 护理伦理学［M］. 2版. 北京: 人民卫生出版社, 2017.

［37］李小寒, 尚少梅. 基础护理学［M］. 6版. 北京: 人民卫生出版社, 2017.

［38］施永兴, 王光荣. 缓和医学理论与生命关怀实践［M］. 上海: 上海科学出版社, 2009.

［39］BAILE W F, BUCKMAN R, LENZI R, et al. SPIKES-A six-step protocol for delivering bad news: application to the patient with cancer［J］. The oncologist, 2000, 5 (4): 302-311.

［40］王明旭. 医学伦理学［M］. 北京: 人民卫生出版社, 2010.

［41］BRONNIE WARE. 真实记录: 临终前, 最遗憾的5件事［EB/OL］.（2016-09-23）［2019-06-26］. https://www.sohu.com/a/114938965_441844.

［42］吕彤. 终末护理的道德本质［J］. 中国实用护理杂志, 2005（6）: 72.

［43］翟晓梅, 邱仁宗. 生命伦理学导论［M］. 北京: 清华大学出版社, 2005.

［44］宿英英, 张艳, 叶红, 等. 脑死亡判定标准与技术规范（成人质控版）［J］. 中国现代神经疾病杂志, 2015, 15（12）: 935-939.

［45］吴晓玲, 王艳萍, 白敏芳, 等. 脑死亡的无效治疗与经济及医学伦理学问题［J］. 中国临床康复, 2003（4）: 600.

［46］刘兵. 我国实施安乐死的现实障碍及其伦理分析［D］. 昆明: 昆明理工大学, 2018.

［47］梁兴然. 安乐死的伦理学考究［D］. 郑州: 郑州大学, 2018.

［48］林瑞娟. 脑死亡立法的伦理思考［D］. 北京: 中国政法大学, 2010.

［49］万旭. 脑死亡问题的伦理研究［D］. 南京: 东南大学, 2005.

［50］ 姜愚. 不同人群对于癌症患者病情告知态度的研究［D］. 成都：四川大学，2006.

［51］ 秦小金，王丽娟，王小芳. 临床护理人员评判性思维态度倾向性与护理伦理决策能力的相关性分析［J］. 中国医学伦理学，2018，31（12）：1573-1576.

［52］ 张亚卓. 临床护理人员护理伦理决策能力现状及影响因素研究［J］. 世界最新医学信息文摘，2019，19（13）：189-192.

［53］ 王明丽. 护士护理伦理决策能力的影响因素［J］. 管理观察，2018（31）：173-174.

［54］ 姜莹. 广州地区医学专家热议医患共同决策——"2018年临床决策伦理专题研讨会"会议综述［J］. 医学与哲学（A），2018，39（7）：96-97.

［55］ 韩琳，马玉霞. 临床护理工作中常见的伦理困境及典型案例分析［J］. 中国实用护理杂志，2016，32（36）：2819-2820.

［56］ FOWLER M, GALLAGHER A. One hundred years of ethics in nursing: what's new?［J］. Nurs Ethics, 2019, 26 (5): 1279-1281.

［57］ MOMENNASAB M, KOSHKAKI A R, TORABIZADEH C, et al. Nurses' adherence to ethical codes: the viewpoints of patients, nurses, and managers［J］. Nurs Ethics, 2016, 23 (7): 794-803.

［58］ MAJERSIK J J. Ethics and bias in clinical trial enrollment in stroke［J］. Curr Cardiol Rep, 2019, 21 (6)：49.

［59］ 徐玉梅，梅金姣. 护理伦理学［M］. 北京：科学出版社，2018.

［60］ 贾丽萍，梁桂兰. 护理伦理学［M］. 北京：科学出版社，2017.

［61］ 尹梅，肖锋刚. 医学伦理学［M］. 北京：人民卫生出版社，2015.

［62］ 焦雨梅，穆长征，刘自忍. 医学伦理学［M］. 镇江：江苏大学出版社，2016.

［63］ 刘美萍. 医学伦理学［M］. 北京：人民卫生出版社，2016.

［64］ 杨小丽. 医学伦理学［M］. 北京：科学出版社，2015.

［65］ 陈兰云. 医学伦理学［M］. 北京：科学出版社，2017.

［66］ 王彩霞，张金凤. 医学伦理学［M］. 北京：人民卫生出版社，2015.

［67］ 杜慧群，刘奇，张新庆. 护理伦理学［M］. 北京：中国协和医科大学出版社，2016.

［68］ 马帮敏. 护理伦理学［M］. 长春：吉林大学出版社，2015.

［69］ 王晓宏. 护理伦理学［M］. 北京：人民军医出版社，2015.

［70］ 周萍. 护理伦理学［M］. 南京：江苏凤凰教育出版社，2016.

［71］ 吴琼. 护理伦理学［M］. 西安：西安交通大学出版社，2015.

［72］ 罗杰，杨珍. 护理伦理学［M］. 武汉：华中科技大学出版社，2015.

［73］ 张武丽. 护理伦理学［M］. 郑州：郑州大学出版社，2017.

［74］ 孙萍. 护理伦理学［M］. 北京：中国中医药出版社，2018.

［75］ 康美玲. 护理伦理学［M］. 上海：上海交通大学出版社，2015.

［76］ 王芳，魏瑛. 护理伦理学［M］. 北京：中国医药科技出版社，2015.

［77］ 孙玫. 护理伦理学［M］. 长沙：中南大学出版社，2018.

［78］ 李恩昌. 中国医学伦理学与生命伦理学发展研究［M］. 北京：世界图书出版公司，2018.

［79］ 李泽厚. 伦理学新说述要［M］. 北京：世界图书出版有限公司北京分公司，2019.

［80］ 何宪平. 护理伦理学［M］. 3版. 北京：高等教育出版社，2014.

［81］ 郭燕红. 国际护士会《国际护士伦理准则》及《护士职责》［J］. 中国护理管理，2008，8（10）：5.

附　录

附录一

护士条例

（中华人民共和国国务院令第 517 号，2008 年 1 月 23 日国务院第 206 次常务会议通过，2008 年 5 月 12 日起施行）

第一章　总　　则

第一条　为了维护护士的合法权益，规范护理行为，促进护理事业发展，保障医疗安全和人体健康，制定本条例。

第二条　本条例所称护士，是指经执业注册取得护士执业证书，依照本条例规定从事护理活动，履行保护生命、减轻痛苦、增进健康职责的卫生技术人员。

第三条　护士人格尊严、人身安全不受侵犯。护士依法履行职责，受法律保护。全社会应当尊重护士。

第四条　国务院有关部门、县级以上地方人民政府及其有关部门以及乡（镇）人民政府应当采取措施，改善护士的工作条件，保障护士待遇，加强护士队伍建设，促进护理事业健康发展。

国务院有关部门和县级以上地方人民政府应当采取措施，鼓励护士到农村、基层医疗卫生机构工作。

第五条　国务院卫生主管部门负责全国的护士监督管理工作。

县级以上地方人民政府卫生主管部门负责本行政区域的护士监督管理工作。

第六条　国务院有关部门对在护理工作中做出杰出贡献的护士，应当授予全国卫生系统先进工作者荣誉称号或者颁发白求恩奖章，受到表彰、奖励的护士享受省部级劳动模范、先进工作者待遇；对长期从事护理工作的护士应当颁发荣誉证书。具体办法由国务院有关部门制定。

县级以上地方人民政府及其有关部门对本行政区域内做出突出贡献的护士，按照省、自治区、直辖市人民政府的有关规定给予表彰、奖励。

第二章　执业注册

　　第七条　护士执业，应当经执业注册取得护士执业证书。

　　申请护士执业注册，应当具备下列条件：

　　（一）具有完全民事行为能力；

　　（二）在中等职业学校、高等学校完成国务院教育主管部门和国务院卫生主管部门规定的普通全日制 3 年以上的护理、助产专业课程学习，包括在教学、综合医院完成 8 个月以上护理临床实习，并取得相应学历证书；

　　（三）通过国务院卫生主管部门组织的护士执业资格考试；

　　（四）符合国务院卫生主管部门规定的健康标准。

　　护士执业注册申请，应当自通过护士执业资格考试之日起 3 年内提出；逾期提出申请的，除应当具备前款第（一）项、第（二）项和第（四）项规定条件外，还应当在符合国务院卫生主管部门规定条件的医疗卫生机构接受 3 个月临床护理培训并考核合格。

　　护士执业资格考试办法由国务院卫生主管部门会同国务院人事部门制定。

　　第八条　申请护士执业注册的，应当向拟执业地省、自治区、直辖市人民政府卫生主管部门提出申请。收到申请的卫生主管部门应当自收到申请之日起 20 个工作日内做出决定，对具备本条例规定条件的，准予注册，并发给护士执业证书；对不具备本条例规定条件的，不予注册，并书面说明理由。

　　护士执业注册有效期为 5 年。

　　第九条　护士在其执业注册有效期内变更执业地点的，应当向拟执业地省、自治区、直辖市人民政府卫生主管部门报告。收到报告的卫生主管部门应当自收到报告之日起 7 个工作日内为其办理变更手续。护士跨省、自治区、直辖市变更执业地点的，收到报告的卫生主管部门还应当向其原执业地省、自治区、直辖市人民政府卫生主管部门通报。

　　第十条　护士执业注册有效期届满需要继续执业的，应当在护士执业注册有效期届满前 30 日向执业地省、自治区、直辖市人民政府卫生主管部门申请延续注册。收到申请的卫生主管部门对具备本条例规定条件的，准予延续，延续执业注册有效期为 5 年；对不具备本条例规定条件的，不予延续，并书面说明理由。

　　护士有行政许可法规定的应当予以注销执业注册情形的，原注册部门应当依照行政许可法的规定注销其执业注册。

　　第十一条　县级以上地方人民政府卫生主管部门应当建立本行政区域的护士执业良好记录和不良记录，并将该记录记入护士执业信息系统。

　　护士执业良好记录包括护士受到的表彰、奖励以及完成政府指令性任务的情况等内容。护士执业不良记录包括护士因违反本条例以及其他卫生管理法律、法规、规章或者诊疗技术规范的规定受到行政处罚、处分的情况等内容。

第三章　权利和义务

　　第十二条　护士执业，有按照国家有关规定获取工资报酬、享受福利待遇、参加社会保险的权利。任何单位或者个人不得克扣护士工资，降低或者取消护士福利等待遇。

　　第十三条　护士执业，有获得与其所从事的护理工作相适应的卫生防护、医疗保健服务的权利。从事直接接触有毒、有害物质、有感染传染病危险工作的护士，有依照有关法律、行政法规的规定接受职业健康监护的权利；患职业病的，有依照有关法律、行政法规的规定获得赔偿的权利。

　　第十四条　护士有按照国家有关规定获得与本人业务能力和学术水平相应的专业技术职务、职称的权利；有参加专业培训、从事学术研究和交流、参加行业协会和专业学术团体的权利。

　　第十五条　护士有获得疾病诊疗、护理相关信息的权利和其他与履行护理职责相关的权利，可以对医疗卫生机构和卫生主管部门的工作提出意见和建议。

　　第十六条　护士执业，应当遵守法律、法规、规章和诊疗技术规范的规定。

　　第十七条　护士在执业活动中，发现患者病情危急，应当立即通知医师；在紧急情况下为抢救垂危患者生命，应当先行实施必要的紧急救护。

　　护士发现医嘱违反法律、法规、规章或者诊疗技术规范规定的，应当及时向开具医嘱的医师提出；必要时，应当向该医师所在科室的负责人或者医疗卫生机构负责医疗服务管理的人员报告。

　　第十八条　护士应当尊重、关心、爱护患者，保护患者的隐私。

　　第十九条　护士有义务参与公共卫生和疾病预防控制工作。发生自然灾害、公共卫生事件等严重威胁公众生命健康的突发事件，护士应当服从县级以上人民政府卫生主管部门或者所在医疗卫生机构的安排，参加医疗救护。

第四章　医疗卫生机构的职责

　　第二十条　医疗卫生机构配备护士的数量不得低于国务院卫生主管部门规定的护士配备标准。

　　第二十一条　医疗卫生机构不得允许下列人员在本机构从事诊疗技术规范规定的护理活动：

　　（一）未取得护士执业证书的人员；

　　（二）未依照本条例第九条的规定办理执业地点变更手续的护士；

　　（三）护士执业注册有效期届满未延续执业注册的护士。

　　在教学、综合医院进行护理临床实习的人员应当在护士指导下开展有关工作。

　　第二十二条　医疗卫生机构应当为护士提供卫生防护用品，并采取有效的卫生防护措施和医疗保健措施。

　　第二十三条　医疗卫生机构应当执行国家有关工资、福利待遇等规定,按照国家有关规定为在本机构从事护理工作的护士足额缴纳社会保险费用,保障护士的合法权益。

　　对在艰苦边远地区工作,或者从事直接接触有毒有害物质、有感染传染病危险工作的护士,所在医疗卫生机构应当按照国家有关规定给予津贴。

　　第二十四条　医疗卫生机构应当制定、实施本机构护士在职培训计划,并保证护士接受培训。

　　护士培训应当注重新知识、新技术的应用;根据临床专科护理发展和专科护理岗位的需要,开展对护士的专科护理培训。

　　第二十五条　医疗卫生机构应当按照国务院卫生主管部门的规定,设置专门机构或者配备专(兼)职人员负责护理管理工作。

　　第二十六条　医疗卫生机构应当建立护士岗位责任制并进行监督检查。

　　护士因不履行职责或者违反职业道德受到投诉的,其所在医疗卫生机构应当进行调查。经查证属实的,医疗卫生机构应当对护士做出处理,并将调查处理情况告知投诉人。

第五章　法律责任

　　第二十七条　卫生主管部门的工作人员未依照本条例规定履行职责,在护士监督管理工作中滥用职权、徇私舞弊,或者有其他失职、渎职行为的,依法给予处分;构成犯罪的,依法追究刑事责任。

　　第二十八条　医疗卫生机构有下列情形之一的,由县级以上地方人民政府卫生主管部门依据职责分工责令限期改正,给予警告;逾期不改正的,根据国务院卫生主管部门规定的护士配备标准和在医疗卫生机构合法执业的护士数量核减其诊疗科目,或者暂停其6个月以上1年以下执业活动;国家举办的医疗卫生机构有下列情形之一、情节严重的,还应当对负有责任的主管人员和其他直接责任人员依法给予处分:

　　(一)违反本条例规定,护士的配备数量低于国务院卫生主管部门规定的护士配备标准的;

　　(二)允许未取得护士执业证书的人员或者允许未依照本条例规定办理执业地点变更手续、延续执业注册有效期的护士在本机构从事诊疗技术规范规定的护理活动的。

　　第二十九条　医疗卫生机构有下列情形之一的,依照有关法律、行政法规的规定给予处罚;国家举办的医疗卫生机构有下列情形之一、情节严重的,还应当对负有责任的主管人员和其他直接责任人员依法给予处分:

　　(一)未执行国家有关工资、福利待遇等规定的;

　　(二)对在本机构从事护理工作的护士,未按照国家有关规定足额缴纳社会保险费用的;

　　(三)未为护士提供卫生防护用品,或者未采取有效的卫生防护措施、医疗保健措施的;

　　(四)对在艰苦边远地区工作,或者从事直接接触有毒有害物质、有感染传染病危险工作的护士，未按照国家有关规定给予津贴的。

第三十条 医疗卫生机构有下列情形之一的，由县级以上地方人民政府卫生主管部门依据职责分工责令限期改正，给予警告：

（一）未制定、实施本机构护士在职培训计划或者未保证护士接受培训的；

（二）未依照本条例规定履行护士管理职责的。

第三十一条 护士在执业活动中有下列情形之一的，由县级以上地方人民政府卫生主管部门依据职责分工责令改正，给予警告；情节严重的，暂停其6个月以上1年以下执业活动，直至由原发证部门吊销其护士执业证书：

（一）发现患者病情危急未立即通知医师的；

（二）发现医嘱违反法律、法规、规章或者诊疗技术规范的规定，未依照本条例第十七条的规定提出或者报告的；

（三）泄露患者隐私的；

（四）发生自然灾害、公共卫生事件等严重威胁公众生命健康的突发事件，不服从安排参加医疗救护的。

护士在执业活动中造成医疗事故的，依照医疗事故处理的有关规定承担法律责任。

第三十二条 护士被吊销执业证书的，自执业证书被吊销之日起2年内不得申请执业注册。

第三十三条 扰乱医疗秩序，阻碍护士依法开展执业活动，侮辱、威胁、殴打护士，或者有其他侵犯护士合法权益行为的，由公安机关依照《治安管理处罚法》的规定给予处罚；构成犯罪的，依法追究刑事责任。

第六章　附　　则

第三十四条 本条例施行前按照国家有关规定已经取得护士执业证书或者护理专业技术职称、从事护理活动的人员，经执业地省、自治区、直辖市人民政府卫生主管部门审核合格，换领护士执业证书。

本条例施行前，尚未达到护士配备标准的医疗卫生机构，应当按照国务院卫生主管部门规定的实施步骤，自本条例施行之日起3年内达到护士配备标准。

第三十五条 本条例自2008年5月12日起施行。

附录二

护 士 守 则

前　　言

　　为了更好地贯彻落实《护士条例》，为全国护理工作者提供护理伦理及执业行为的基本规范，中华护理学会组织专家，在借鉴国内外经验和广泛征求意见的基础上，制定了《护士守则》。中华护理学会号召全国护理工作者自觉履行《护士条例》赋予的义务，以《护士守则》为准则，恪尽职守，诚信服务，为人民群众的健康努力工作。

中华护理学会

2008 年 5 月 12 日

　　第一条　护士应当奉行救死扶伤的人道主义精神，履行保护生命、减轻痛苦、增进健康的专业职责。

　　第二条　护士应当对患者一视同仁，尊重患者，维护患者的健康权益。

　　第三条　护士应当为患者提供医学照顾，协助完成诊疗计划，开展健康指导，提供心理支持。

　　第四条　护士应当履行岗位职责，工作严谨、慎独，对个人护理判断及执业行为负责。

　　第五条　护士应当关心、爱护患者，保护患者的隐私。

　　第六条　护士发现患者的生命安全受到威胁时，应当积极采取保护措施。

　　第七条　护士应当积极参与公共卫生和健康促进活动，参与突发事件时的医疗救护。

　　第八条　护士应当加强学习，提高执业能力，适应医学科学和护理专业的发展。

　　第九条　护士应当积极加入护理专业团体，参与促进护理专业发展的活动。

　　第十条　护士应当与其他医务工作者建立良好关系，密切配合，团结协作。

附录三

国际护士伦理准则

国际护士会（2005 年修订）（摘译）

一、前言

护士履行四项基本职责：促进健康、预防疾病、维护健康和减轻痛苦。

护理固有的本质是尊重人的权利，包括尊重人的文化、尊重人的生命、尊重人的选择、尊重人的尊严。护理对人的尊重，不论年龄、肤色、信仰、种族、文化、伤残、性别、国籍、政治、种族或社会地位，一律平等对待。

护士为个人、家庭和社区提供健康服务，并与有关人员进行协作。

二、准则

国际护士会护士伦理准则规定的护士行为标准包括四个主要部分：

1. 护士与人

（1）护士的首要任务是对需要护理的人负责；

（2）护士提供护理服务，要尊重个人、家庭和社区所持有的权利、价值观、风俗习惯和精神信仰；

（3）护士应当保证接受护理服务的病人能够获得与治疗和护理相关的信息；

（4）护士应当对病人出于信任所提供的个人信息予以守密；

（5）护士应当承担社会责任并采取主动的支持行动，以满足公众特别是那些弱势人群的健康需要；

（6）护士还应当承担保护自然环境免受破坏、污染、恶化的社会责任。

2. 护士与护理实践

（1）护士在护理实践中履行职责，并通过持续的学习保证专业能力；

（2）护士有责任保持自身的健康水平以使提供护理服务的能力免受干扰；

（3）护士在接受或者代行一项工作时，必须对自身的能力水平作出判断，量力而行；

（4）护士在任何时候都应当保持个人的行为标准，以反映职业的崇高并增进公众的信赖；

（5）护士在护理实践中，应当在保证安全、尊重人的尊严和权利的前提下运用新的科学方法和技术。

3. 护士与专业发展

（1）护士在以高标准从事临床护理实践、管理、研究和教育等方面承担着重要责任；

（2）护士在发展核心专业知识体系方面应当发挥积极作用；

（3）护士应当通过参加专业组织，参与创建和保持安全、与社会经济发展相匹配的公平的工作环境。

4. 护士与合作者

（1）护士在护理工作和其他工作方面，应与共事的医务人员保持合作的关系；

（2）护士有责任采取适当的保卫措施，以保护个人、家庭和社区免受威胁。